필라테스 지도자와 교습생을 위한 교과서

3 재활필라테스 C.C.B

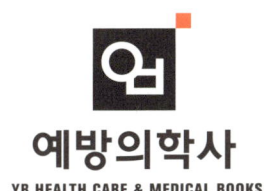

예방의학사
YB HEALTH CARE & MEDICAL BOOKS

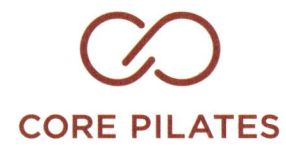

CORE PILATES
국제재활코어필라테스협회

저자

박민주
코어필라테스협회 본부장
엘츠필라테스 발산점 대표
'해부학 쉽게 공부하기 대표저자' 외 다수

박진주
인히공전 호텔경영과 전공
매트필라테스 교과서 공동저자
엘츠필라테스 발산 대표강사

오수지
세종대학교 체육학 석사과정
코어필라테스협회 교육강사
스파인코렉터 필라테스 교과서 대표저자

백형진
동국대학교 산학협력단 겸임교수
한양대, 경희대, 국민대 외 다수 출강
필라테스 교과서 시리즈 외 다수 공저

김영웅
한양대학교 체육학과 전공
바디메카닉 교육강사
인재육성프로젝트 대표강사

김주영
건국대학교 글로컬캠퍼스 자연과학계열 조교수
카이스트 인문사회과학부 겸직교수
국민대학교 운동생화학 및 영양학 박사

박상윤
서울시립대학교 스포츠과학과 전공
국제재활코어필라테스협회 교육팀장
PMA-NCPT

오유성
서울시립대학교 스포츠과학과 교수
단국대 이학박사
'근골격신경계해부학 실습' 외 다수 공저

필라테스 지도자와 교습생을 위한 교과서 개정판
3 재활필라테스 C.C.B

초판 1쇄 발행 2019년 12월 2일
초판 1쇄 인쇄 2021년 9월 13일
제판 1쇄 인쇄 2021년 9월 13일

저　　자 : [국제재활코어필라테스협회] 박민주, 오수지, 김영웅, 박상윤, 박진주, 백형진, 김주영, 오유성

발 행 처 : 예방의학사
이 메 일 : prehabex@naver.com

인쇄/편집 : 금강기획인쇄(02-2266-6750)

ISBN : 979-11-89807-37-5
가격 : 45,000원

※ 저자와의 협의에 의해 인지를 생략합니다.
※ 이 책은 저작권법에 의해 보호를 받는 저작물이므로 동영상 제작 및 무단전제와 복제를 금합니다.
※ 잘못된 책은 구입하신 서점에서 교환해 드립니다.

머리말

재활운동의 최고봉인 필라테스와 그 지도자 및 교습생을 위한 교과서급 교재이다.

아픈 현대인들에게 각광받는 필라테스.
[필라테스 지도자와 교습생을 위한 교과서 3 / 재활필라테스 C.C.B]는
현업에 종사하는 지도자와 필라테스 지도자를 희망하는 교습생들이 디테일한 티칭팁, 터치테크닉, 이미지 큐 등을 학습 할 수 있는 교과서급의 서적이다.
수많은 필라테스 협회에서 정식으로 인증받은 지도자들과 스포츠의학에 정통한 교육 인들이 모여 만든 이 서적은 현 지도자들에게도 양질의 정보를 제공할 수 있으며, 교습생들에게 심오하고 예리한 필라테스 지도법을 정확하게 제공할 것이다.
캐딜락 : 'Roll back Bar, Push through Bar, Arm spring, Leg spring, Trapeze, Fuzzy' 를 사용하여 다양한 동작들을 다루고 있으며, 캐딜락 동작의 단계를 상/중/하로 나누어 각 동작의 체계적인 순서를 사진으로 담고 있다.
체어 : 다른 기구에 비해 기저면이 좁고 페달 또한 분리해서 사용할 수 있기 때문에 다이나믹하고 안정성이 많이 요구되는 동작들이 주를 이루고 있으며, 파워하우스 및 shoulder girdle의 stability, mobility, strength 등의 기능적인 움직임에 중점을 두고 있다.
바렐 : 둥근 arc부분을 이용해 우리 몸의 나선선(spiral line)기능을 강화시켜주어 신체의 균형유지에 도움을 많이 주는 동작들을 소개하고 있다. 근육의 적절한 이완과 척추의 올바른 굴곡과 신전을 인지시켜주는 동작들이 주를 이루고 있으며, 파워하우스, 및 shoulder girdle의 stability, mobility, strength 등의 기능적인 움직임에 중점을 두고 있다.

필라테스 지도자와 교습생을 위한
교과서

3 재활 필라테스 베럴, 체어, 케딜락

필라테스
지도자와
교습생을 위한
교과서

캐딜락
Cadillac

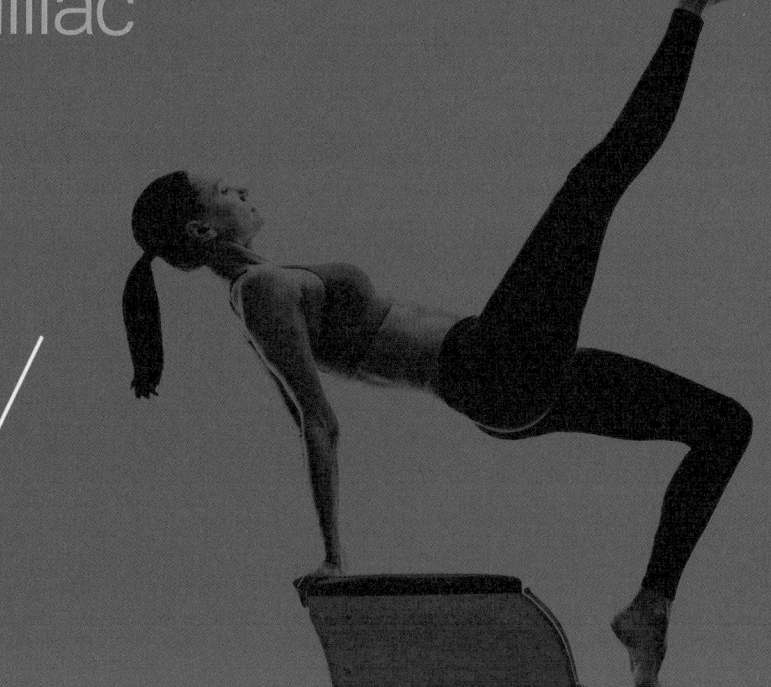

목차 캐딜락

Rolldown bar exercise
1. Rolldown
2. Rolldown with extension
3. Rolldown one arm
4. Sitting rolling in&out
5. Breathing
6. Short spine / semi circle
7. Thigh Stretch
8. Chest Expansion
9. Long back stretch arms
10. Side pull
11. Push up
12. Raise
13. Salute
14. Arabesque
15. Pialtes squat
16. Jumping

Push through bar exercise
1. Curl Up
2. upper arms
3. Teaser
4. Push trough long&short
5. Port de bra
6. Seated back
7. Cat stretch
8. Swan prep-swan
9. Mermaid
10. Mermaid-advanced
11. parakeet
12. Tower prep-Tower
13. Hip opener

Arm spring exercise
1. Reach&pull
2. Circle
3. Triceps press
4. Biceps curl
5. Prone circle
6. Double leg kick

Leg spring exercise
1. frog
2. cirlce
3. Scissors
4. Walking
5. Beats
6. Bicycle
7. Airplane
8. Side up&down
9. Passe
10. Standing abduction / adduction / extension

Trapeze
1. Push up
2. Pull up
3. Hanging up
4. Ballet stretch-forward
5. Ballet stretch-side
6. Ballet stretch-backward

Fuzzy
1. Hanging half
2. Abdominal curl

Rolldown bar exercise

Rolldown bar exercise

Rolldown

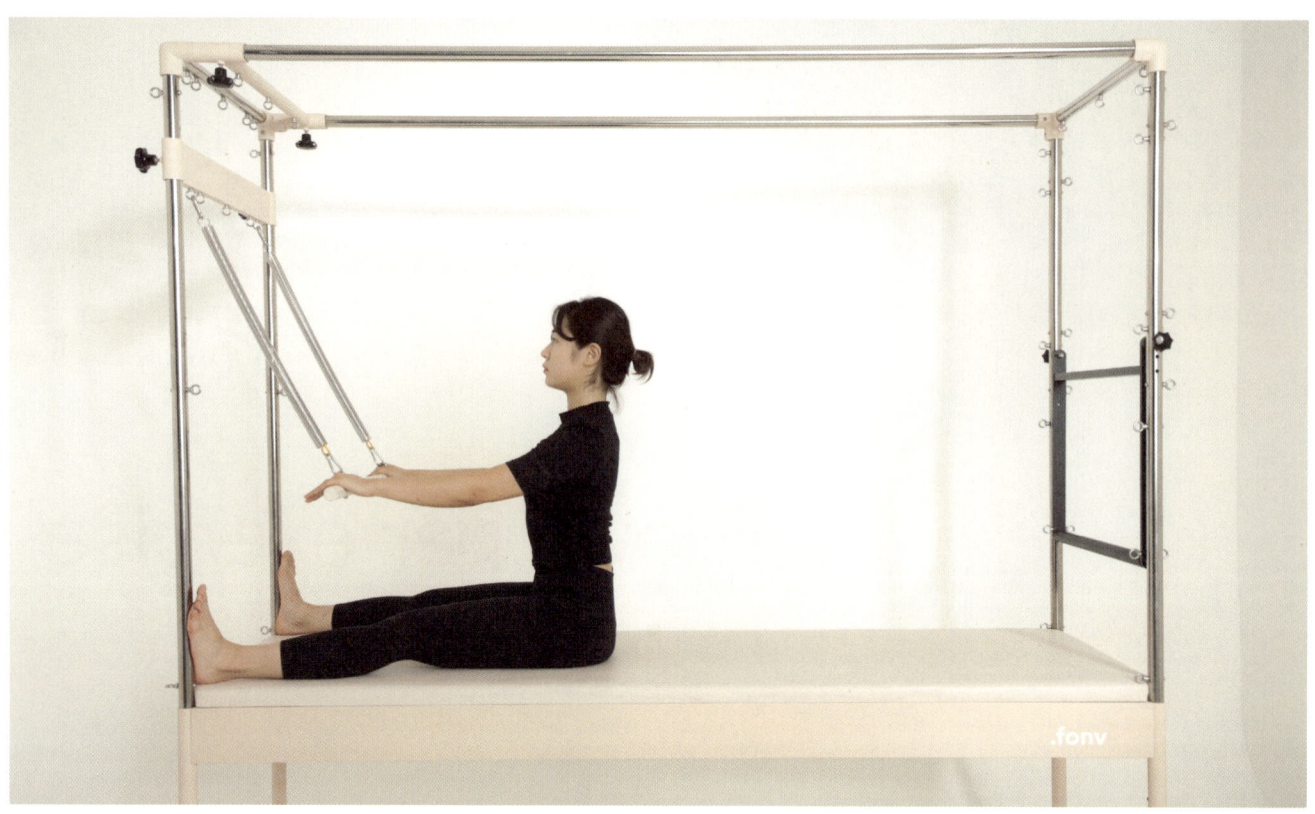

운동목적
난이도 하 / 10rep

척추 분절 기능 향상 / 척추 굴곡근 강화 / 고관절 움직임 향상 / 파워하우스 강화

골반과 척추를 중립으로 두고 다리를 뻗어 수직바에 발바닥을 대고 밀어낸다. 이때 햄스트링이 타이트하면 무릎을 구부려도 된다. 중립을 맞추는 것에 초점을 둔다. 어깨너비로 벌려 Rolldown Bar를 잡고 아래로 살짝 눌러 견갑골의 중립을 도와준다.

Modification+Variation
무릎을 굽히고 진행한다.
한손으로 잡고 진행한다(몸통의 회전에 주의한다).
Lean back 으로 진행한다.
Arc barrel에 척추를 지지한다(팔꿈치 굴곡시 어깨를 열어주는 효과가 있다).

Teaching Tip
Pelvic으로부터 움직임이 시작해서 Roll down하고 경추로부터 Roll up한다.
경추가 과도하게 사용되지 않도록주의한다.
너무 빠르게 진행하지 않는다.
가슴을 펴고 어깨를 뒤에서 끌어내리고 어깨관절 안에서 팔을 유지한다.

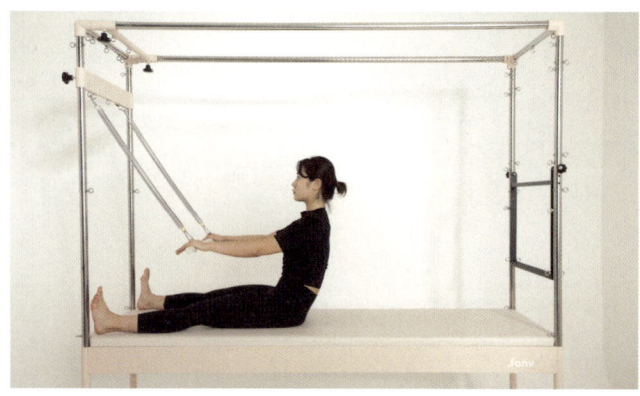

내쉬면서-C컬을 반들며 척주를 분절한다.

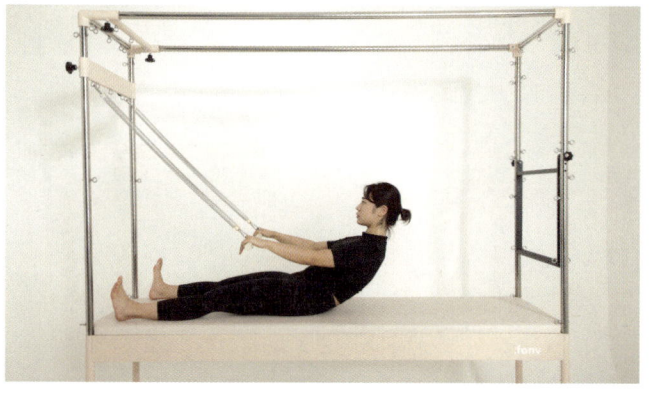

계속 내쉬며-분절된 척주를 유지하며 배드로 내려간다.

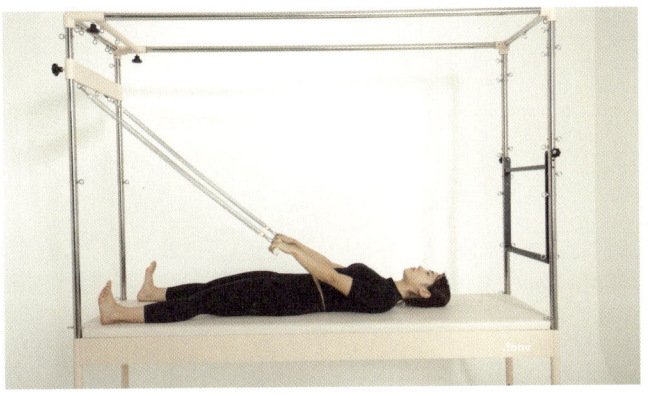

계속 내쉬며 - 배드로 내려와 임프린트 상태로 만들어 준다.

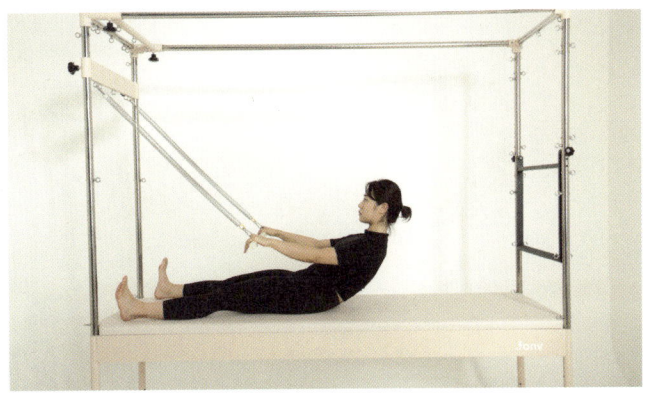

마시고 내쉬며 - 임프린트 하며 경추부터 분절하며 들어 올린다.

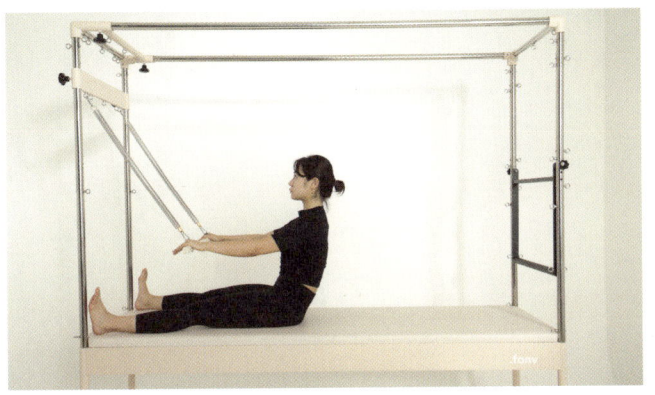

계속 내쉬면서 - 파워하우스를 유지하며 C커브상태를 유지하며 돌아온다.

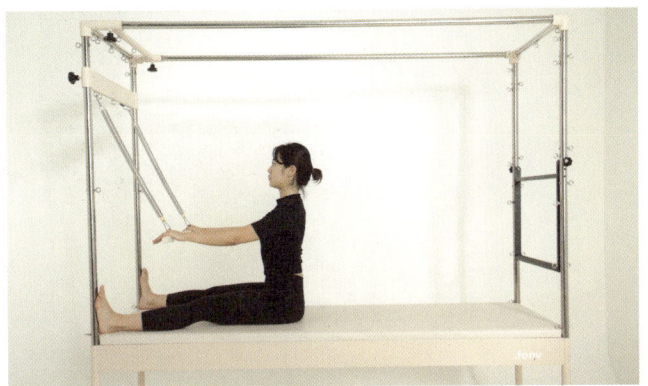

계속 내쉬며 - 셋업상태로 돌아온다.

타겟머슬

pelvic floor muscle (골반 기저근 / 골반밑근)Transverse abdomonis (복횡근 / 배가로근) obliques(복사근 / 배빗근)deep spinal muscles (심부 척추 안정근 / 깊은 척추 안정근) deep neck flexor muscles (경추 심부 굴곡근 / 목뼈 깊은 굽힘근)

C-curve
rectus abdominis(복직근 / 배곧은근)과oblique(복사근 / 배빗근) 단축성 수축.

Roll back
hip flexor muscles(고관절굴곡근 / 엉덩관절굽힘근) 신장성수축
.rectus abdominis(복직근 / 배곧은근)과oblique(복사근 / 배빗근) 신장성수축.

Spine extension
erector spinae (척추기립근 / 척추세움근) 단축성 수축.

Roll up
hip flexor muscles (고관절굴곡근 / 엉덩관절굽힘근) 단축성 수축. rectus abdominis (복직근 / 배곧은근)과oblique(복사근 / 배빗근) 단축성 수축. Scapula stabilizer (견갑골안정화 근육)

Image cue
척추를 공처럼 굴려 내려간다.

Spotting
bar를 가볍게 잡고 척추를 매트쪽으로 가이드한다.
발뒤꿈치를 가볍게 당겨주거나,
발바닥 아래에 손을 대고 누르라는 지시를 준다.

주의사항
Rolldown bar를 단단히 잡는다.
선생님은 bar에서 얼굴을 멀리 유지한다.

Rolldown bar exercise

Rolldown with extension

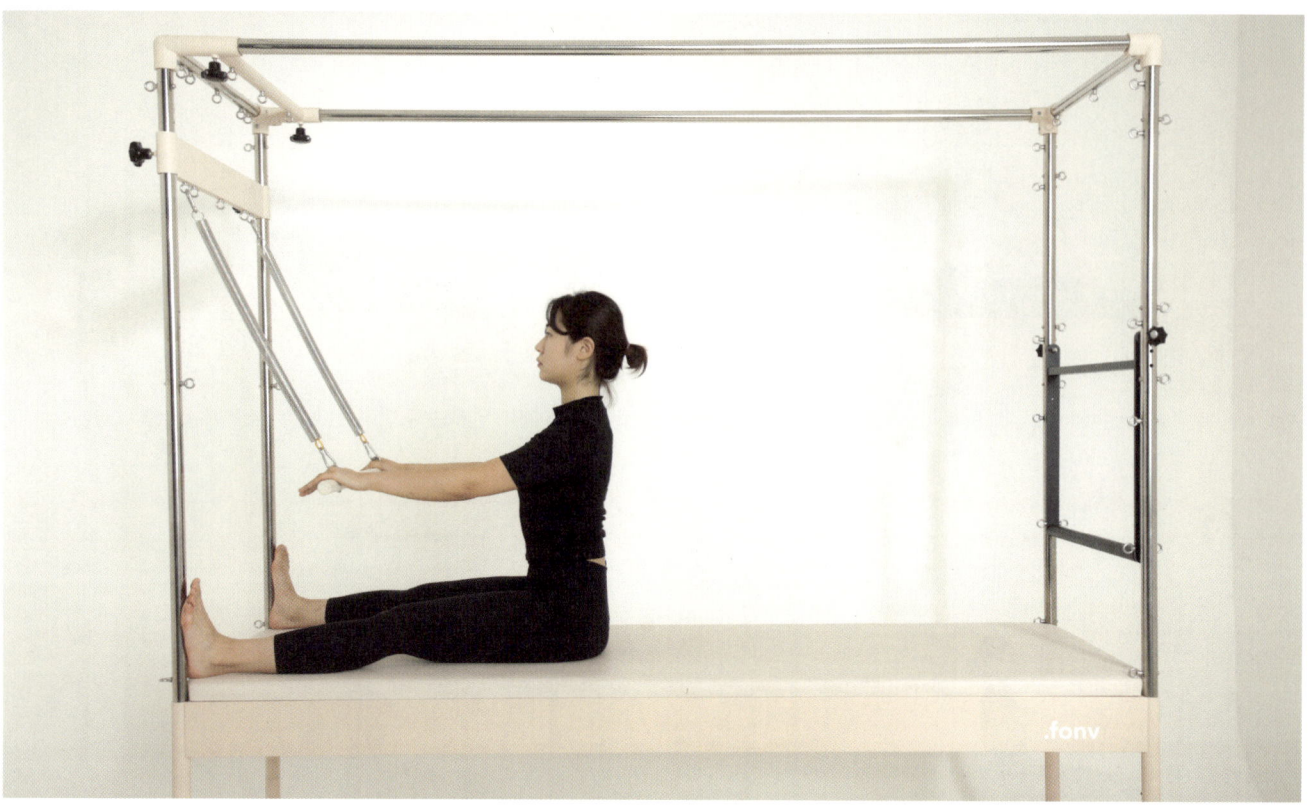

운동목적
난이도 하 / 10rep

척추 분절 기능 향상 / 척추 굴곡근 강화 / 고관절 움직임 향상 / 파워 하우스 강화

골반과 척추를 중립으로 두고 다리를 뻗어 수직바에 발바닥을 대고 밀어낸다 이때 햄스트링이 타이트하면 무릎을 구부려도 된다. 중립을 맞추는 것에 초점을 둔다. 어깨너비로 벌려 Rolldown Bar를 잡고 아래로 살짝 눌러 견갑골의 중립을 도와준다.

Modification+Variation
무릎을 굽히고 진행한다
한 손으로 잡고 진행한다(몸통의 회전에 주의한다)
Lean back 으로 진행한다
Arc barrel에 척추를 지지한다
(팔꿈치 굴곡 시 어깨를 열어주는 효과가 있다)

Teaching Tip
Pelvic으로부터 움직임이 시작해서 Roll down하고
경추로부터 Roll up한다.
경추가 과도하게 사용되지 않도록 주의한다.
너무 빠르게 진행하지 않는다.
가슴을 펴고 어깨를 뒤에서 끌어내리고 어깨 관절 안에서 팔을 유지한다.
척추를 신전할 때,
요추와 과신전을 방지하기 위해 복부의 사용에 집중한다.

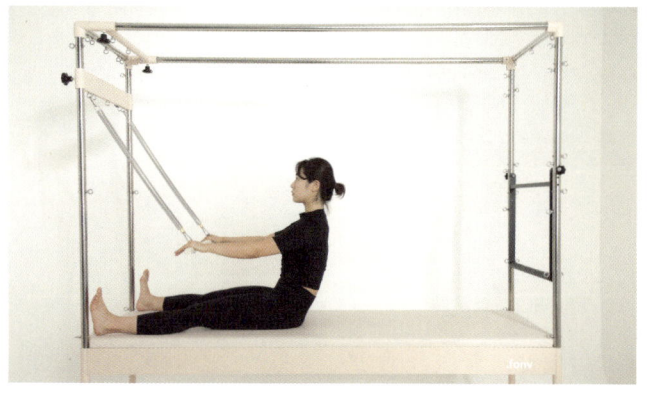

내쉬면서-C컬을 만들며 척주를 분절한다.

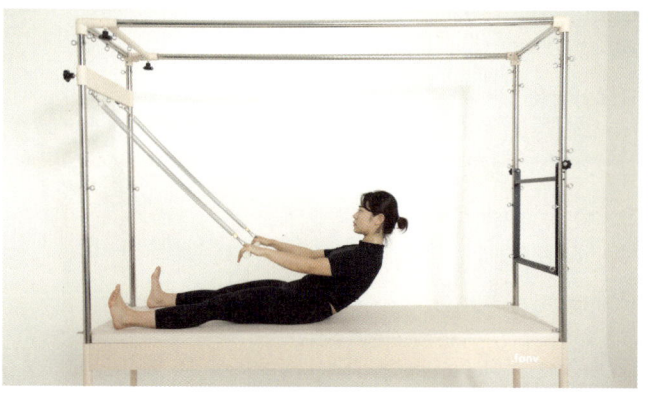

계속 내쉬며-분절된 척주를 유지하며 배드로 내려간다.

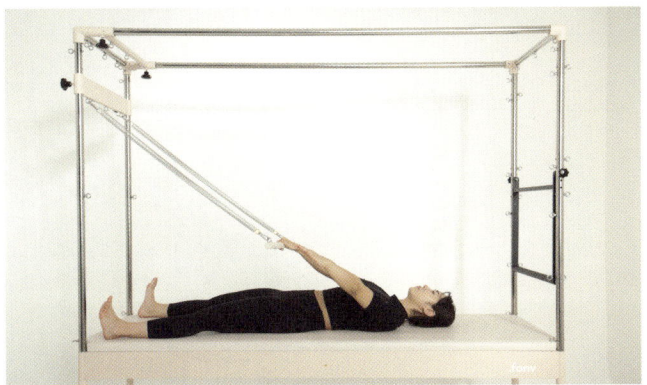

계속 내쉬며 - 배드로 내려와 임프린트 상태로 만들어 준다.

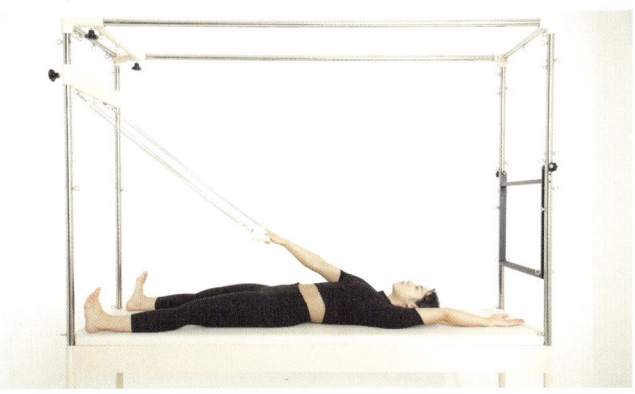

다마시고 내쉬며-임프린트하며 롤바를 가슴으로 당겨 체간을 신전시킨다(5초유지).

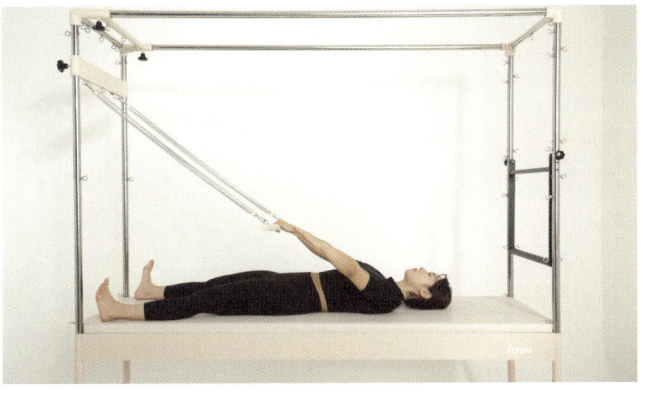

편한 호흡으로-배드로 내려와 팔을 펴고 중립 상태로 만들어준다.

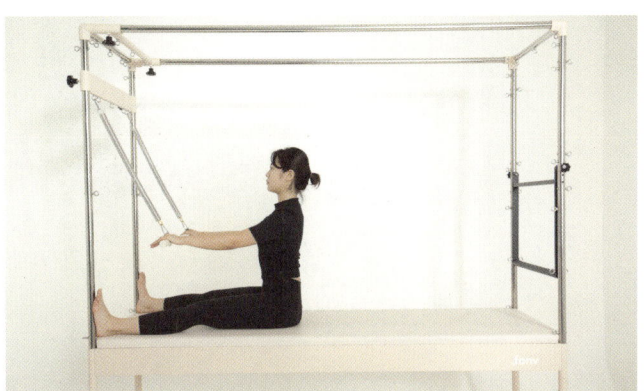

계속 내쉬며-셋업상태로 돌아온다.

타겟머슬

pelvic floor muscle (골반 기저근 / 골반 밑근)Transverse abdomonis (복횡근 / 배가로근) obliques(복사근 / 배빗근)deep spinal muscles (심부 척추 안정근 / 깊은 척추 안정근) deep neck flexor muscles (경추 심부 굴곡근 / 목뼈 깊은 굽힘근)

C-curve
rectus abdominis(복직근 / 배곧은근)과oblique(복사근 / 배빗근) 단축성 수축.

Roll back
hip flexor muscles(고관절 굴곡근 / 엉덩관절 굽힘근) 신장성수축.
rectus abdominis(복직근 / 배곧은근)과oblique(복사근 / 배빗근) 신장성수축.

Spine extension
erector spinae (척추 기립근 / 척추 세움근) 단축성 수축.

Roll up
hip flexor muscles (고관절 굴곡근 / 엉덩관절 굽힘근) 단축성 수축.
rectus abdominis (복직근 / 배곧은근)과oblique(복사근 / 배빗근) 단축성 수축.
Scapula stabilizer (견갑골 안정화 근육)

Image cue
척추를 공처럼 굴려 내려간다.

Spotting
bar를 가볍게 잡고 척추를 매트쪽으로 가이드 한다. 발뒤꿈치를 가볍게 당겨주거나, 발바닥 아래에 손을 대고 누르라는 지시를 준다.

주의사항
Rolldown bar를 단단히 잡는다.
선생님은 bar에서 얼굴을 멀리 유지한다.

Rolldown bar exercise

Rolldown one arm

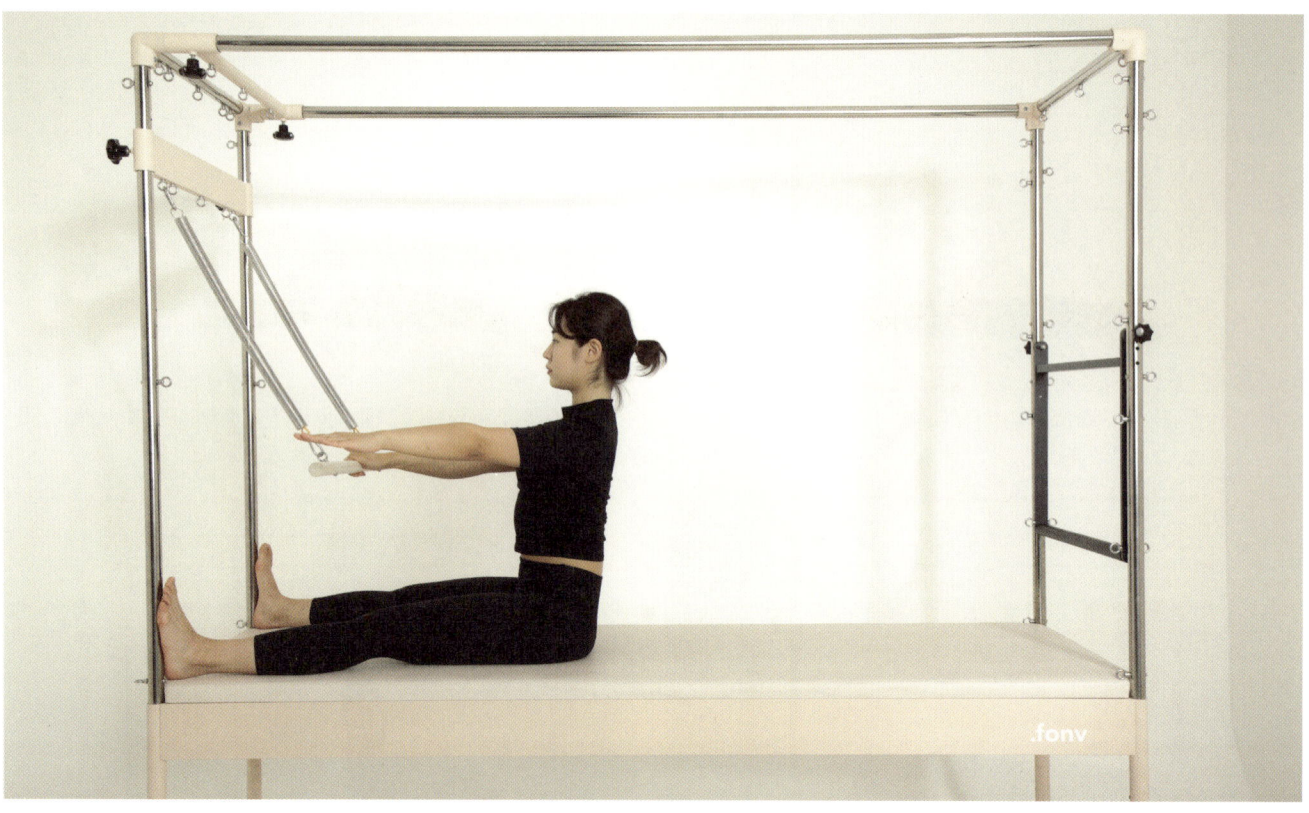

운동목적
난이도 하 / 5rep

척추 분절 기능 향상 / 척추 굴곡근 강화 / 고관절 움직임 향상 / 파워하우스강화 / 체간 굴곡근 / 스트레칭

골반과 척추를 중립으로 두고 다리를 뻗어 수직바에 발바닥을 대고 밀어낸다
이때 햄스트링이 타이트하면 무릎을 구부려도 된다 중립을 맞추는 것에 초점을 둔다
어깨너비로 벌려 Rolldown Bar를 잡고 아래로 살짝 눌러 견갑골의 중립을 도와준다

Modification+Variation
다리의 움직임을 추가한다.
시작 자세에서 손을 크로스하지 않는다.
무릎을 접어 Roll down 한다.
한손은 롤바의 중간을 잡고 한 손은 허리를 감싸 안는다.
스트레치를 더 많이 하기위해 한 다리를 다른 다리 위에 올린다.

Teaching Tip
시선은 손을 따라간다.
동작을 진행 중 롤바는 같은 높이를 유지한다.
뒤꿈치는 기둥을 계속 밀어내도록 한다.
팔은 어깨 관절 안에 있게 하고, 가슴을 열고 어깨를 끌어 내린다.
척추 뼈 하나 하나 Articulate한다.

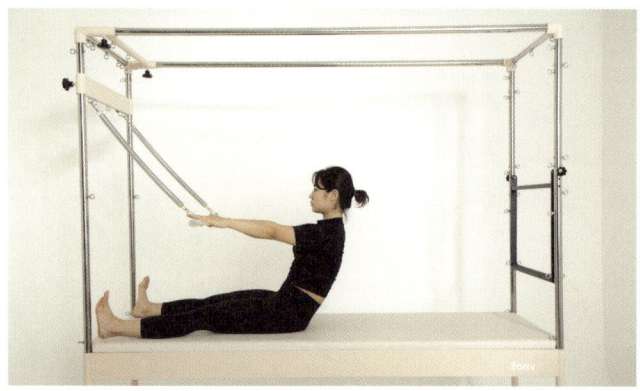

내쉬면서-Roll down하여 배드로 내려간다.

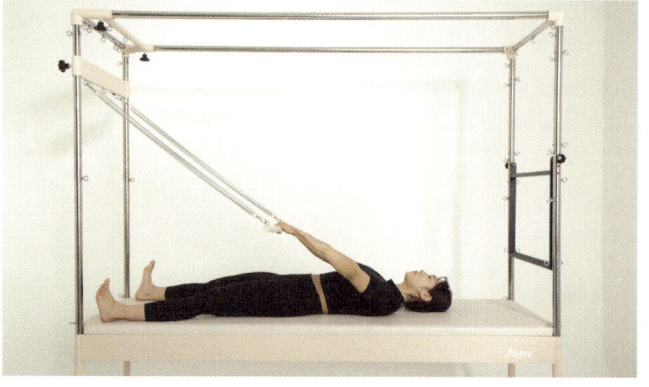

내쉬는 호흡을 이어가며-배드로 내려가 파워하우스를 유지한다.

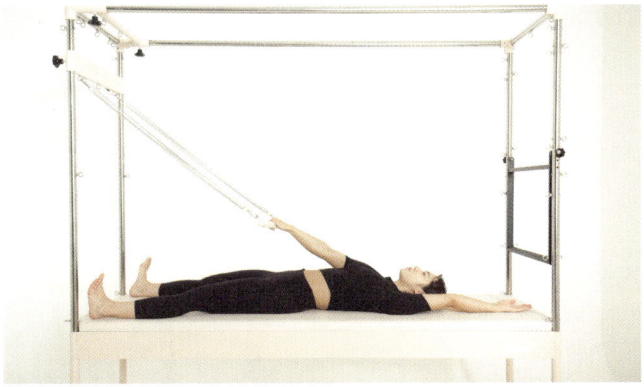
마시면서 - 위에 있던 팔을 신전시켜 귀옆으로 가져온다.

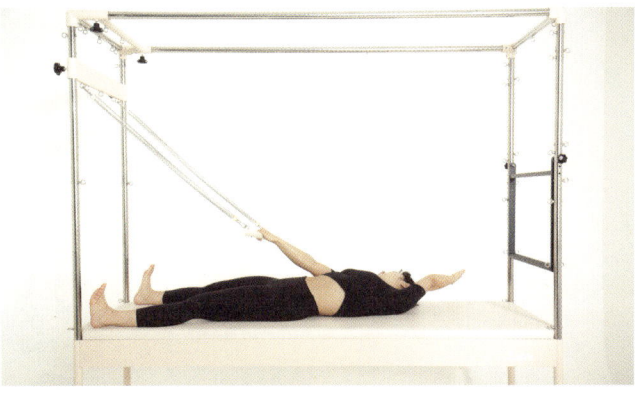
내쉬면서 - 올린 팔반대 방향으로 측면 굴곡하여 스트레칭 한다(5초 유지).

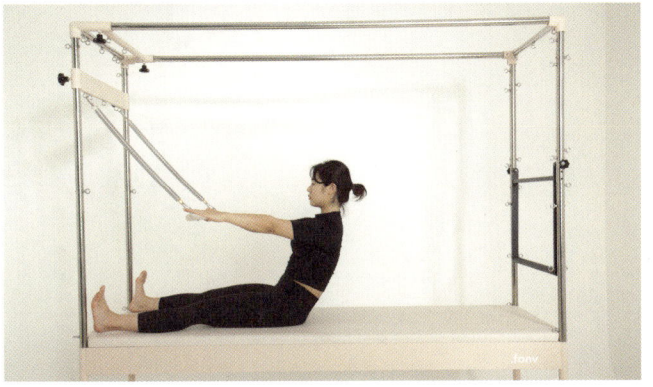
마시고 내쉬면서 - 몸통을 회전하고 Roll up하여 올라간다.

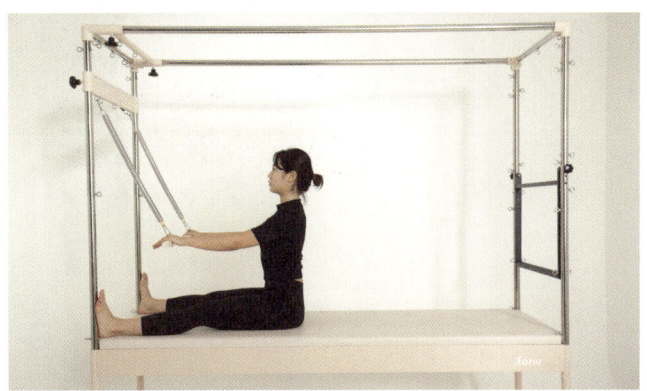
내쉬는 호흡을 이어가며 - 셋업 상태로 돌아 온다.

타겟머슬
pelvic floor muscle (골반 기저근 / 골반 밑근)transverse abdomonis (복횡근 / 배가로근)obliques (복사근 / 배빗근)deep spinal muscles (심부 척추 안정근 / 깊은척추 안정근) deep neck flexor muscles (경추 심부 굴곡근/목뼈 깊은 굽힘근)

Roll down
hip flexor muscles (고관절굴곡근 / 엉덩관절굽힘근) 신장성수축.
rectus abdominis (복직근 / 배곧은근)과oblique (복사근 / 배빗근) 신장성수축.

Side Flexion
굴곡 방향과 같은 쪽의 external oblique (외복사근 / 배바깥빗근)과internal oblique (내복사근 / 배속빗근), latissimus dorsi (광배근 / 넓은등근), quadratus lumborum (요방형근/허리네모근)의단축성 수축.

Roll up
hip flexor muscles (고관절굴곡근 / 엉덩관절굽힘근) 단축성 수축.
rectus abdominis (복직근 / 배곧은근)과oblique (복사근 / 배빗근) 단축성 수축.

Image cue
뒤꿈치부터 손가락 끝까지 큰원을 그리며 아치를 만들어낸다.
무지개를 그리며 크게 회전한다.

Spotting
bar를 부드럽게 잡고 손의 방향을 가이드한다.
팔을 부드럽게 당겨 스트레치를 돕는다.

주의사항
Rolldown bar를 단단히 잡는다.
선생님은 bar잡고 가이드한다.

Rolldown bar exercise

Sitting rolling in&out

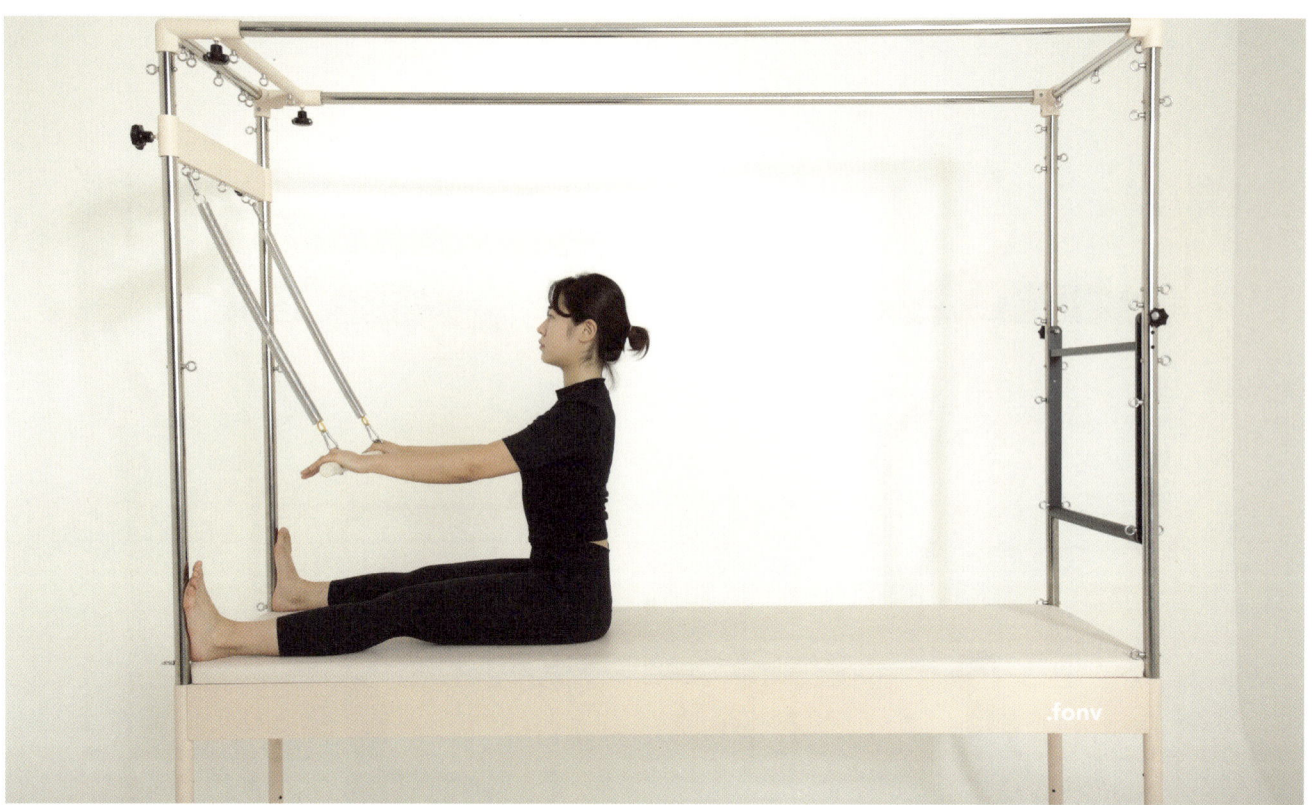

운동목적
난이도 중/ 8-10rep

파워 하우스 강화 / 견갑 안정화 / 고관절 굴곡근 강화

골반과 척추를 중립으로 두고 다리를 뻗어 수직바에 발바닥을 대고 밀어낸다.
Rolldown Bar를 어깨 넓이로 잡고 아래로 살짝 눌러 견갑골의 중립을 도와준다.

Modification+Variation
발목이 아닌 무릎에 bar를 누르도록 한다.
구간을 나눠서 티칭한다.

Teaching Tip
팔은 어깨 관절 내에 머물게 하고, 어깨를 눌러 내리고 가슴을 연다.
bar를 당길때 팔꿈치는 넓게 유지한다.
팔은 bar를 계속밀어내며 동작을 진행한다.

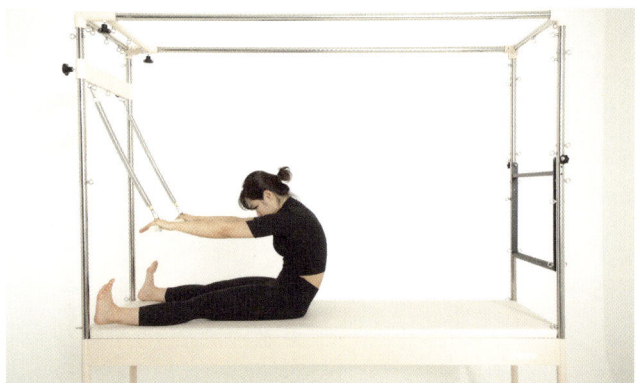

내쉬면서-C커브를 만들며 롤바를 정강이 가깝게 눌러준다.

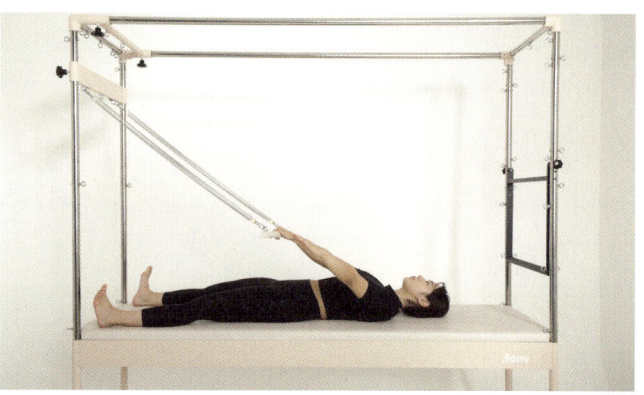

내쉬면서-척주를 분절하여 배드로 내려간다.

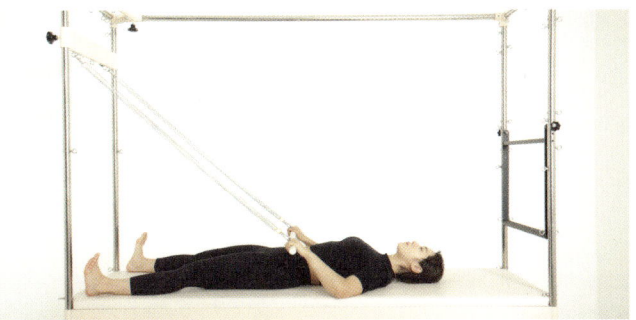
마시면서-팔꿈치를 구부려 롤바를 가슴으로 당겨 임프린트 상태를 유지한다.

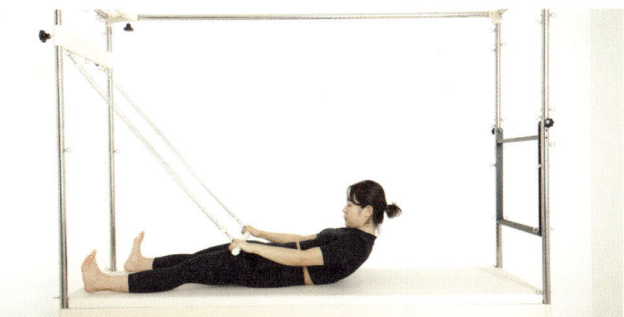
내쉬면서-팔꿈치를 펴고 바로 한 호흡으로 Roll up한다.

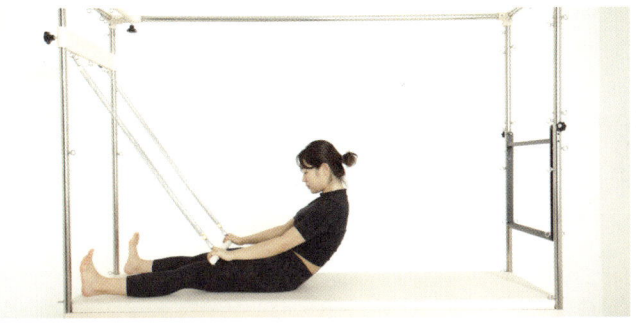
계속 내쉬면서-Bar를 강하게 눌러주며 Roll up한다.

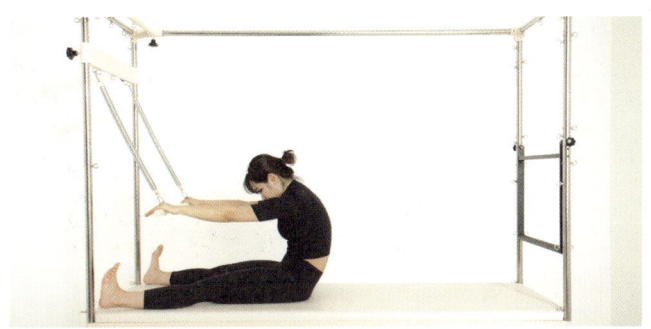
계속 내쉬면서-C커브 상태를 유지한다.
(다시 뒤로 내려가며 동작을 반복한다.)

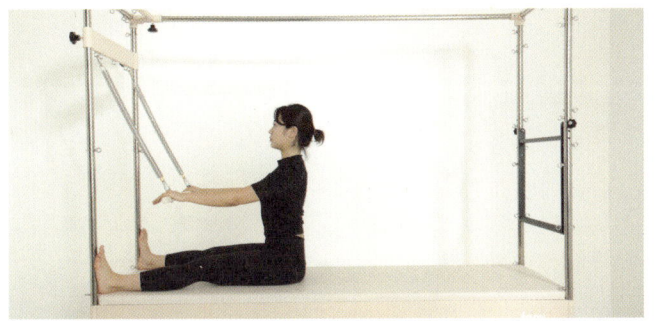
계속 내쉬면서-Bar를 강하게 눌러주며 Roll up한다.

타겟머슬
타겟머슬pelvic floor muscle (골반 기저근 / 골반밑근)pelvic floor muscle (골반 기저근 / 골반밑근)Transverse abdomonis (복횡근 / 배가로근)obliques (복사근 / 배빗근)deep spinal muscles (심부 척추 안정근 / 깊은 척추 안정근) deep neck flexor muscles (경추 심부 굴곡근/목뼈깊은굽힘근)

C-curve
rectus abdominis (복직근 / 배곧은근)과
oblique (복사근 / 배빗근) 단축성 수축.

Roll down
hip flexor muscles (고관절굴곡근 / 엉덩관절굽힘근) 신장성 수축.
rectus abdominis (복직근 / 배곧은근)과oblique (복사근 / 배빗근) 신장성 수축.

Roll up
hip flexor muscles (고관절굴곡근 / 엉덩관절굽힘근) 단축성 수축.
rectus abdominis (복직근 / 배곧은근)과oblique (복사근 / 배빗근) 단축성 수축.

Humerus extension
Latissimus dorsi (광배근 / 넓은등근)과triceps brachii (상완삼두근/윗팔세갈래근)등척성 수축Scapula sabilizer (견갑골 안정화 근육)

Image cue
Bar로 몸을 다림질한다.

Spotting
한 손으로 bar를 부드럽게 눌러 내리며 가이드 하고, 다른 손으로 등을 가이드 한다.

주의사항
디스크 문제를 주의한다.
Rolldown bar를 단단히 잡는다.

Rolldown bar exercise

Brtathing

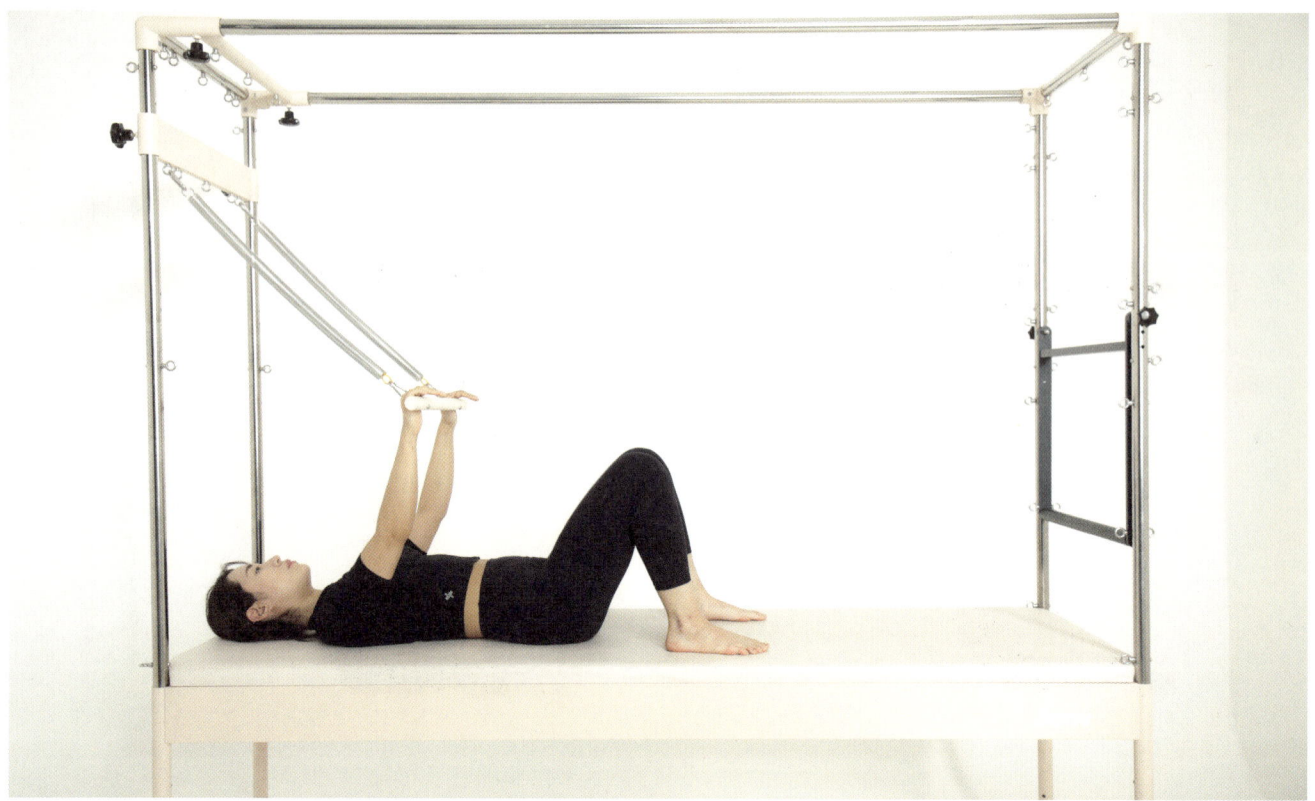

운동목적
난이도 하 / 8-10rep

파워 하우스 강화 / 견갑 안정화 / 고관절 신전근 강화 / 상완골 신전근 강화

Bar를 잡고 견갑을 안정화 시켜준다. 다리는 골반넓이로 벌려주고, 임프린트 상태를 유지한다.(트라페즈 스트랩에 발을 올려 진행한다.)

Modification+Variation
박스를 사용하여 진행한다.
팔의 움직임을 생략한다.
척추의 움직임을 생략한다.
스타카토호흡을 활용한다.
트라페즈 스트랩에 발을 올린다.

Teaching Tip
늑골이 튀어나오지않게 몸통을유지한다.
체간이 신전되지 않도록 주의한다.
힙을 높게 유지한다.
팔꿈치가 구부러지지 않도록 주의한다.

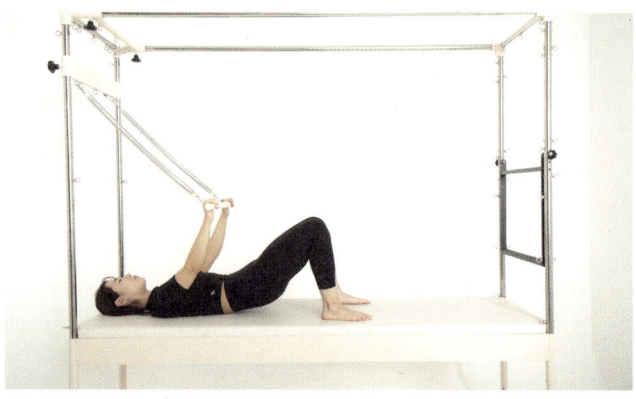

내쉬면서-골반부터 천천히 분절한다.

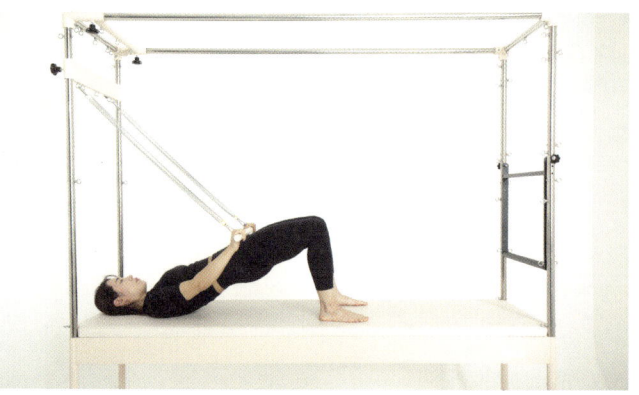

내쉬는 호흡을 이어가며-Bar를 당기며 분절하여 올라온다.

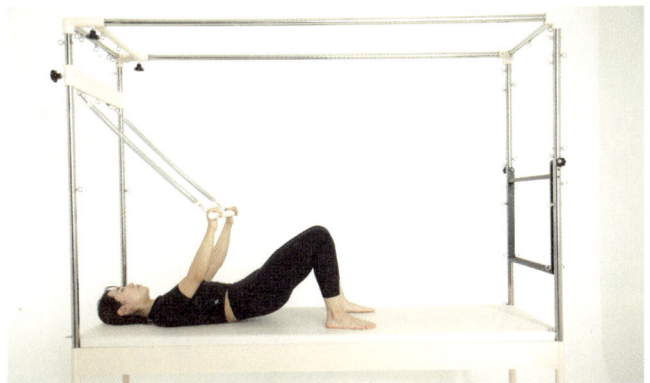

마시고 내쉬면서-bar의 저항을 느끼며 돌아온다.

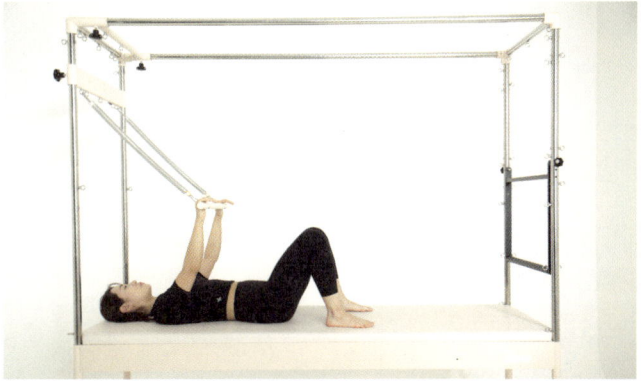

계속 내쉬면서-셋업 상태로 돌아온다.

타겟머슬

타겟머슬pelvic floor muscle (골반 기저근 / 골반밑근)pelvic floor muscle (골반 기저근 / 골반밑근)Transverse abdomonis (복횡근 / 배가로근)obliques (복사근 / 배빗근)deep spinal muscles (심부 척추 안정근 / 깊은 척추 안정근) deep neck flexor muscles (경추 심부 굴곡근/목뼈깊은굽힘근)

Hip up
hip extensor muscles (고관절 신전근 / 엉덩관절폄근)의단축성 수축.

Pull down
Latissimus dorsi (광배근 / 넓은등근)과triceps brachii (상완삼두근/윗팔세갈래근)

단축성 수축
Scapula stabilizer (견갑골안정화 근육)

Image cue
팔로무지개를그리며끌어내려준다.

Spotting
팔의 움직임을 서포트 하기 위해 한손은 bar위에 한손은 학생의 늑골위에 위치 한다.
Bar를 살짝 눌러주어 저항을 만들고, 한손은 척추 아래에 놓아 Articulate를 유도한다.

주의사항
과도한 요추의 신전을 주의한다.
Rolldown bar를 단단히 잡는다.

NOTE

Rolldown bar exercise

Short spine / semi circle

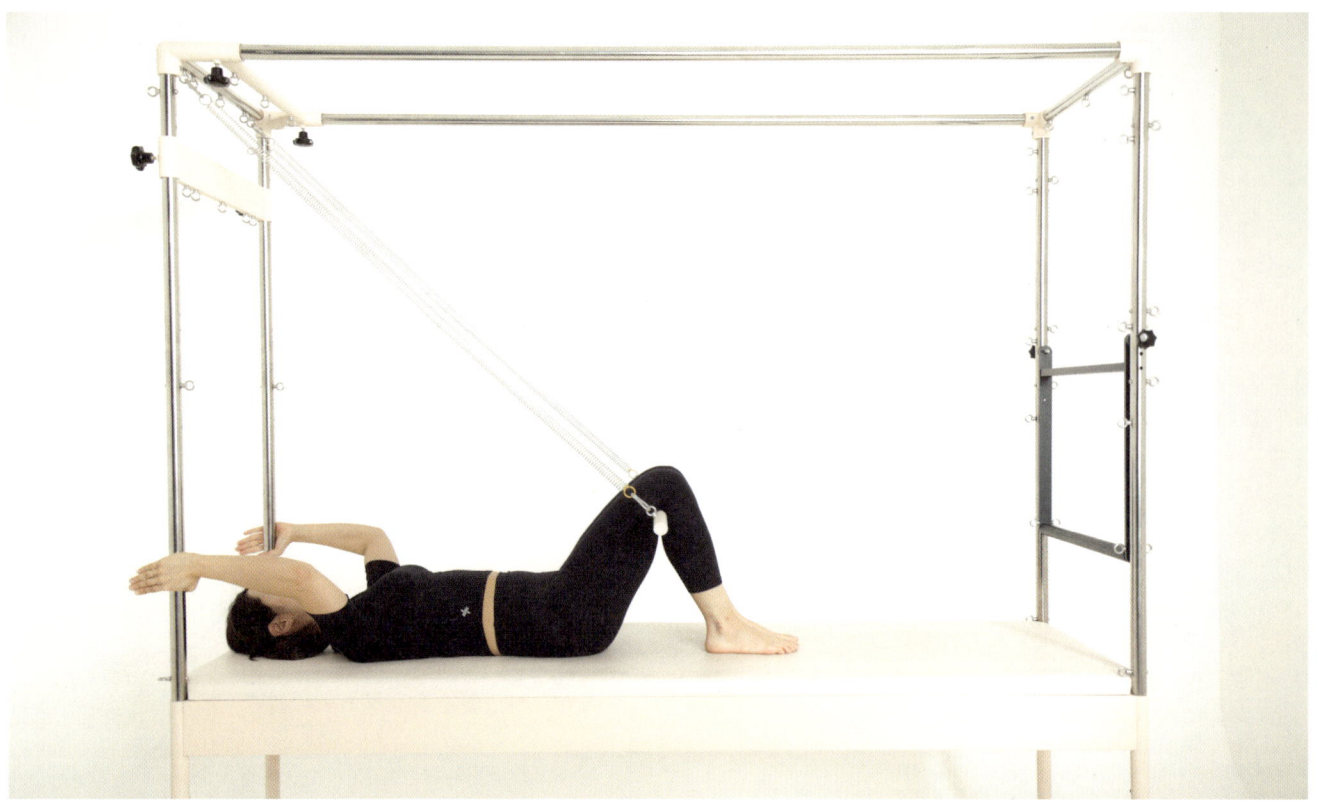

운동목적
난이도 상/ 8-10rep

파워하우스강화 / 체간굴곡근 강화 / 고관절 신전근 강화

골반과 척추를 중립으로 누워 롤바에 두 다리를 넣어 오금에 걸어주고 무릎을 접은 상
태에서 발바닥으로 지면 을 눌러준다. 팔꿈치를 직각으로 접어 두 손으로 수직바 를 잡
고 두 손은 수직바를 밀어내는 힘으로 견갑골의 중립을 도와준다.

Modification+Variation
bar위에 발바닥 아치를 대고 누른다.
고관절의 신전과 굴곡을 연습한다.
척추의 움직임을 연습한다.
발목을 크로스 한다.

Teaching Tip
무릎을 귀로부터 멀어지게 길게 늘인다. 체중을 목이 아닌 어깨에 유지한다.
팔은 곧게 뻗어내고, 엄지는 손가락과 붙여 기둥을 밀어낸다.
목은 어깨로부터 길어지도록 한다.
무릎을 어깨로 굽힐 때, 힙을 천장으로 계속 들어 올린다.

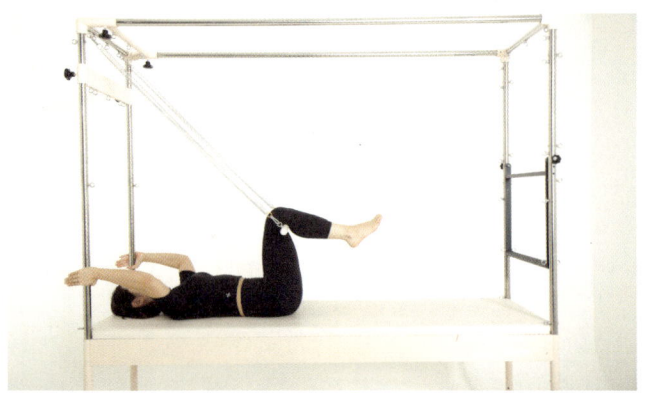

마시면서 −임프린트 하며 테이블탑 상태를 만들어 준다.

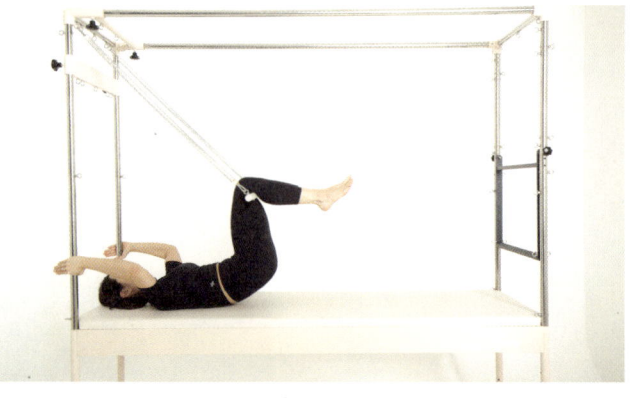

내쉬면서−분절하여 올라간다.

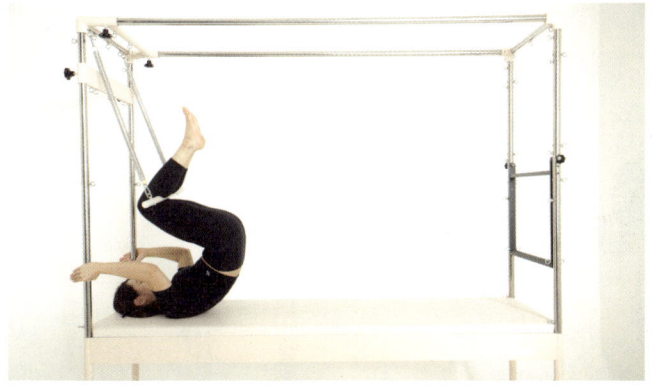

마시고 내쉬면서 —무릎이 눈앞으로 올 때 까지 분절한다.

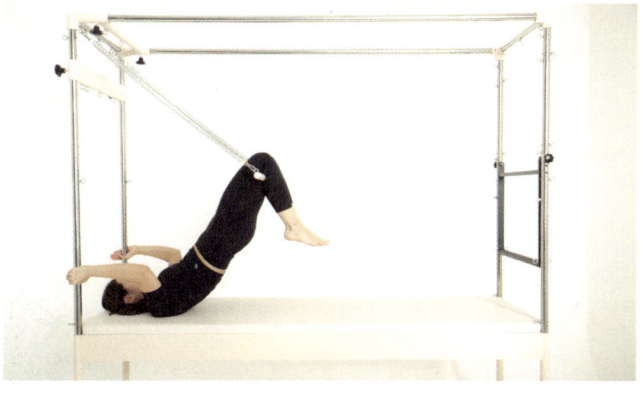

마시고 내쉬며 —두 무릎을 천장으로 뻗어내 무릎 어깨 골반을 곧게 만들어 준다.

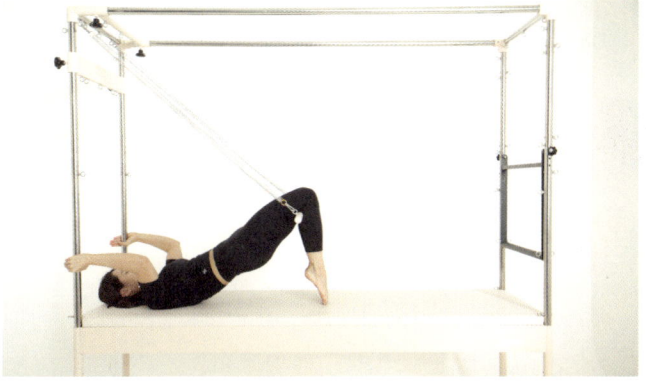

계속 내쉬면서 —발끝이 베드에 닿을 때까지 척추를 유지 하며 내려간다.

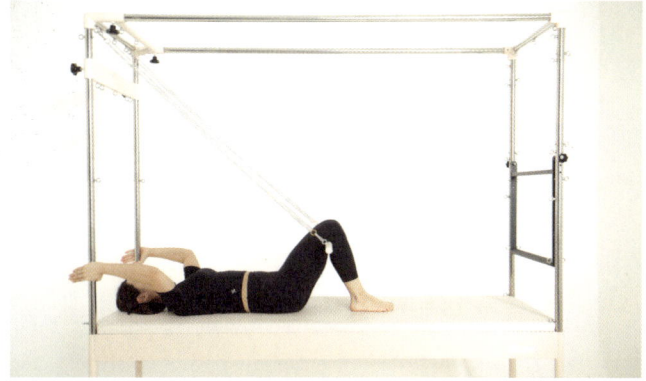

마시면서 —분절하여 셋업 상태로 돌아 온다 (반대로진행)

타겟머슬

pelvic floor muscle (골반 기저근 /골반 밑근) Transverse abdomonis (Transverse abdomonis (복횡근 / 배가로근) obliques (복사근 /배빗근) deep spinal muscles (심부 척추 안정근 /깊은 척 추 안정근) deep neck flexor muscles (경추 심부 굴곡근 / 목뼈 깊은 굽힘근)

Roll over
hip flexor muscles (고관절 굴곡근 / 엉덩관절 굽 힘근) 단축성 수축.
rectus abdominis (복직근 / 배곧은근)과 oblique (복사근 /배빗근) 단축성 수축 .

Hinge away
Hip extensor muscles (고관절 신전근 / 엉덩관절 폄근) 단축성 수축

Roll down
hip flexor muscles (고관절 굴곡근 / 엉덩관절 굽 힘근) 신장성 수축.
rectus abdominis (복직근 / 배곧은근)과 oblique (복사근 /배빗근) 신장성 수축
Scapula stabilizer (견갑골 안정화 근육)

Image cue
대회전 관람차 처럼 몸통을 둥글게 유지한다.

Spotting
손으로 발을 부드럽게 눌러준다.
척추 아래에 손을 대고 복부의 힘을 계속 유지하도록 지시한다.

주의사항
목에 체중이 실리지 않도록 주의한다.
Bar가 무릎 아래에 안전하게 있도록 주의한다.

Rolldown bar exercise

Thigh Stretch

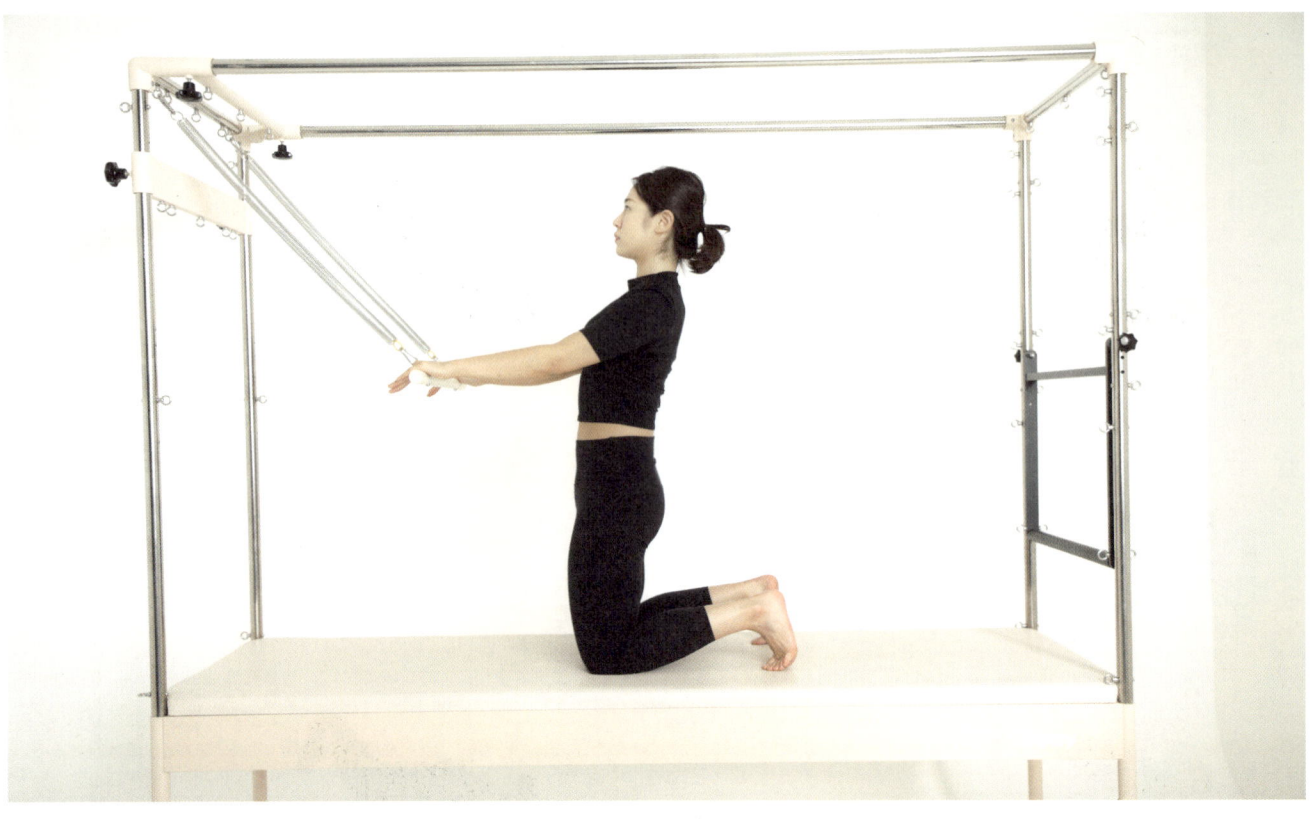

운동목적
고관절 굴곡근 스트레칭 / 고관절 신전근 강화 / 파워하우스 강화 / 견갑골 안정화

난이도상/ 8-10rep

Bar 를 어깨 넓이로 잡고 팔을 길게 뻗어내어 스프링의 텐션이 적당해질때까지 뒤로 와서 kneeling kneeling 자세로 중립을 유지한다 Bar 를 아래로 지긋이 눌러내어 견갑골의 중 립을 도와주고 발은 발 등이나 발목을 당긴 상태로 바닥을 눌러주어 중립을 도와준다.

Modification+Variation
Arch동작을 생략한다.
조금 더 뒤에서 진행한다.

Teaching Tip
발목, 무릎, 힙의 정렬을 유지한다.
발등은 편평하게 모든 발가락이 매트에 붙어 있도록 한다.
Hinge back하고 시작 위치로 돌아 오는 동안 몸이 하나의 곧은 라인을 유지하도록 한다.
팔은 어깨에서 손목까지 곧게 펴서 유지한다.

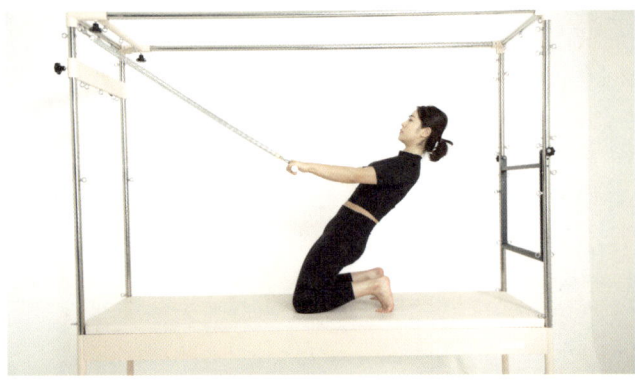

내쉬면서-bar를 살짝 눌러주고 척주 라인을 유지하며 뒤로 기울여 준다.

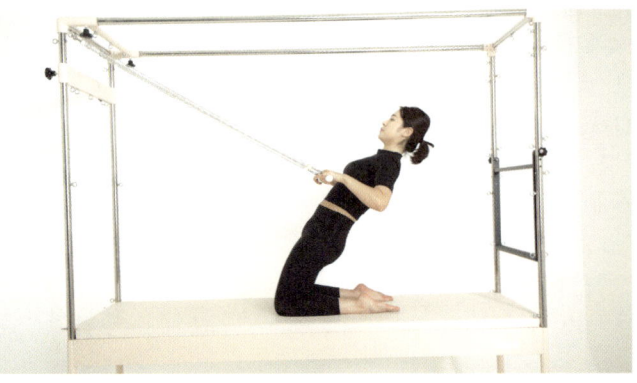

마시면서-bar를 가슴앞으로 당겨 준다.

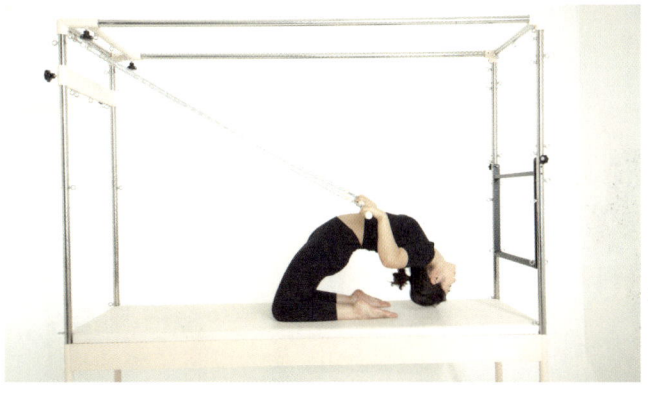

내쉬면서 –Rolldown bar를 계속 당기며 천천히 상체를 신전 시켜 준다.

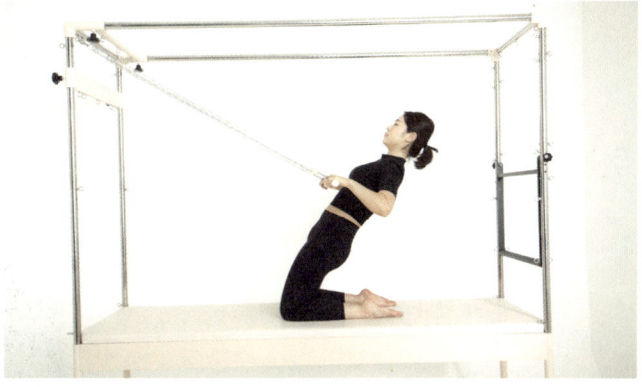

마시고 내쉬며–바를 당기고 복부의 힘을 유지하며 상체를 세워준다.

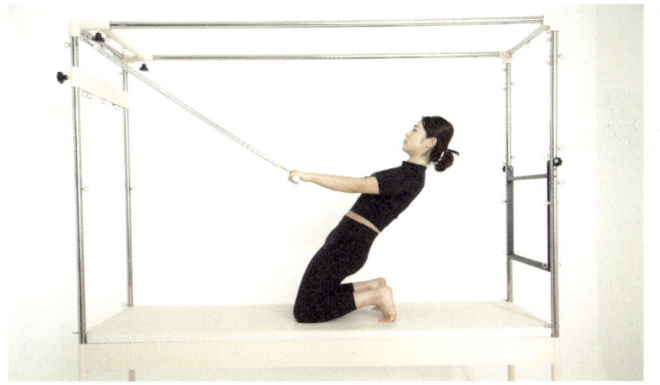

내쉬며 –팔꿈치를 펴준다.

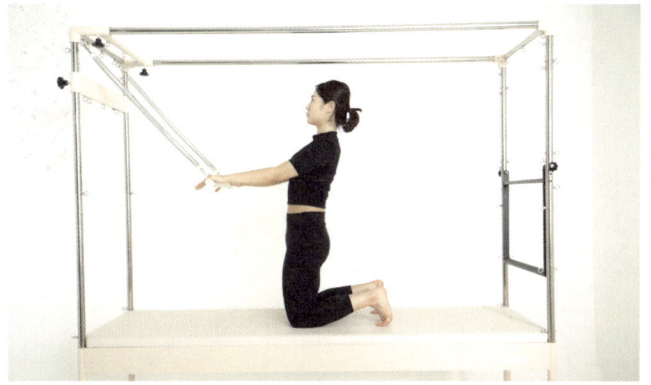

계속 내쉬며–앞쪽 허벅지의 자극을 느끼며 셋업으로 돌아온다

타겟머슬

타겟머슬pelvic floor muscle (골반 기저근 / 골반밑근)
Transverse abdomonis (복횡근 / 배가로근)
obliques (복사근 / 배빗근)
deep spinal muscles (심부 척추 안정근 / 깊은 척추 안정근)
Gluteus maximus (대둔근 / 큰엉덩이근)

Hinge back
Quadriceps femoris (대퇴사두근 / 넓다리네갈래근) 신장성수축

Arch back
Arectus abdominis (복직근 / 배곧은근)과
oblique (복사근 / 배빗근) 신장성수축
Scapula stabilizer (견갑골안정화 근육)

Image cue
가슴을 천국으로 들어 올린다.
머리부터 무릎까지 강철처럼 곧은 라인을 유지한다.

Spotting
한 손을 bar에 올려 몸통이 뒤로 갈 때 가이드 한다.
정렬과 arch를 유지하도록 돕는다.

주의사항
무릎의 통증을 주의한다.
머리를 뒤로 할 때 약한 목을 주의한다.

Rolldown bar exercise

Chest Expansion

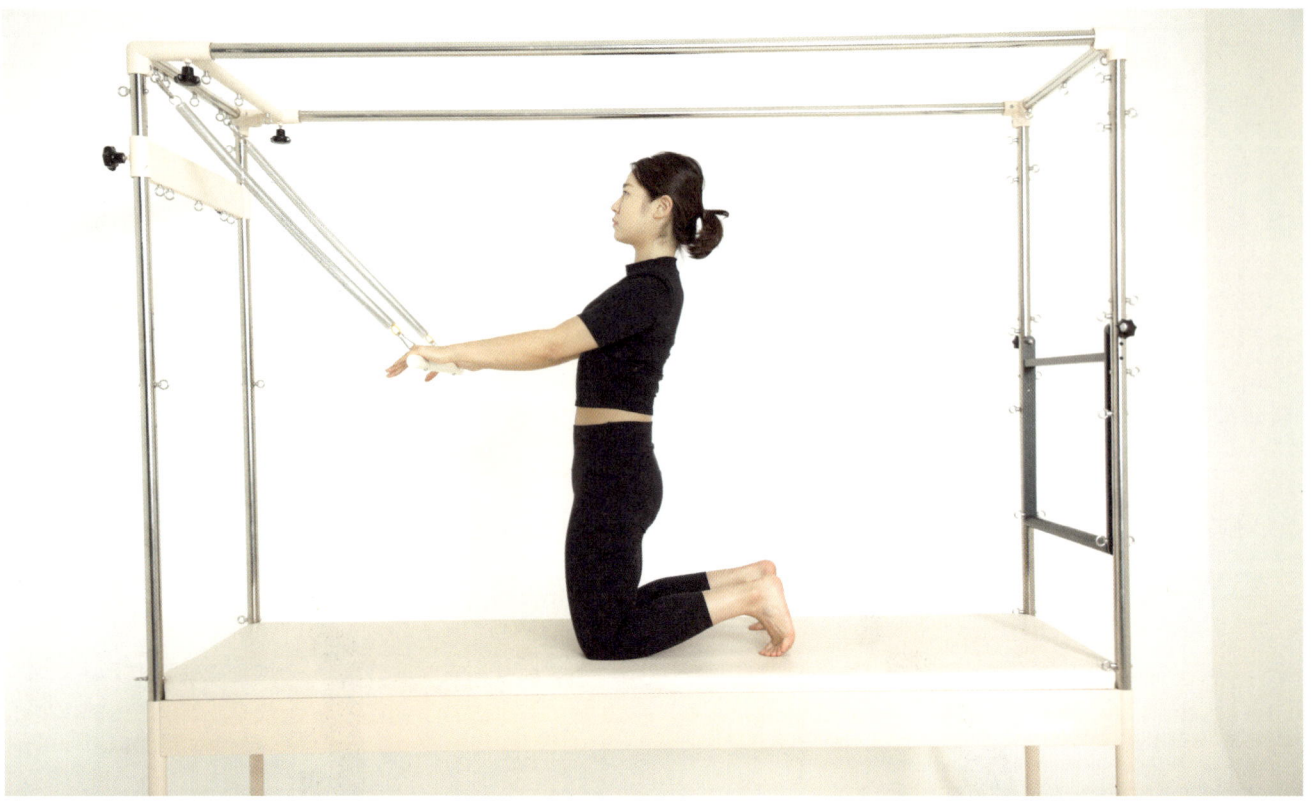

운동목적
경추회전근 강화 / 고관절 신전근 강화 / 파워하우스 강화 / 견갑골 안정화

난이도 하 / 8-10rep

Bar를 어깨 넓이로 잡고 팔을 길게 뻗어내어 스프링의 텐션이 적당해질때까지 뒤로 와서 kneeling자세로 중립을 유지한다 Bar 를 아래로 지긋이 눌러내어 견갑골의 중립을 도와주고 발은 발등이나 발목을 당긴 상태로 바닥을 눌러주어 중립을 도와준다.

Modification+Variation
박스 위에 앉아 진행한다.
standing으로 진행한다.
arm spring으로 진행한다.

Teaching Tip
앞쪽으로 밀어내고, 늑골은 몸통 안쪽으로 넣어 가슴을 활 짝 연다.
무릎, 힙, 어깨로부터 일직선 라인을 유지한다.
쇄골을 넓게 유지한다.
어깨를 끌어내려 견갑의 안정화를 유지한 상태로 동작을 진행한다.

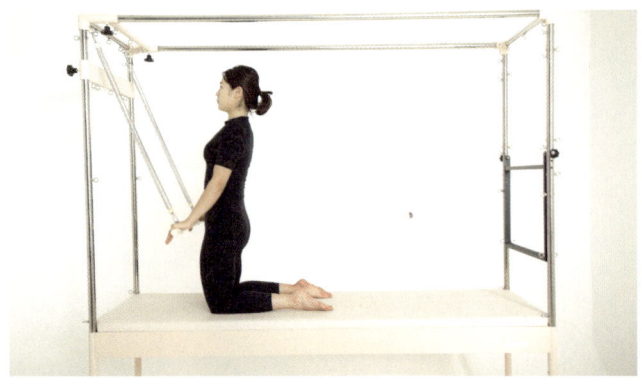

내쉬면서-척추 라인을 유지하며 bar를 허벅지로 당겨준다.

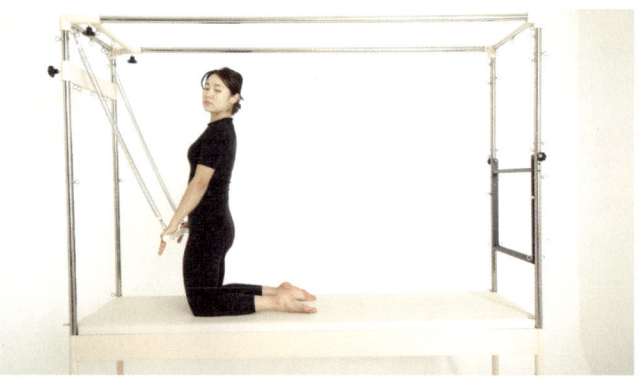

마시고 내쉬면서 -척추와 골반의 중립을 유지하며 경추를 회전한다.

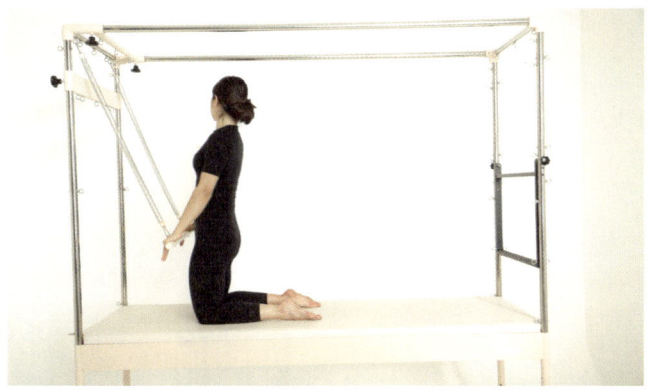
마시고 내쉬면서-반대로 진행한다.

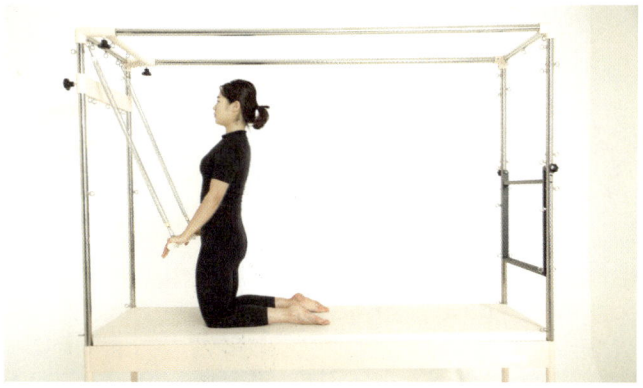
마시며 -제자리로 돌아온다.

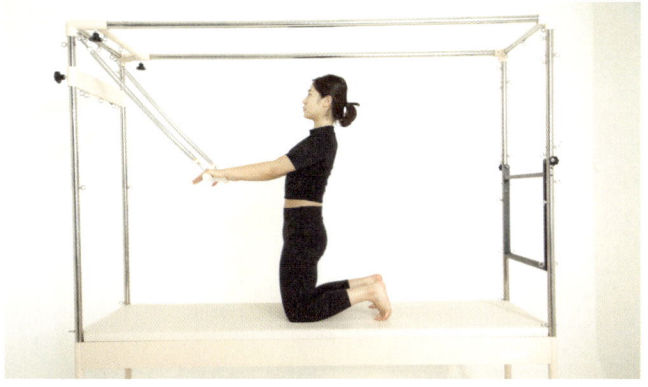
내쉬면서-셋업 상태로 돌아온다.

타겟머슬
pelvic floor muscle (골반 기저근 / 골반 밑근)
Transverse abdomonis (복횡근 / 배가로근)
obliques (복사근 / 배빗근)
deep spinal muscles (심부 척추 안정근 / 깊은 척 추 안정근)
Gluteus maximus (대둔근 / 큰엉덩이 근)

Scapula retraction
Rhomboid (능형근 / 마름모근)과 middle trapezius (중 승모근 /중간 등세모근)
단축성 수축

Arm extension
Biceps brachii (상완 이두근 / 위팔 두갈래근)
Pectoralis major (대흉근 / 큰가슴근)
anterior deltoid (전면 삼각근 /앞 어깨세모근)
신장성 수축

Image cue
몸통을 나무 처럼 고정하고 경추의 회전에 집중한다.

Spotting
어깨위에 손을 올려 견갑의 위치를 고정한다.
손가락으로 시선을 집중할 수 있게 가이드 한다.

주의사항
무릎의 통증을 주의한다.
골반의 과한 신전을 주의 한다 .

Rolldown bar exercise

Long back stretch arms

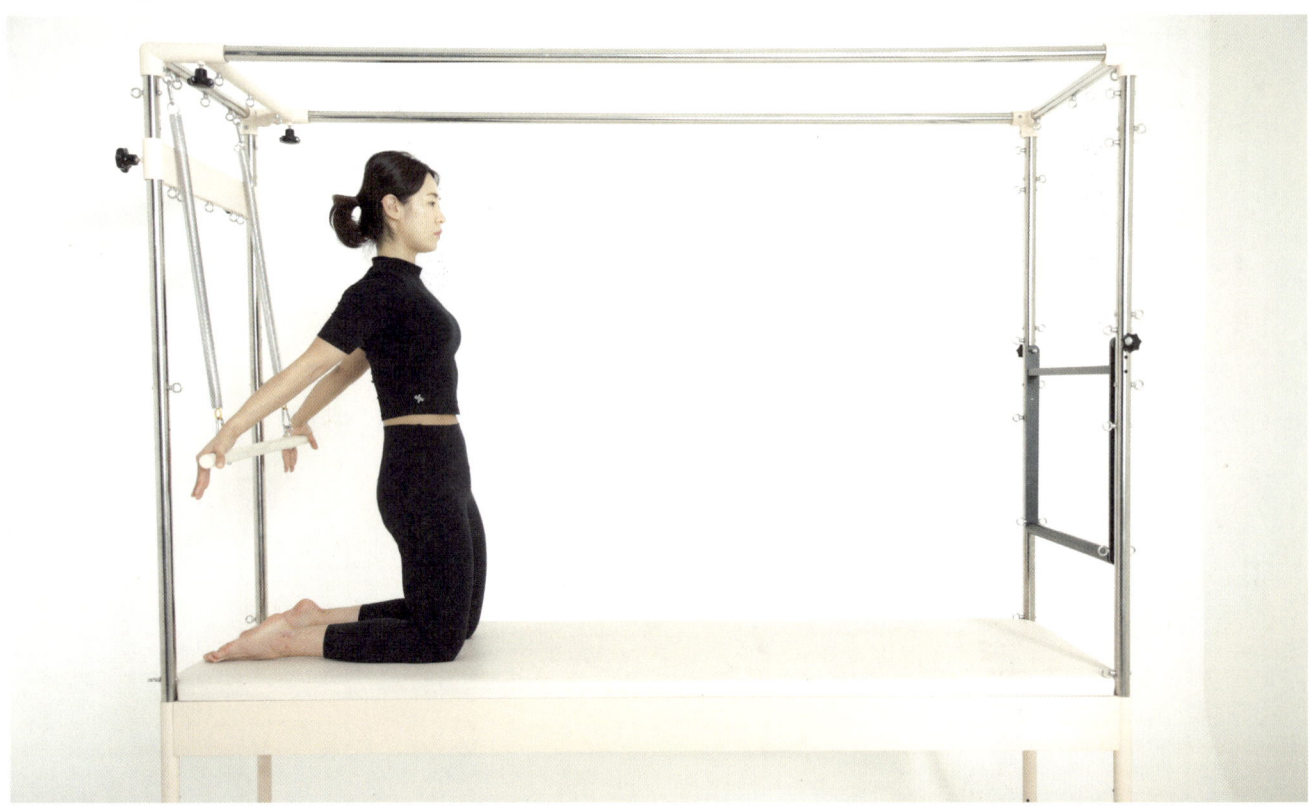

운동목적
고관절 신전근 강화 / 파워하우스 강화 / 어깨가동범위 향상

난이도 중 // 8-10rep

골반과 척추를 중립으로 두고 다리를 뻗어 수직바에 발바닥을 대고 밀어낸다.
이때 햄스트링이 타이트하면 무릎을 구부려도 된다 중립을 맞추는 것에 초점을 둔다.
어깨너비로 벌려 Rolldown Bar를 잡고 아래로 살짝 눌러 견갑골의 중립을 도와준다.

Modification+Variation
움직임의 범위를 적게 진행 한다 .
팔꿈치를 접는 동작은 생략한다.
박스 위에 앉아 진행한다.
더 무거운 스프링을 이용한다 .
standing으로 진행한다 .

Teaching Tip
손목을 꺾지 않고 일직선으로 유지한다.
쇄골은 넓게 하고 가슴을 열어 들어올린다.
힙은 무릎 위에 유지하고 정강이는 매트 위에
평평하게 둔다.

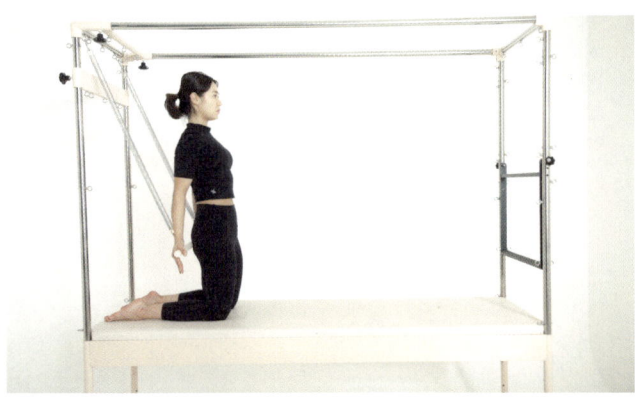

내쉬면서 -bar 의 저항을 느끼면서 골반으로 가지고 온다.

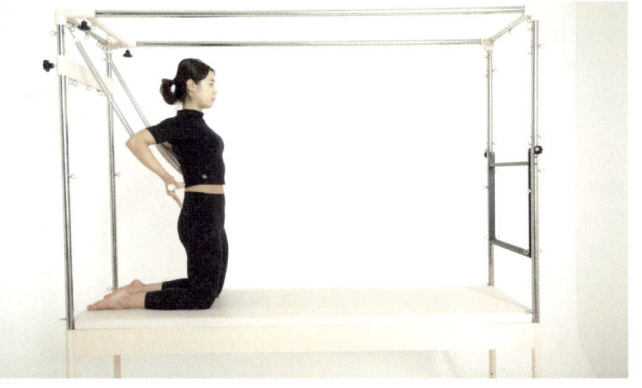

마시면서 -팔꿈치를 구부리고 견갑골을 당겨 Bar를 끌어 올려준다.

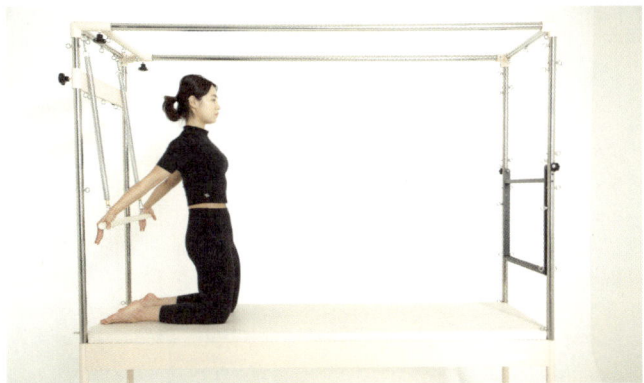

내쉬면서 -랜스닝 하며 팔을 펴낸다.

타겟머슬
pelvic floor muscle (골반 기저근 /골반 밑근)
Transverse abdomonis (복횡근 / 배가로근)
obliques (복사근 / 배빗근)
deep spinal muscles (심부 척추 안정근 / 깊은 척추 안정근)
Gluteus maximus (대둔근 /큰엉덩이근)

Scapula retraction
Rhomboid (능형근 /마름모근)과 middle trapezius (중 승모근 /중간 등세모근) 단축성 수축

Arm extension
Biceps brachii (상완 이두근 / 위팔 두갈래근)
Pectoralis major (대흉근 / 큰가슴근)
anterior deltoid (전면 삼각근 / 앞 어깨세모근) 신장성 수축

Image cue
날개를 활짝펴는 느낌으로 팔꿈치를 올려준다.

Spotting
어깨 위에 손을 올려 견갑의 위치를 고정한다.
Bar 를 지긋이 눌러 가이드 한다.

주의사항
무릎의 통증을 주의한다.
골반의 과한 신전을 주의 한다. 팔꿈치의 과한 신전을 주의 한다.

NOTE

Rolldown bar exercise

Side pull

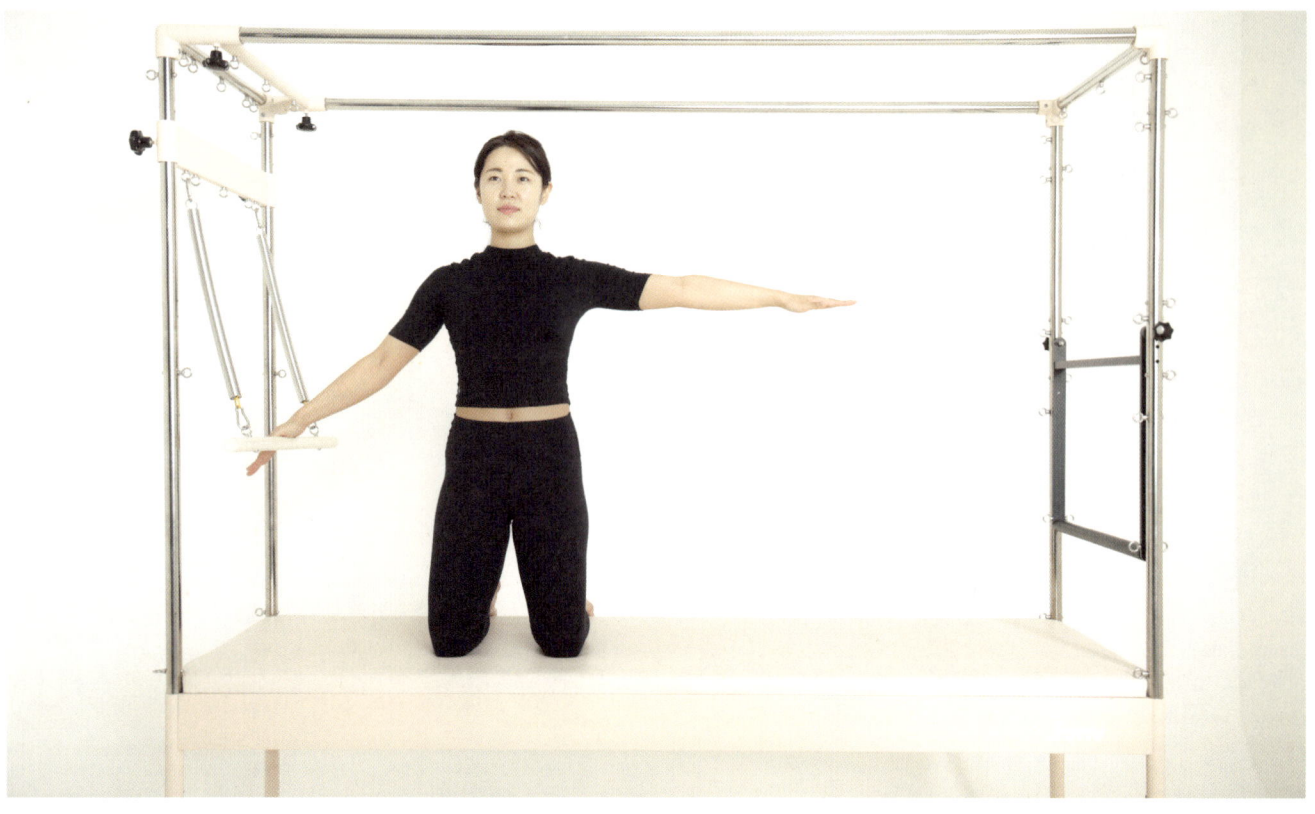

운동목적
난이도 중 / 8-10rep

파워하우스 강화 / 고관절 신전근 강화 / 견갑안정화 / 견갑골 내전근강화

bar의 중앙을 한 손으로 잡고 수직바를 옆에 둔 방향으로 kneeling 자세로 중립을 맞춰 선다. bar를 아래로 지긋이 눌러내어 견갑골의 중립을 도와주고 반대팔은 견갑골의 중립을 유지하면서 옆으로 길게 뻗어 낸다. 발은 발등이나 dorsi flexion한 상태로 바닥을 눌러주어 중립을 도와준다.

Modification+Variation
움직임의 범위를 적게 진행 한다.
Arm spring으로 진행한다. 서서 동작을 진행한다.
발 아래 밸런스패드, 디스크를 두어 하지의 안정성을 유지하며 진행한다.

Teaching Tip
두 다리에 체중을 동일하게 배분한다.
다리의 정렬, 골반의 정렬을 유지하고 견갑골의 안정화에 유의한다.
Bar를 아래로 내릴 때 견갑골을 안정적으로 고정시키고, 올릴 때도 유지하도록 한다.
손목을 꺾지 않고 최대한 길게 유지한다.
팔의 움직임이 몸통 센터를 유지하도록 한다.

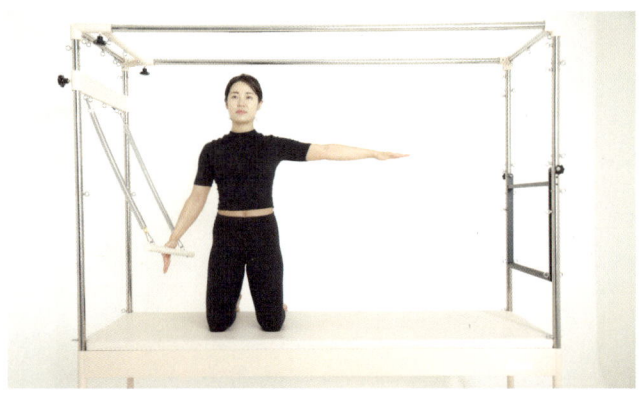

내쉬면서-척추와 골반의 중립을 유지하며 bar를 당겨 준다.

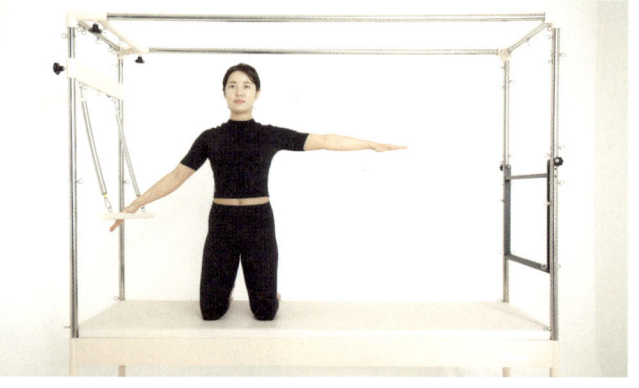

마시면서-척추와 골반을 유지하며 셋업 상태로 돌아간다.

타겟머슬

pelvic floor muscle (골반 기저근 / 골반 밑근)
Transverse abdomonis (복횡근 / 배가로근)
obliques (복사근 / 배빗근)
deep spinal muscles (심부 척추 안정근 / 깊은 척 추 안정근)
Gluteus maximus (대둔근 / 큰엉덩이 근)

Arm adduction

Pectoralis major (대흉근 / 큰가슴근)
latissimus dorsi (광배근 / 넓은등근) 단축성 수축
Scapula stabilize (견갑골 안정화 근육)

Image cue

몸의 옆에 대형 풍선을 끌어안는다고 상상한다.
몸의 옆에 공기를 압축 시킨다고 상상한다.

Spotting

몸통이 흔들리지 않도록 골반을 잡아 지지한다.
어깨가 올라가지 않도록 어깨 위에 손을 얹는다.

주의사항

무릎의 통증을 주의한다.
골반의 과한 신전을 주의 한다.
손목, 어깨의 통증을 주의한다.

NOTE

Rolldown bar exercise

Push up

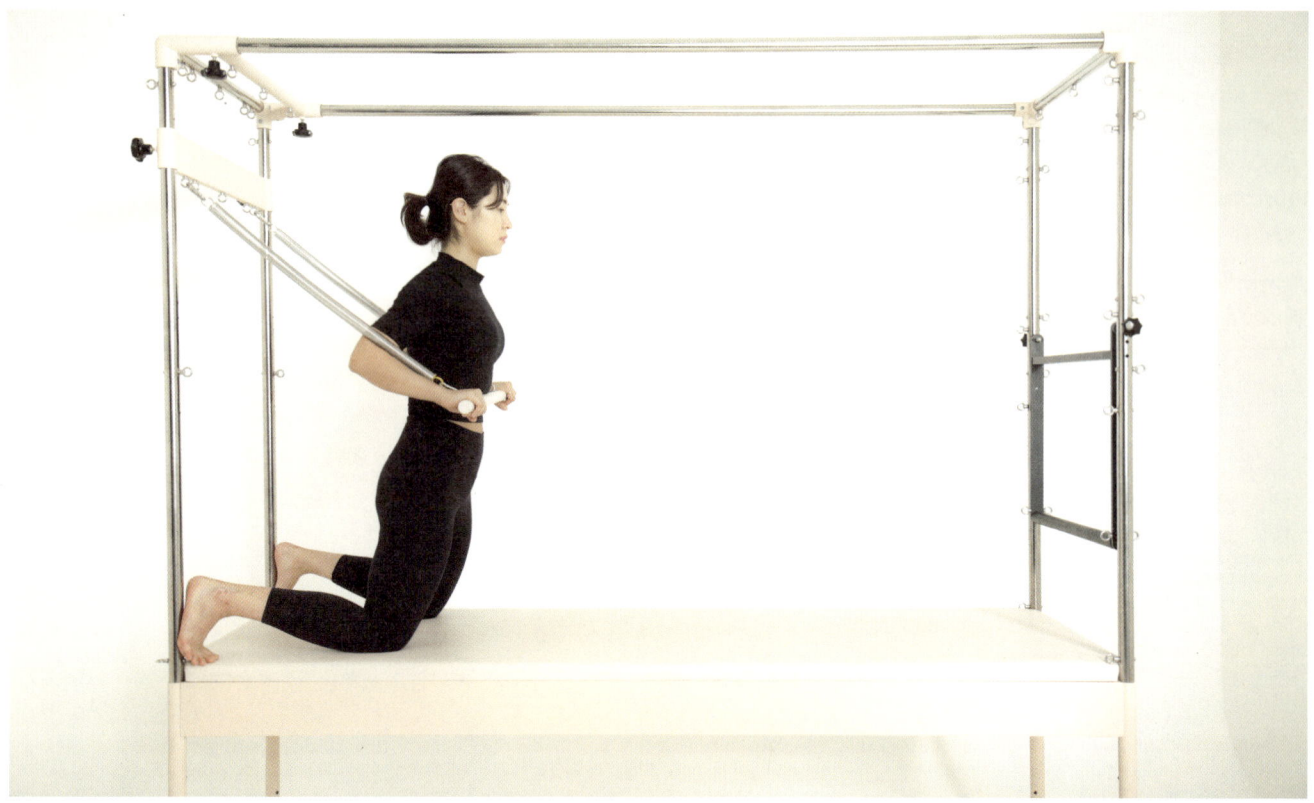

운동목적
난이도 중 / 8-10rep

고관절 신전근 강화 / 파워하우스 강화 / 어깨가동범위 향상 / 상완골 신전근 강화

수직바를 등지고 bar 안으로 들어가서 어깨넓이로 bar 를 잡고 팔꿈치를 굽혀 가슴 앞에 bar 를 둔다. 두 발바닥은 수직바에 붙여서 밀어내고 kneeling 자세에서 중립을 맞춘 상태로 스프링의 저항이 적당할때까지 앞으로 기울 여서 준비한다.

Modification+Variation
움직임의 범위를 적게 진행 한다.
팔을 넓게 하고 진행한다. 서서 동작을 진행한다.
발 아래 밸런스패드, 디스크를 두어 하지의 안정성을 유지하며 진행한다.
Arm spring으로 진행한다.

Teaching Tip
양 발에 체중을 동일하게 배분한다.
다리의 정렬, 골반의 정렬을 유지하고 견갑골의 안정화에 유의한다.
Bar를 앞으로 밀어 낼 때 견갑골을 안정적으로 고정시키고, 뒤로 돌아올 때도 유지하도록 한다.
손목을 꺾지 않고 최대한 길게 유지한다.
항상 스프링 저항을 유지한다.

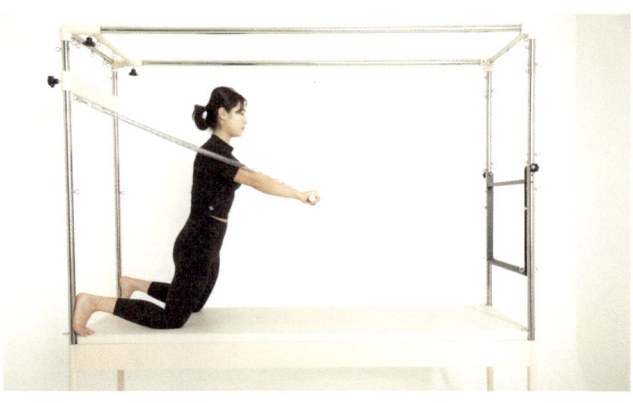

내쉬면서-척추와 골반의 중립을 유지하며 bar를 앞으로 밀어 준다.

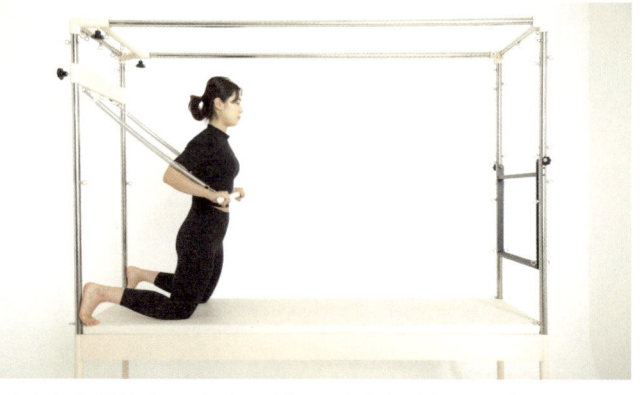

마시면서-척추와 골반의 중립을 유지하여 팔을 구부려 셋업 상태로 돌아온다.

타겟머슬

pelvic floor muscle (골반 기저근 / 골반 밑근)
Transverse abdomonis (복횡근 / 배가로근)
obliques (복사근 / 배빗근)
deep spinal muscles (심부 척추 안정근 / 깊은 척 추 안정근)
Gluteus maximus (대둔근 / 큰엉덩이근)

Push
Pectoralis major (대흉근 / 큰가슴근)
Pectoralis minor (대흉근 / 큰가슴근)
Serratus Anterior (전거근 / 앞톱니근)

Up
Rhomboideus (능형근 / 마름모근)
Trapezius (승모근 / 등세모근)
Lattismus dorsi (광배근 / 넓은등근)
Scapula stabilizer (견갑골 안정화 근육)

Image cue
팔이 물 속에서 움직인다고 느낀다.
팔이 길게 늘어나는 느낌으로 움직인다.

Spotting
몸통이 흔들리지 않도록 골반을 잡아 지지한다.
어깨가 올라가지 않도록 어깨 위에 손을 얹는다.

주의사항
무릎의 통증을 주의한다.
골반의 과한 신전을 주의 한다.
팔꿈치의 과한 신전을 주의 한다.

NOTE

Rolldown bar exercise

Raise

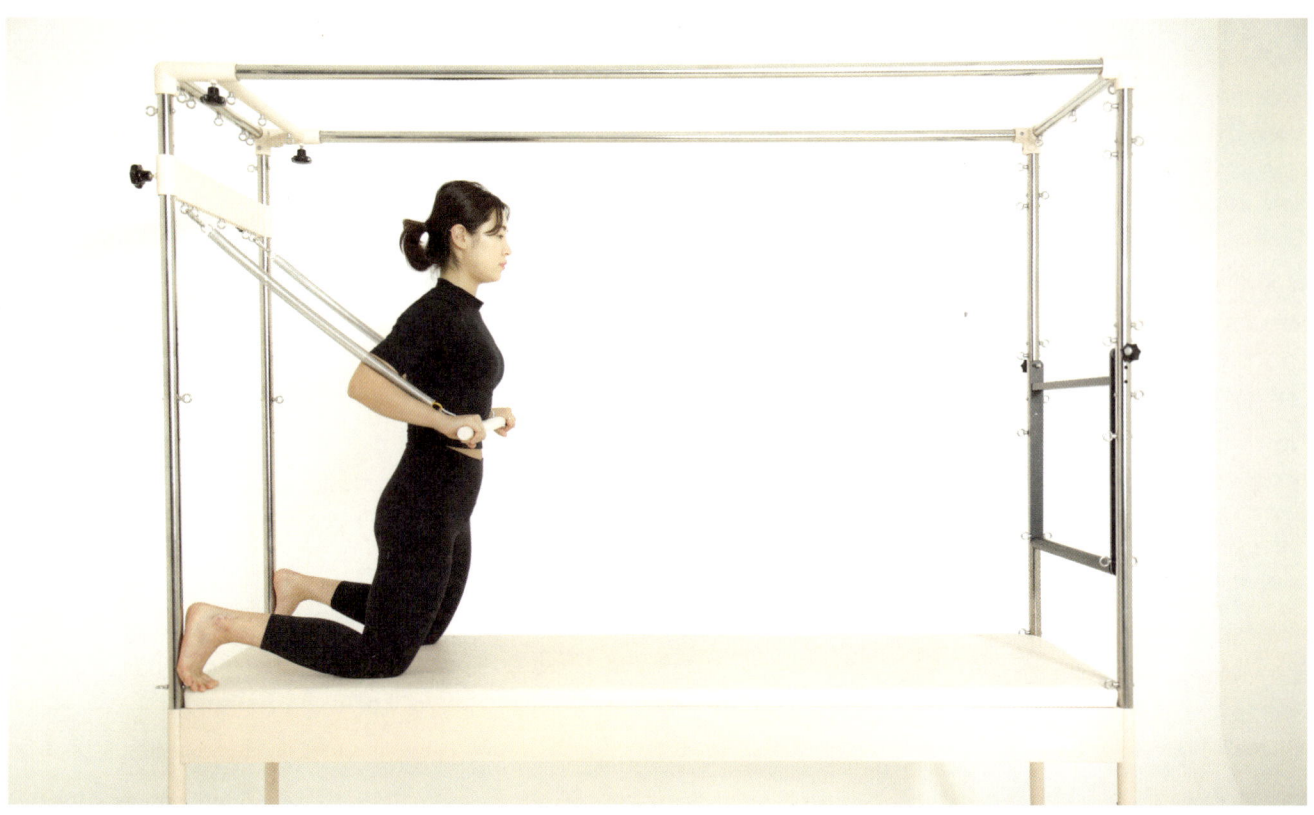

운동목적
난이도 중 / 8-10rep

고관절 신전근 강화 / 파워하우스 강화 / 어깨가동범위 향상 / 상완골 신전근 강화

수직바를 등지고 bar 안으로 들어가서 어깨넓이로 bar 를 잡고 팔꿈치를 굽혀 가슴 앞에 bar를 둔다. 두 발바닥은 수직바에 붙여서 밀어내고 kneeling 자세에서 중립을 맞춘 상태로 스프링의 저항이 적당할때까지 앞으로 기울여 준비한다.

Modification+Variation
움직임의 범위를 적게 진행 한다.
팔을 넓게 하고 진행한다.
서서 동작을 진행한다.
발 아래 밸런스패드, 디스크를 두어 하지의 안정성을 유지하며 진행한다.
Arm spring으로 진행한다.

Teaching Tip
양 발에 체중을 동일하게 배분한다.
다리의 정렬, 골반의 정렬을 유지하고 견갑골의 안정화에 유의한다.
Bar를 앞으로 밀어 낼 때 견갑골을 안정적으로 고정시키고, 뒤로 돌아올 때도 유지하도록 한다.
손목을 꺾지 않고 최대한 길게 유지한다.
항상 스프링 저항을 유지한다.

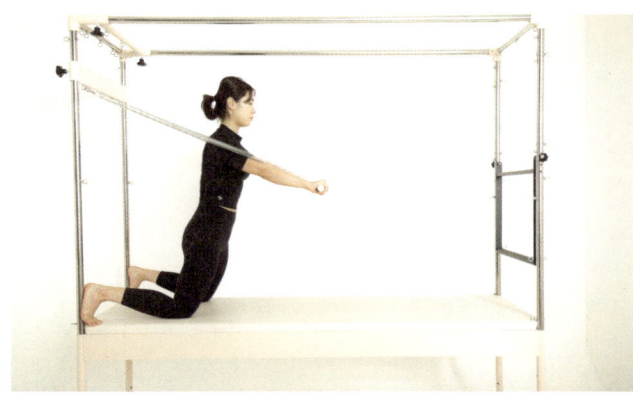

내쉬면서-척추와 골반의 중립을 유지하며 bar를 앞으로 밀어 준다.

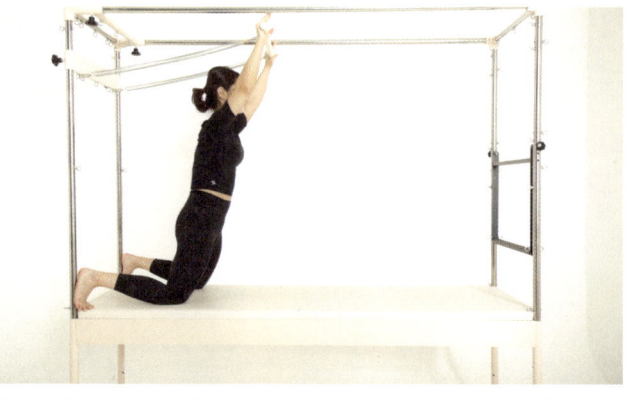

마시면서 내쉬면서-척추와 골반의 중립을 유지하여 팔을 올려 손끝이 천장을 향하게 한다.

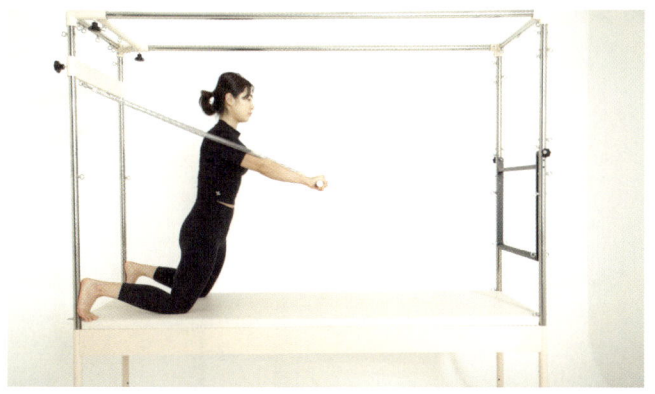

마시면서-척추와 골반의 중립을 유지하여 랜스닝 하며 팔을 내려준다.

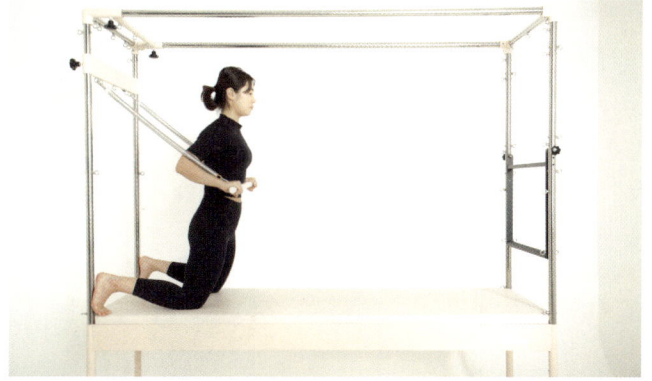

마시면서-척추와 골반의 중립을 유지하여 셋업으로 돌아온다.

타겟머슬

타겟머슬pelvic floor muscle (골반 기저근 / 골반 밑근)
Transverse abdomonis (복횡근 / 배가로근)
obliques (복사근 / 배빗근)
deep spinal muscles (심부 척추 안정근 / 깊은 척 추 안정근)
Gluteus maximus (대둔근 / 큰엉덩이근)

Push

Pectoralis major (대흉근 / 큰가슴근)
Pectoralis minor (대흉근 / 큰가슴근)
Serratus Anterior (전거근 / 앞톱니근)

Up

Rhomboideus (능형근 / 마름모근)
Trapezius (승모근 / 등세모근)
Lattismus dorsi (광배근 / 넓은등근)
Scapula stabilizer (견갑골 안정화 근육)

Raise

Pectoralis major (대흉근 / 큰가슴근),
latissimus dorsi (광배근 / 넓은등근) 신장성 수축
Scapula stabilizer (견갑골 안정화 근육)

Image cue

팔이 물 속에서 움직인다고 느낀다.
팔이 길게 늘어나는 느낌으로 움직인다.

Spotting

몸통이 흔들리지 않도록 골반을 잡아 지지한다.
어깨가 올라가지 않도록 어깨 위에 손을 얹는다.

주의사항

무릎의 통증을 주의한다.
골반의 과한 신전을 주의 한다.
팔꿈치의 과한 신전을 주의 한다.

NOTE

Rolldown bar exercise

Salute

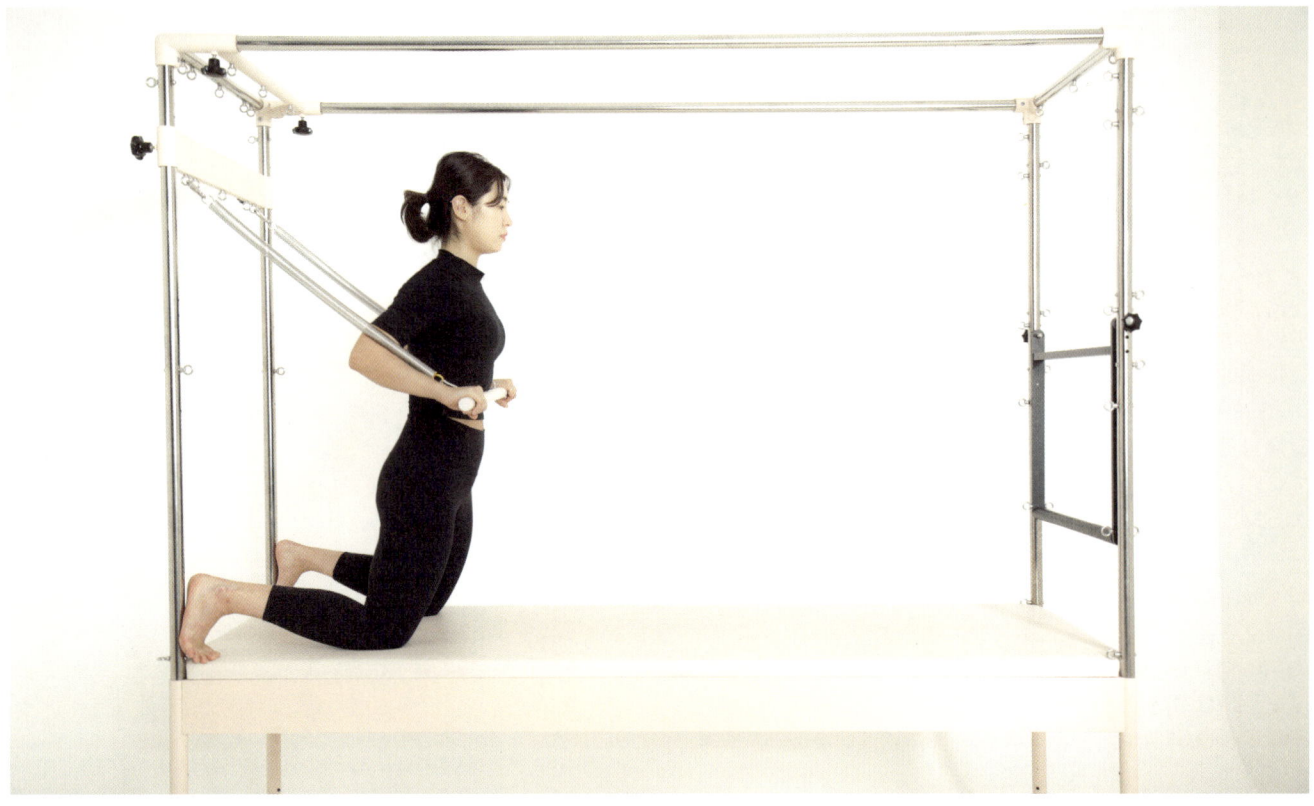

운동목적
난이도 중 / 8-10rep

고관절 신전근 강화 / 파워하우스 강화 / 어깨가동범위 향상 / 상완골 신전근 강화

수직바를 등지고 bar 안으로 들어가서 어깨넓이로 bar를 잡고 팔꿈치를 굽혀 가슴 앞에 bar를 둔다. 두 발바닥은 수직바에 붙여서 밀어내고 kneeling 자세에서 중립을 맞춘 상태로 스프링의 저항이 적당할때까지 앞으로 기울여서 준비한다.

Modification+Variation
움직임의 범위를 적게 진행 한다.
팔을 넓게 하고 진행한다.
서서 동작을 진행한다.
발 아래 밸런스패드, 디스크를 두어 하지의 안정성을 유지하며 진행한다.
Arm spring으로 진행한다.

Teaching Tip
양 발에 체중을 동일하게 배분한다.
다리의 정렬. 골반의 정렬을 유지하고 견갑골의 안정화에 유의한다.
Bar를 앞으로 밀어 낼 때 견갑골을 안정적으로 고정시키고, 뒤로 돌아올 때도 유지하도록 한다.
손목을 꺾지 않고 최대한 길게 유지한다.
항상 스프링 저항을 유지한다.

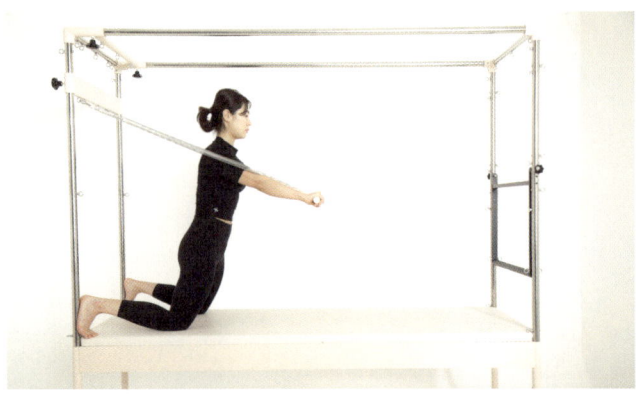

내쉬면서-척추와 골반의 중립을 유지하며 bar 를 앞으로 밀어 준다.

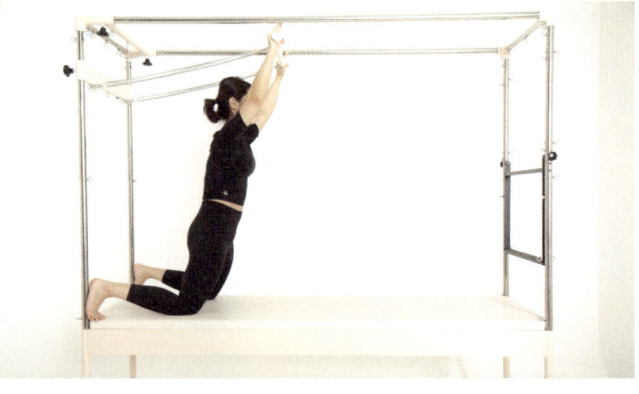

마시고 내쉬면서-척추와 골반의 중립을 유지하여 팔을 올려 손끝이 천장을 향하게 한다.

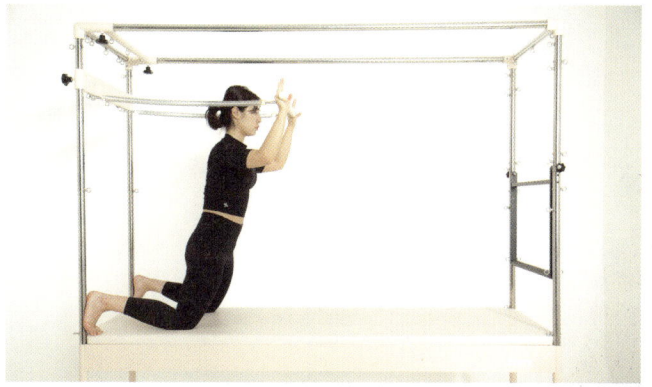

마시면서-척추와 골반의 중립을 유지하며 팔꿈치를 구부려 준다.

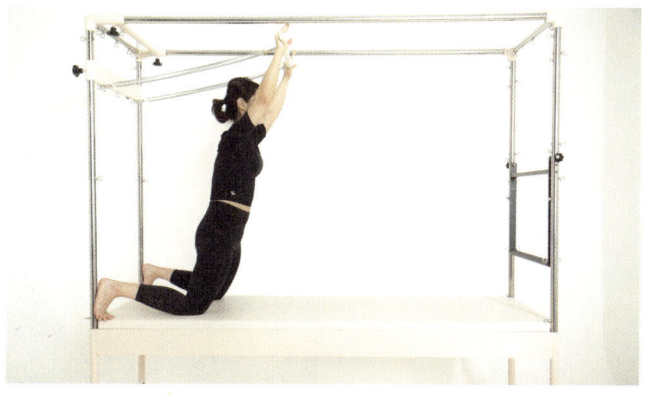

마시면서-척추와 골반의 중립을 유지하여 랜스닝 하며 팔을 내려준다.

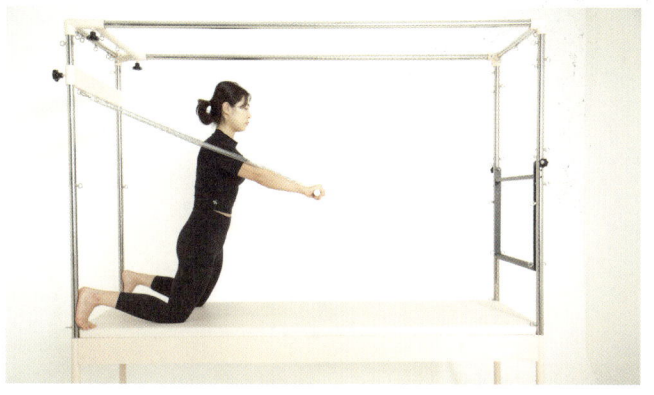

마시면서-척추와 골반의 중립을 유지하여 랜스닝 하며 팔을 내려준다.

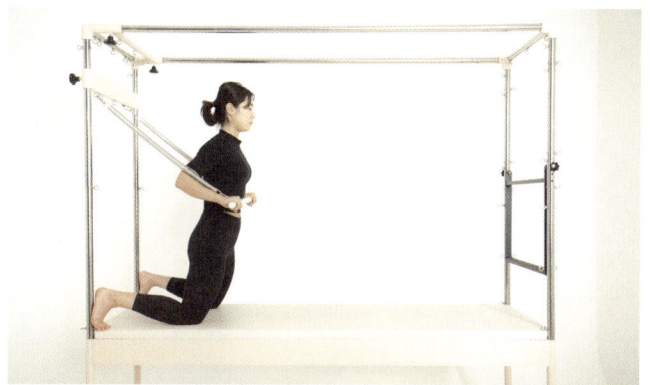

마시면서-척추와 골반의 중립을 유지하여 셋업으로 돌아온다.

타겟머슬
pelvic floor muscle (골반 기저근 / 골반 밑근)
Transverse abdomonis (복횡근 / 배가로근)
obliques (복사근 / 배빗근)
deep spinal muscles (심부 척추 안정근 / 깊은 척 추 안정근)
Gluteus maximus (대둔근 / 큰엉덩이근)

Push
Pectoralis major (대흉근 / 큰가슴근)
Pectoralis minor (대흉근 / 큰가슴근)
Serratus Anterior (전거근 / 앞톱니근)

Up
Rhomboideus (능형근 / 마름모근)
Trapezius (승모근 / 등세모근)
Lattismus dorsi (광배근 / 넓은등근)
Scapula stabilizer (견갑골 안정화 근육)

Raise
Pectoralis major (대흉근 /큰가슴근), latissimus dorsi (광배근 / 넓은등근)
신장성 수축 Scapula stabilizer (견갑골 안정화 근육)

Image cue
팔이 물 속에서 움직인다고 느낀다.
팔이 길게 늘어나는 느낌으로 움직인다.

Spotting
몸통이 흔들리지 않도록 골반을 잡아 지지한다.
어깨가 올라가지 않도록 어깨 위에 손을 얹는다.

주의사항
무릎의 통증을 주의한다. 골반의 과한 신전을 주의 한다.
팔꿈치의 과한 신전을 주의 한다.
손목과 어깨의 통증을 주의 한다.

Rolldown bar exercise

Arabesque

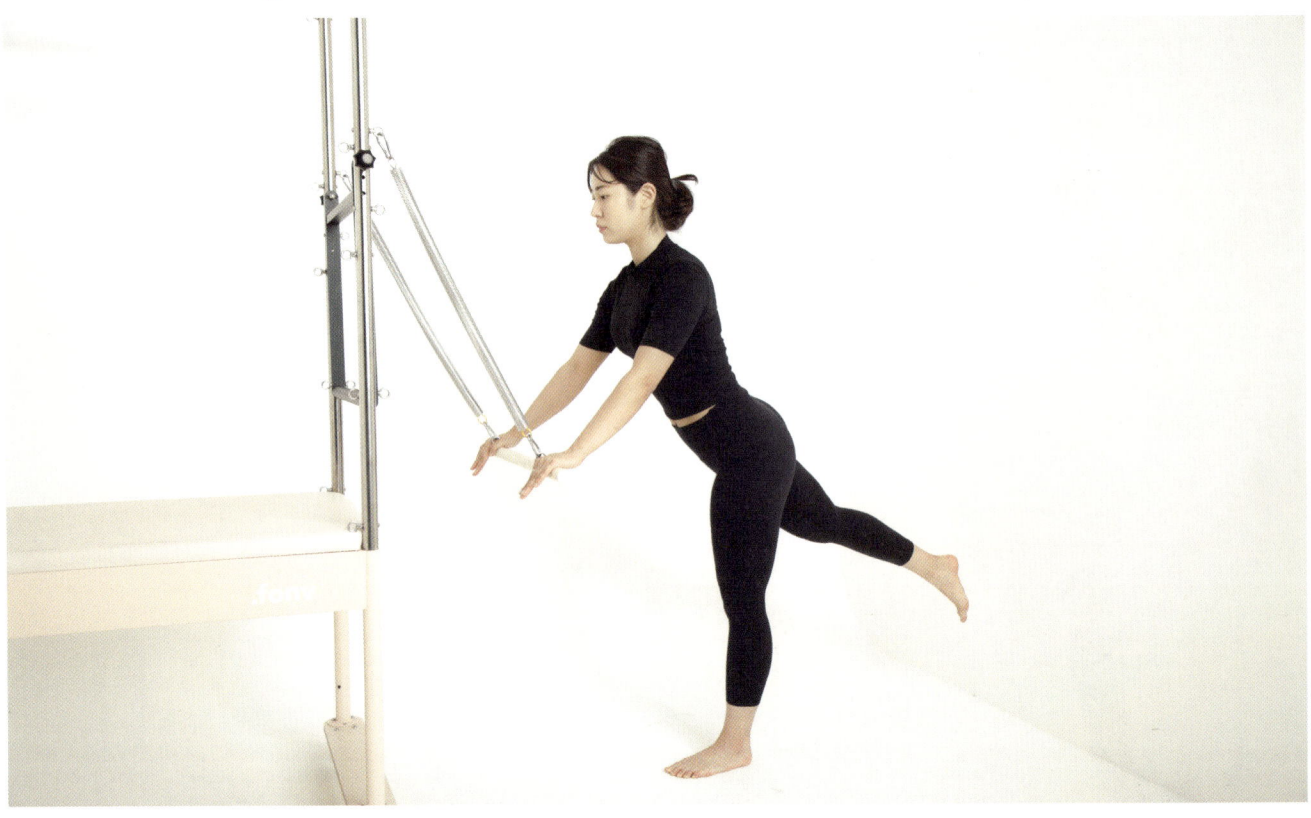

운동목적
난이도 상 / 8-10rep

고관절 신전근 강화 / 파워하우스 강화 / 상완골 신전근 강화 / 체간 측면 안정화

bar를 가볍게 눌러 골반과 척추의 중립상태를 유지하며
한쪽 다리를 뒤로 보내 바닥에서 들고 길게 뻗어 유지한다.

Modification+Variation
다리를 내려놓고 멀리 뻗어내 팔의 움직임만 만들어
준다.
무릎을 접고 진행한다.
발 아래 밸런스패드, 디스크를 두어 하지의 안정성을
유지하며 진행한다. Arm spring으로 진행한다.

Teaching Tip
동작을 하는 동안 복부 활성화를 통해 흉곽과 골반을 지속적으로 연결 한다.
동작 내내 척추를 길게 늘리는 느낌을 유지한다.
흉추가 회전하거나 립이 열리지 않도록 동작을 수행한다.
골반의 올바른 정렬을 유지한다.
Bar를 동일한 힘으로 잡아 유지한다.
요추의 신전을 방지하도록 복부를 연결한다.
Bar를 잡고 있는 팔은 과신전 되지 않도록 주의 한다.
손목과 어깨에 무게가 실리지 않도록 한다.

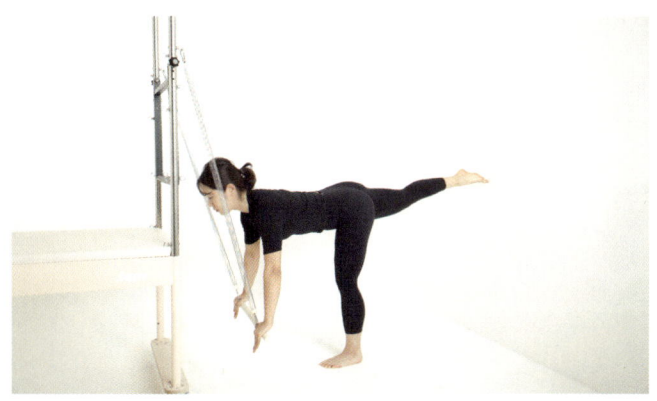 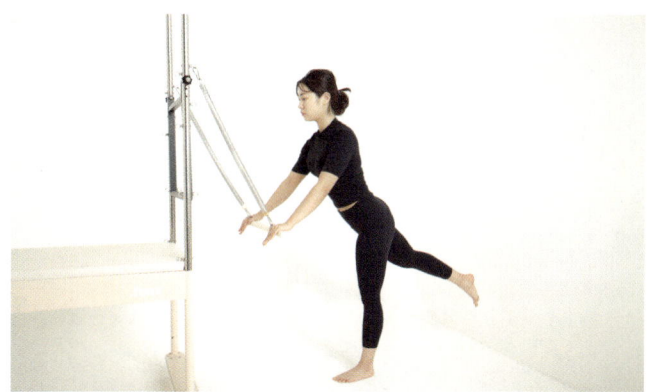

내쉬면서-척추와 골반의 중립을 유지하며 bar를 앞으로 밀어 준다.   마시면서-척추와 골반을 유지 하며 셋업 상태로 돌아 온다.

타겟머슬
pelvic floor muscle (골반 기저근 / 골반 밑근)
Transverse abdomonis (복횡근 / 배가로근)
obliques (복사근 / 배빗근)
deep spinal muscles (심부 척추 안정근 / 깊은 척 추 안정근)
Gluteus maximus (대둔근 / 큰엉덩이근)

Pull down
latissimus dorsi (광배근 / 넓은등근) 단축성 수축

Leg Up
hip extensor muscles (고관절 신전근 / 엉덩관절 폄근)의 단축성 수축
Scapula stabilizer (견갑골 안정화 근육)

Image cue
bar가 깊은 뻘로 들어간다 .

Spotting
어깨가 올라가지 않도록 어깨 위에 손을 얹는다.
Bar를 잡고 가이드 라인을 제시한다.
Bar의 잡고 균형을 맞춰 준다.

주의사항
무릎의 안쪽 회전을 주의 한다.
발바닥을 단단하게 고정하고 진행한다.

NOTE

Rolldown bar exercise

Pilates squat

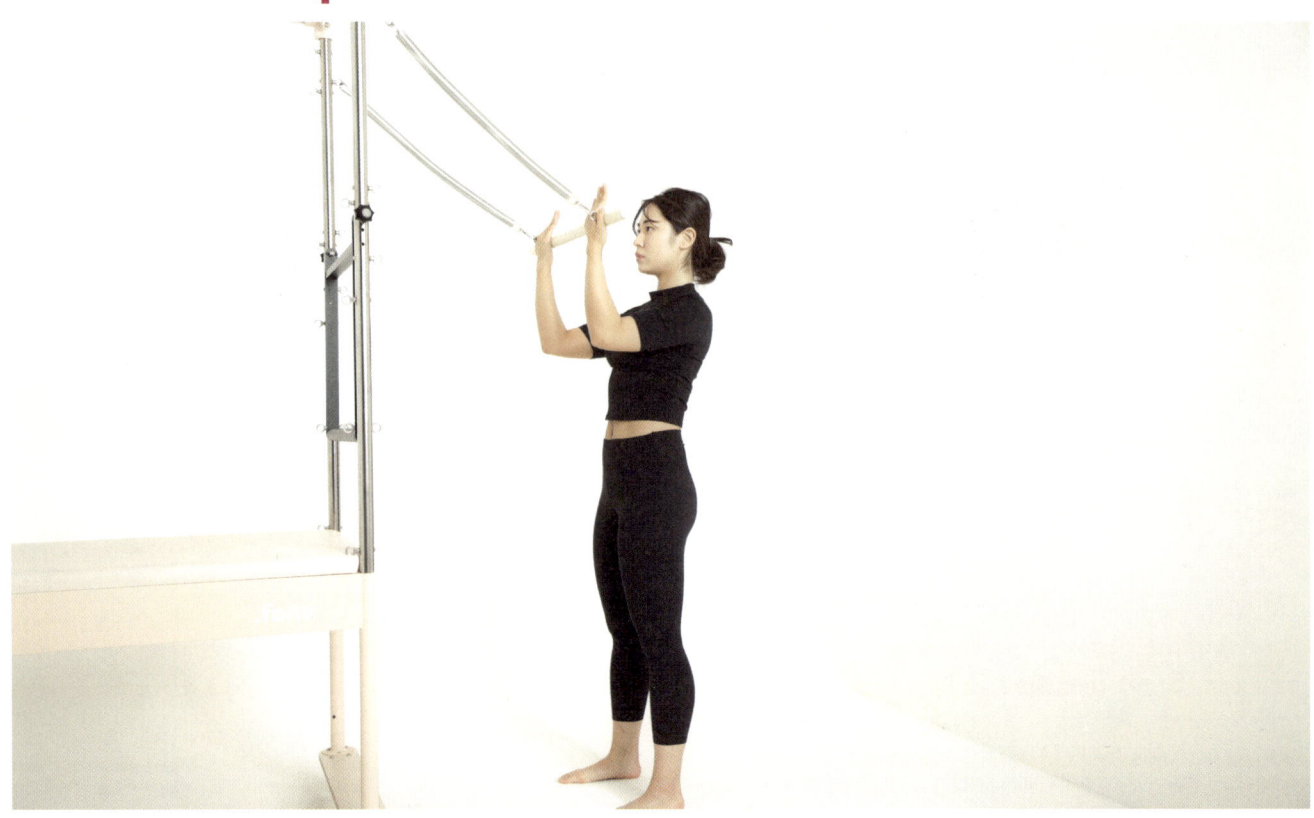

운동목적
난이도 상 / 8-10rep

고관절 신전근 강화 / 파워하우스 강화 / 상완골 신전근 강화

bar를 잡고 팔꿈치를 구부려 얼굴 앞에 두고, 발바닥 전 체로 체중을 나눠주며 스프링의 저항을 느끼며 유지한다.

Modification+Variation
발 아래 밸런스패드, 디스크를 두어 하지의 안정성을 유지하며 진행한다.
Arm spring으로 진행한다.

Teaching Tip
손목과 어깨에 무게가 실리지 않도록 한다.
저항을 유지하며 동작을 진행한다.
무릎이 안쪽으로 돌아가지 않도록 주의 한다.

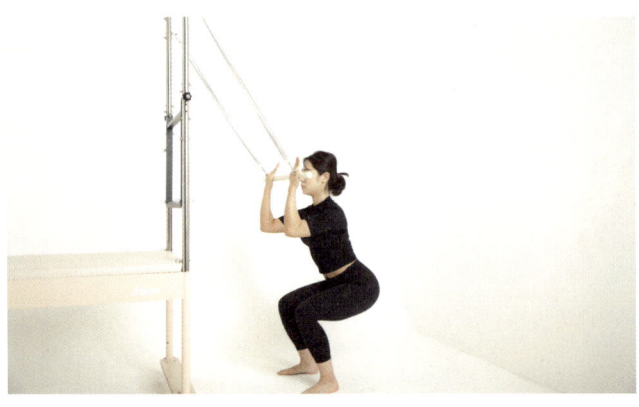

마시면서-스프링의 저항을 버티며 천천히 앉는다.

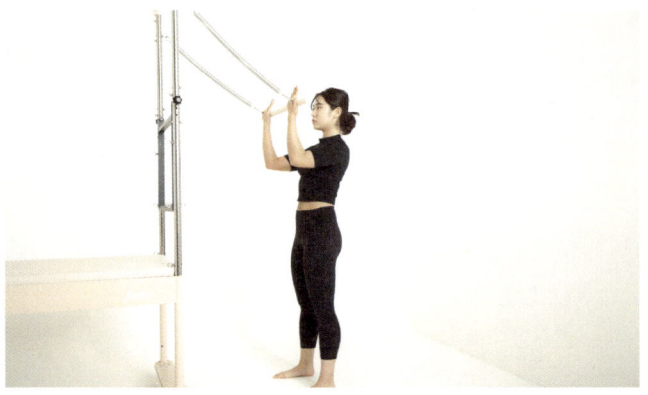

내쉬면서-발바닥과 엉덩이로 바닥을 밀며 상체를 일으켜 준다.

타겟머슬
pelvic floor muscle (골반 기저근 / 골반 밑근)
Transverse abdomonis (복횡근 / 배가로근)
obliques (복사근 / 배빗근)
deep spinal muscles (심부 척추 안정근 / 깊은 척추 안정근)
Gluteus maximus (대둔근 / 큰엉덩이근)

Squat down
gluteus maximus (대둔근 / 큰볼기근)
qudriceps (대퇴사두근 / 넙다리네갈래근)
앉을 때 신장성 수축

Up
gluteus maximus (대둔근 / 큰볼기근)
qudriceps (대퇴사두근 / 넙다리네갈래근) 설 때 단축성 수축

Image cue
투명의자에 앉는다고 생각한다.

Spotting
골반을 가이드하며 움직임을 도와준다.
Bar의 잡고 균형을 맞춰 준다.

주의사항
스쿼트 동작에 대한 인지가 되었을 때 진행한다.
무게중심이 이동되지 않게 유지한다.
무릎과 고관절의 움직임을 확인한다.

NOTE

Rolldown bar exercise

Jumping

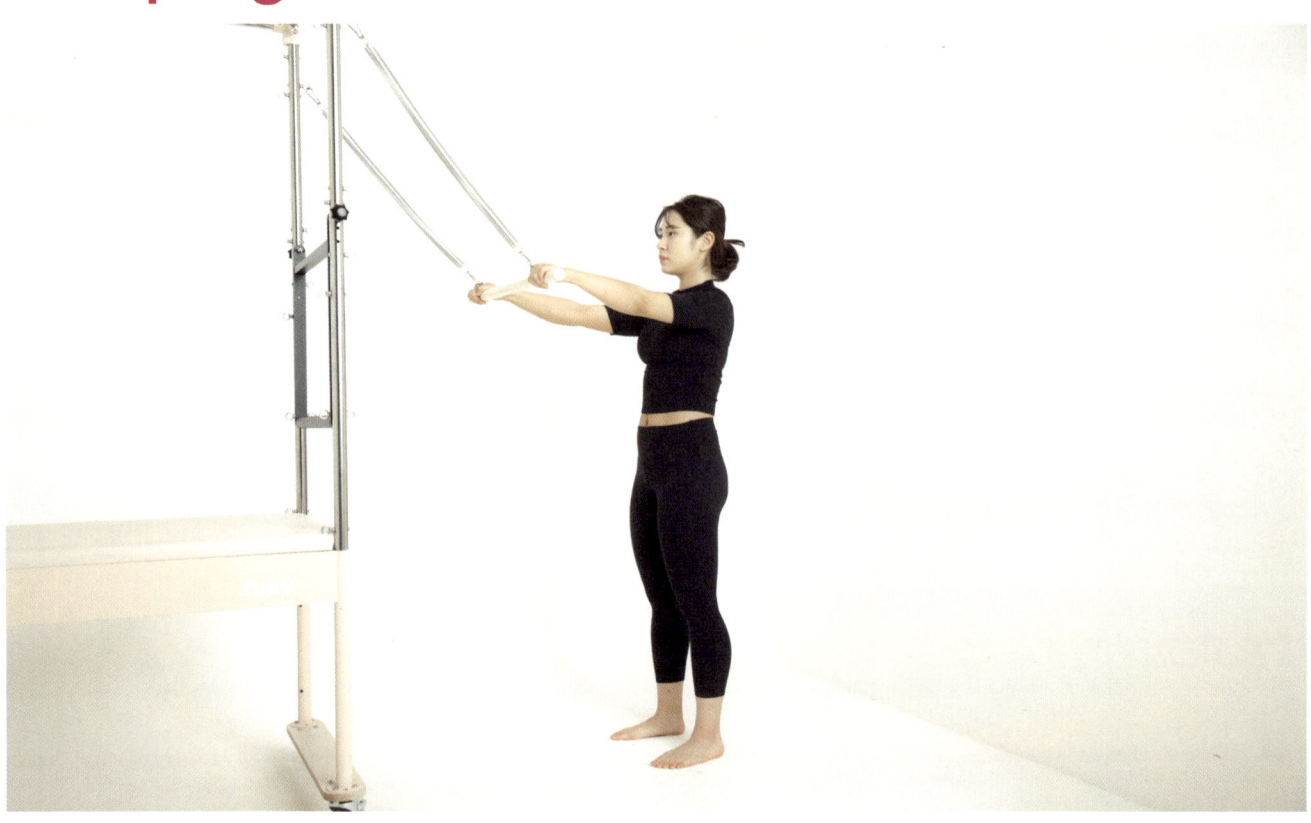

운동목적
난이도 상 / 8-10rep

고관절 신전근 강화 / 파워하우스 강화 / 상완골 신전근 강화

두 발바닥에 체중을 올바르게 두고 bar를 잡고 스프링의 저항을 느끼며 스탠딩 자세로 바르게 선다.

Modification+Variation
더 빠른 박자로 진행한다.
Arm spring으로 진행한다.

Teaching Tip
점프하는 동작 내내 척추를 길게 늘리는 느낌을 유지한다.
착지 할때 발목의 정렬을 올바르게 유지한다.
Bar 를 동일한 힘으로 잡아 유지한다.
스프링의 장력을 유지하며 동작을 진행한다.

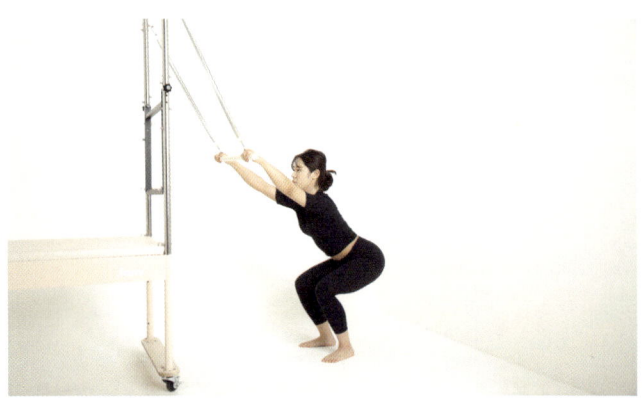

마시면서-스프링의 저항을 느끼며 무릎을 구부려 앉아 준다.

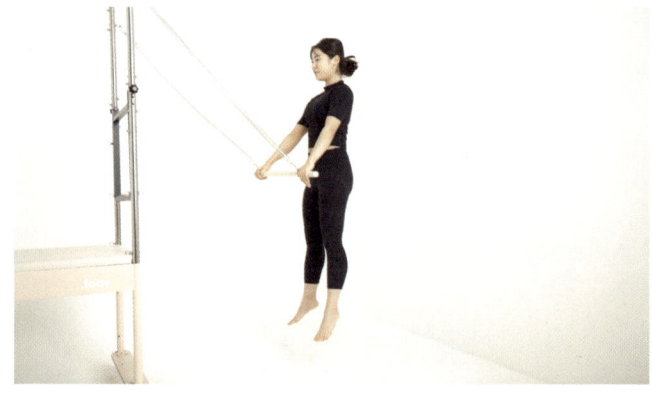

내쉬면서- 스프링을 아래로 눌러주며 점프 한다.
(반복하여 점프한다)

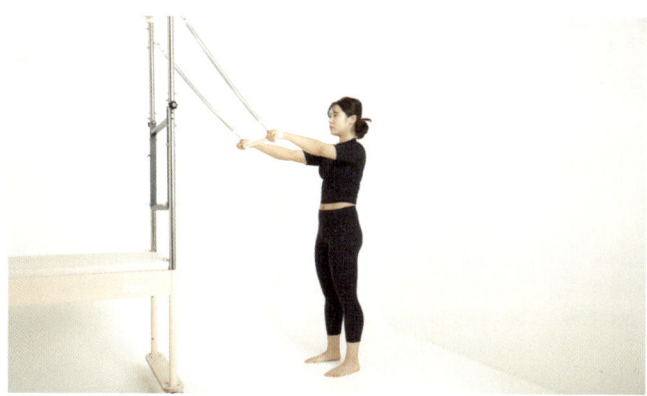

반복후 제자리로 돌아온다.

타겟머슬

pelvic floor muscle (골반 기저근 / 골반 밑근)
Transverse abdomonis (복횡근 / 배가로근)
obliques (복사근 / 배빗근)
deep spinal muscles (심부 척추 안정근 / 깊은 척추 안정근)
Gluteus maximus (대둔근 / 큰엉덩이근)

Jump

Quadriceps femoris (대퇴 사두근 / 넓다리 네갈래근)
hip extensor muscles (고관절 신전근 / 엉덩관절 폄근)의 단축성 수축
Scapula stabilizer (견갑골 안정화 근육)

Image cue
로켓 추진체 처럼 점프한다.

Spotting
점프에 방해되지 않게 가이드 라인을 제시한다.

주의사항
발목 통증, 무릎통증을 주의한다.

NOTE

Push through bar exercise

Push through bar exercise

Curl up

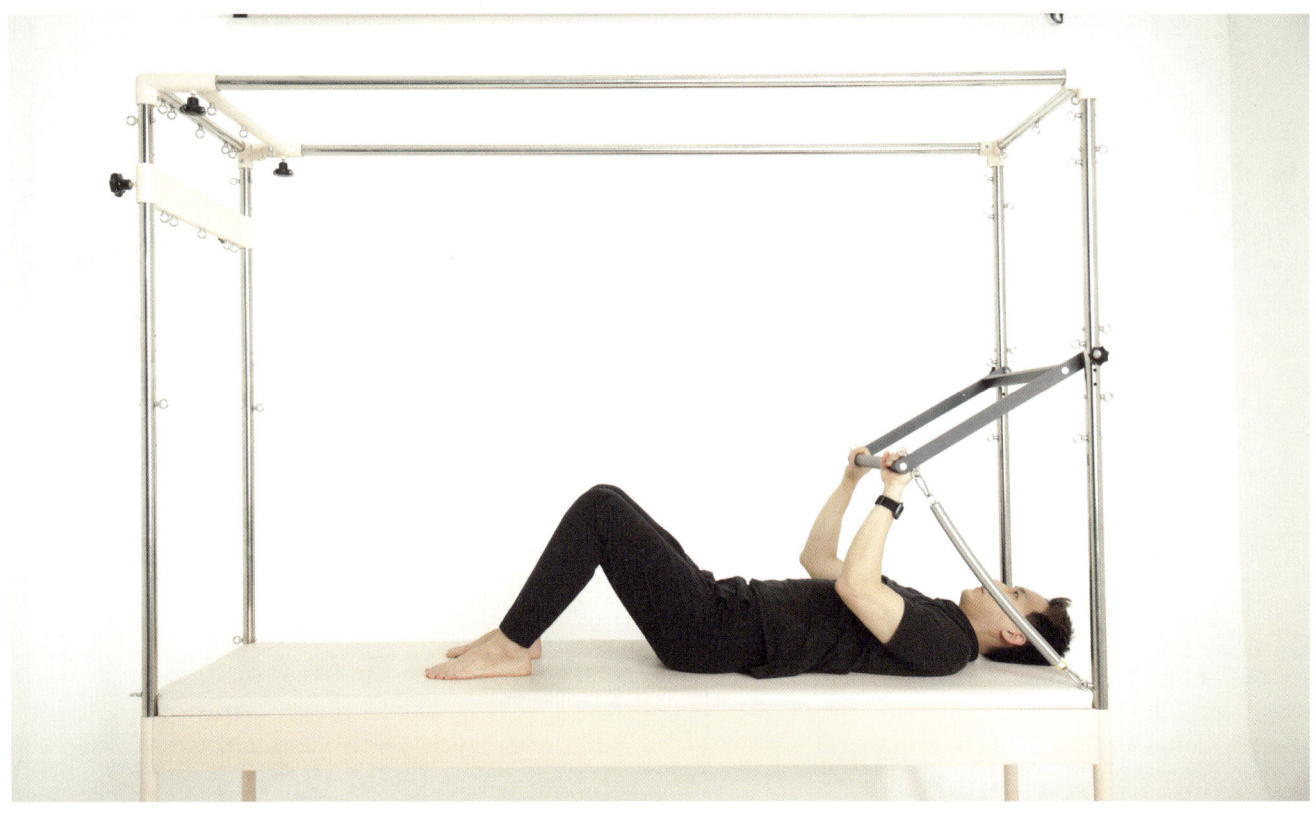

운동목적
난이도 하 / 8-10rep

척추 분절 기능 향상 / 경추 굴곡근 강화 / 체간 굴곡근 강화 / 견갑골 안정화

손등이 얼굴을 향하게 하고 팔을 어깨넓이로 벌려서 푸시바를 잡는다. supine으로 누워 무릎을 세우고 골반 넓이로 벌려서 척추와 골반의 중립을 맞춘다.

Modification+Variation
Neck curl만 진행한다.
손바닥을 바깥쪽으로 감싸 쥐어 진행한다.

Teaching Tip
대퇴의 앞으로부터 ASIS를 멀리 보내면서 roll down roll down 한다.
운동 시 척추 굴곡을 유지한다.
어깨 안정화를 유지하며 진행한다.
꼬리뼈가 뜨지 않도록 무겁게 눌러낸다.
어깨의 불필요한 긴장을 주의한다.
팔을 당기는게 아니라 밀어내며 진행한다.
척추 뼈 하나 하나 Articulate한다.

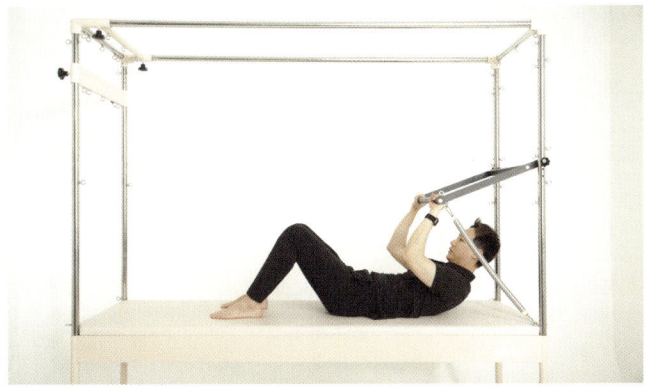 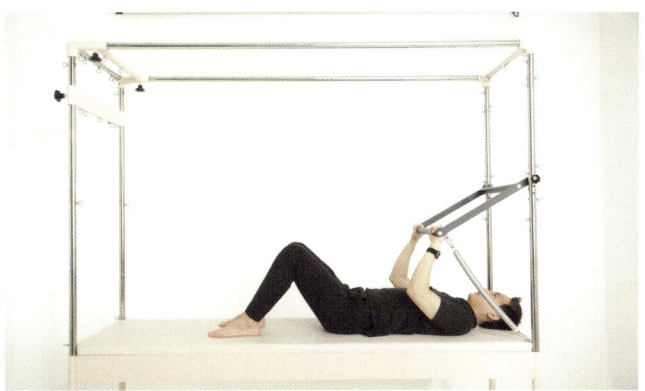

내쉬면서-저항을 느끼며 경추부터 굴곡하며 흉추를 분절하여 올라온다.   마시면서-저항을 느끼며 돌아온다.

타겟머슬
pelvic floor muscle (골반 기저근 / 골반 밑근)
Transverse abdomonis (복횡근 / 배가로근)
obliques (복사근 / 배빗근)
deep spinal muscles (심부 척추 안정근 / 깊은 척추 안정근)
Gluteus maximus (대둔근 / 큰엉덩이근)

Curl Up
rectus abdominis (복직근 / 배곧은근)과 oblique (복사근 / 배빗근) 단축성 수축
Scapula stabilizer (견갑골 안정화 근육)

Image cue
주먹을 하늘로 길게 찔러내면서 몸은 주먹을 따라간다.

Spotting
계속 손으로 Push through bar를 잡아 진행한다. 척추의 굴곡을 유지할 수 있도록 척추 뒤에 손을 얹는다. (Articulate를 유도한다)

주의사항
강사가 bar에 기대지 않도록 주의한다.

NOTE

Push through bar exercise

Upper arms

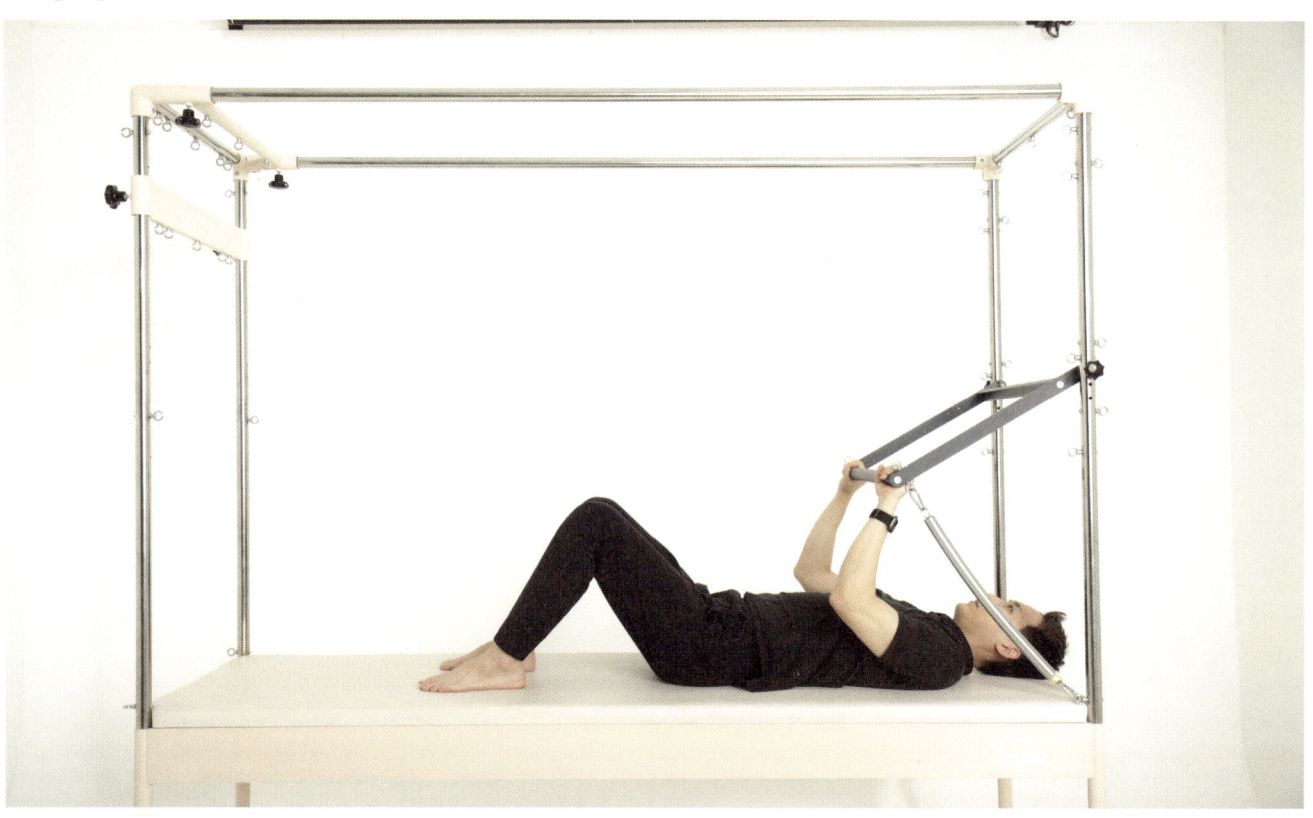

운동목적
난이도 하 / 8-10rep

척추 분절 기능 향상 / 경추 굴곡근 강화 / 체간 굴곡근 강화 / 견갑골 안정화 / 고관절 굴곡근 강화 / 파워하우스 강화

손등이 얼굴을 향하게 하고 팔을 어깨넓이로 벌려서 푸시바를 잡는다. supine 으로 누워 무릎을 세우고 골반 넓이로 벌려서 척추와 골반의 중립을 맞춘다.

Modification+Variation
손바닥을 바깥쪽으로 감싸 쥐어 진행한다.
Top에서 팔 운동을 추가한다.
Top에서 고관절 운동을 추가한다.

Teaching Tip
흉곽을 몸의 앞쪽으로 누르며 내린다.
목과 머리를 척추로부터 길어지게 한다.
대퇴의 앞으로부터 ASIS 를 멀리 보내면서 roll down한다.
운동 시 척추 굴곡을 유지한다.
어깨 안정화를 유지하며 진행한다.
꼬리뼈가 뜨지 않도록 무겁게 눌러낸다.
어깨의 불필요한 긴장을 주의한다.
팔을 당기는게 아니라 밀어내며 진행한다.
척추 뼈 하나 하나 Articulate한다.

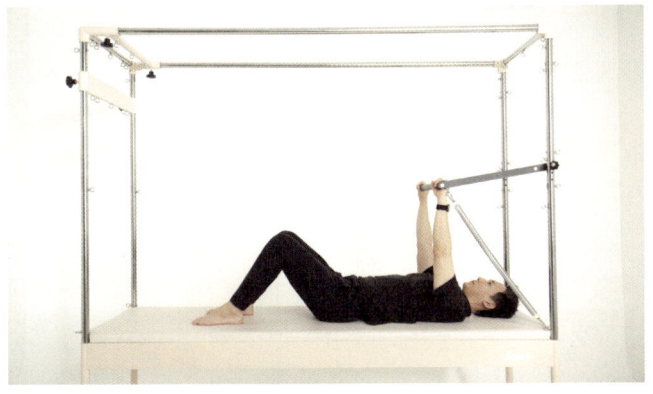

마시면서 – 팔을 길게펴 견갑을 안정화 한다.

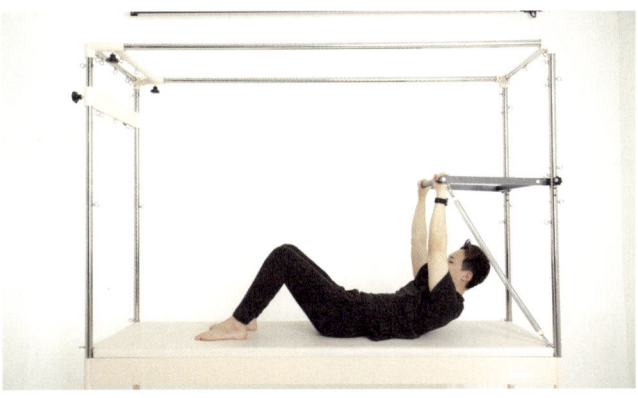

내쉬면서 – 저항을 느끼며 경추부터 분절 하며 올라온다.

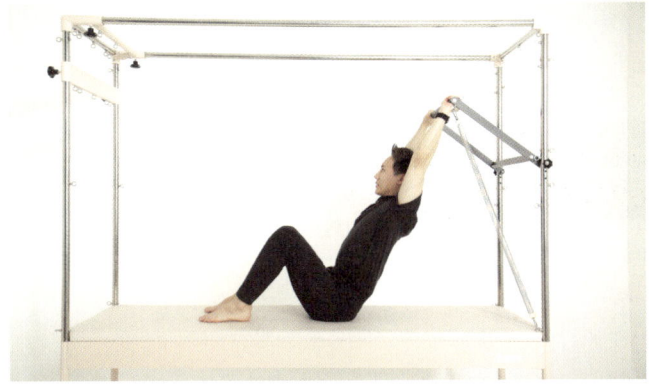

계속 내쉬며 – 싯본 위에 무게 중심을 두고 가슴을 열어 준다.

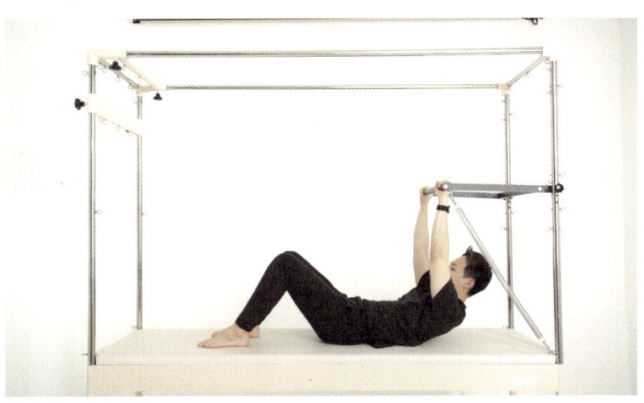

마시고 내쉬며 – 골반부터 굴려 척추 한칸한칸 배드로 내려간다.

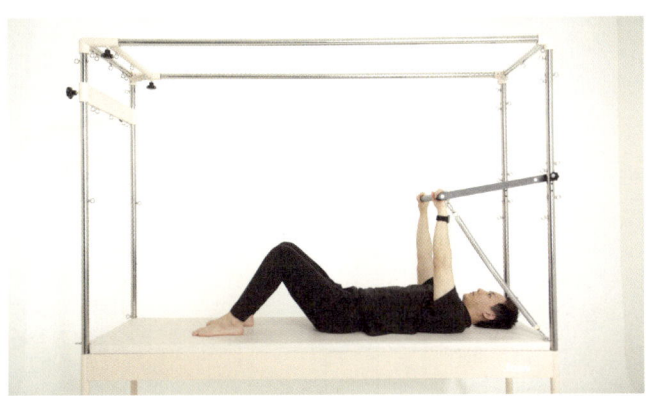

계속 내쉬며 – 저항을 느끼며 머리를 내려 둔다.

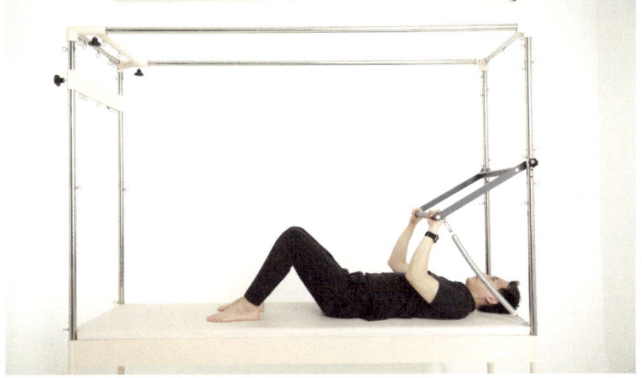

편한 호흡으로 – 셋업상태로 돌아온다.

타겟머슬
pelvic floor muscle (골반 기저근 / 골반 밑근)
Transverse abdomonis (복횡근 / 배가로근)
obliques (복사근 / 배빗근)
deep spinal muscles (심부 척추 안정근 / 깊은 척추 안정근)
Gluteus maximus (대둔근 / 큰엉덩이근)

Roll Up
hip flexor muscles (고관절 굴곡근 / 엉덩관절 굽 힘근) 단축성 수축
rectus abdominis (복직근 / 배곧은근)과 oblique (복사근 / 배빗근) 단축성 수축
Scapula stabilizer (견갑골 안정화 근육)

Image cue
주먹을 하늘로 길게 찔러내면서 몸은 주먹을 따라간다.

Spotting
계속 손으로 Push through bar를 잡아 진행한다.
척추의 굴곡을 유지할 수 있도록 척추 뒤에 손을 얹는다. (Articulate를 유도한다)

주의사항
강사가 bar에 기대지 않도록 주의한다.

Push through bar exercise

Teaser

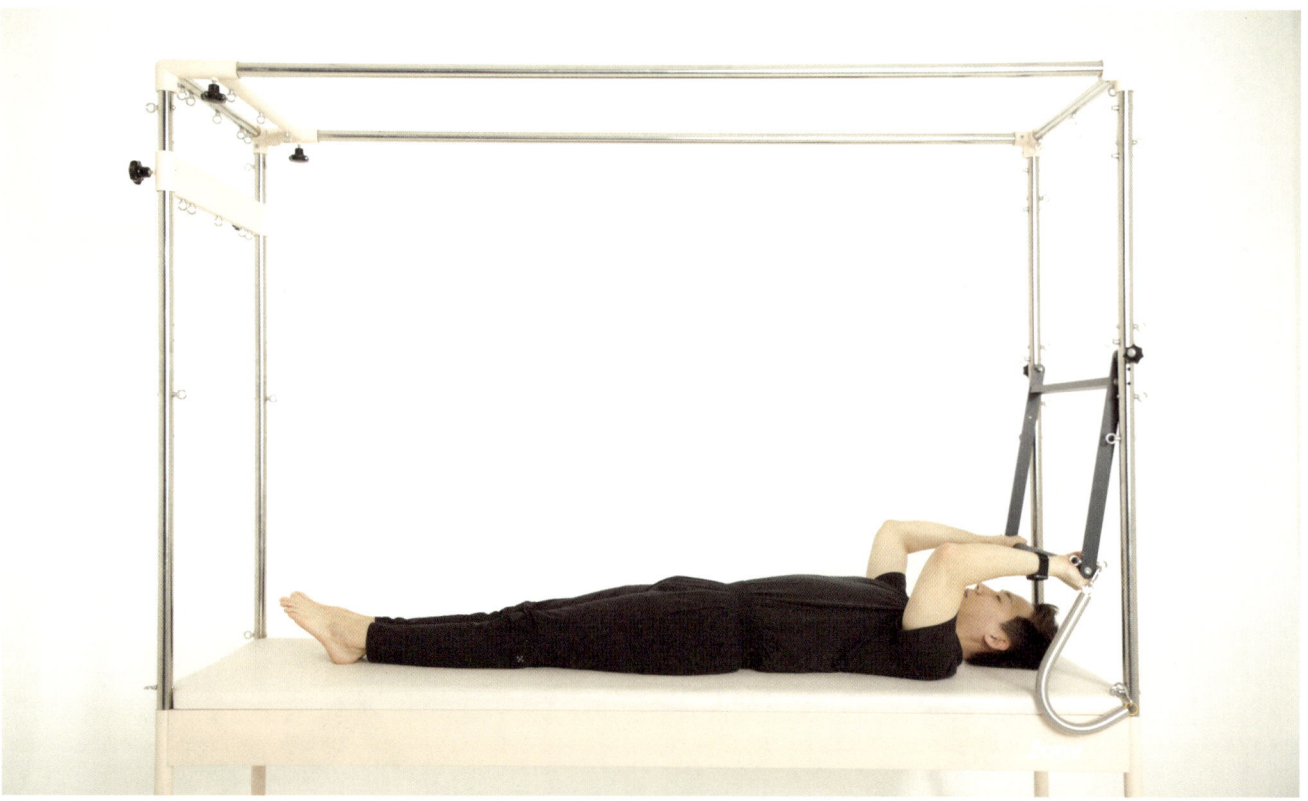

운동목적
난이도 상 / 8~10rep

척추 분절 기능 향상 / 척추 굴곡근 강화 / 고관절 움직임 향상 / 파워하우스 강화

손등이 얼굴을 향하게 하고 팔을 어깨넓이로 벌려서 푸시바를 잡는다.
supine으로 누워 다리를 펴고 필라테스 스텐스로 유지한다.

Modification+Variation
팔을 구부리고 유지한다.
팔과 다리 동작을 진행한다. 한 다리로 진행한다.
Leg top자세로 진행한다 팔과 다리 동작을 번갈아 한다.
발목 사이에 파워서클을 끼운다.

Teaching Tip
팔과 다리가 움직일 때 체간은 움직이지 않는다.
목과 머리를 척추로부터 길어지게 한다.
대퇴의 앞으로부터 ASIS를 멀리 보내면서 roll down한다.
어깨 안정화를 유지하며 진행한다.
꼬리뼈가 뜨지 않도록 무겁게 눌러낸다.
다리를 곧게 펴서 유지한다.
골반의 안정성이 유지될 만큼만 다리를 내린다.
팔과 다리가 움직일 동안 V 자세를 계속 유지한다.
어깨의 불필요한 긴장을 주의한다.
팔을 당기는게 아니라 밀어내며 진행한다.
척추 뼈 하나 하나 Articulate한다.

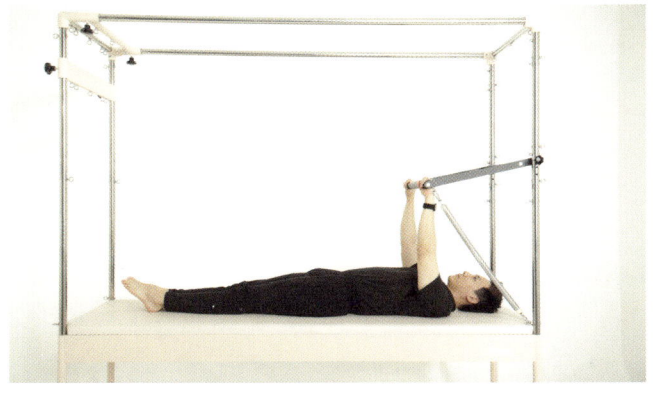
마시면서 –팔을 길게펴 견갑을 안정화 한다.

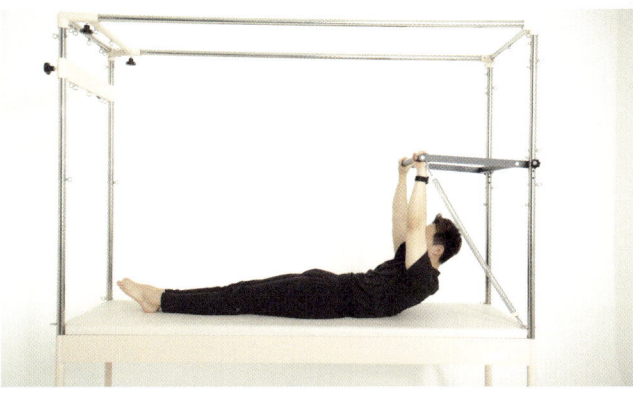
내쉬면서 –저항을 느끼며 경추부터 분절하며 올라온다.

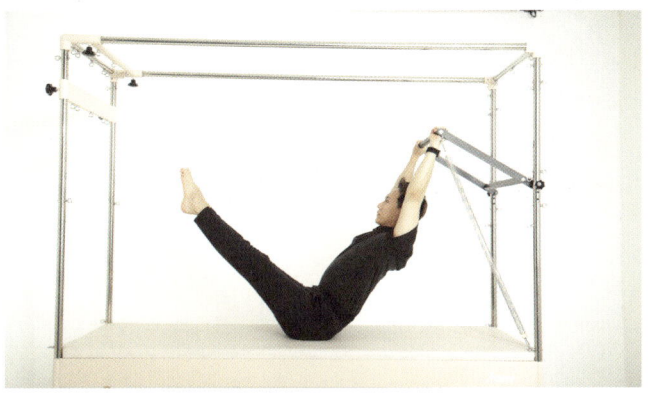
계속 내쉬며 –다리를 들어 올려 무게 중심을 싯본위에 둔다.

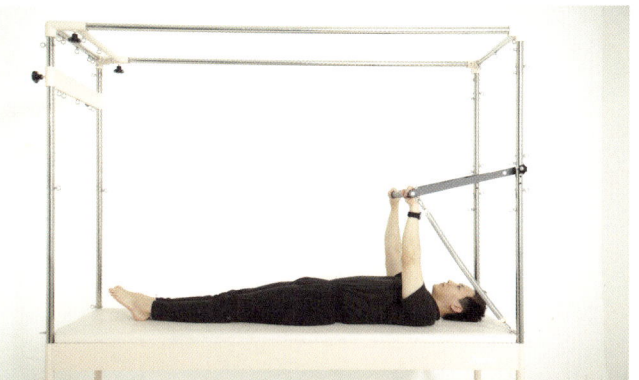
마시고 내쉬며–골반부터 굴려 척추 한칸한칸 배드로 내려간다.

타겟머슬
pelvic floor muscle (골반 기저근 / 골반 밑근)
Transverse abdomonis (복횡근 / 배가로근)
obliques (복사근 / 배빗근)
deep spinal muscles (심부 척추 안정근 / 깊은 척추 안정근)
Gluteus maximus (대둔근 / 큰엉덩이근)

Roll Up
hip flexor muscles (고관절 굴곡근 / 엉덩관절 굽 힘근) 단축성 수축
rectus abdominis (복직근 / 배곧은근)과 oblique (복사근 / 배빗근) 단축성 수축

Leg up
hip flexor muscles (고관절 굴곡근 / 엉덩관절 굽힘근) 단축성 수축
Scapula stabilizer (견갑골 안정화 근육)

Image cue
머리 끝 정수리와 발끝으로부터 에너지가 뻗어 나가는 것을 유지한다.

Spotting
계속 손으로 Push through bar를 잡아 진행한다.
척추의 굴곡을 유지할 수 있도록 척추 뒤에 손을 얹는다. (Articulate를 유도한다)

주의사항
강사가 bar에 기대지 않도록 주의한다.

Push through bar exercise

Push trough long&short

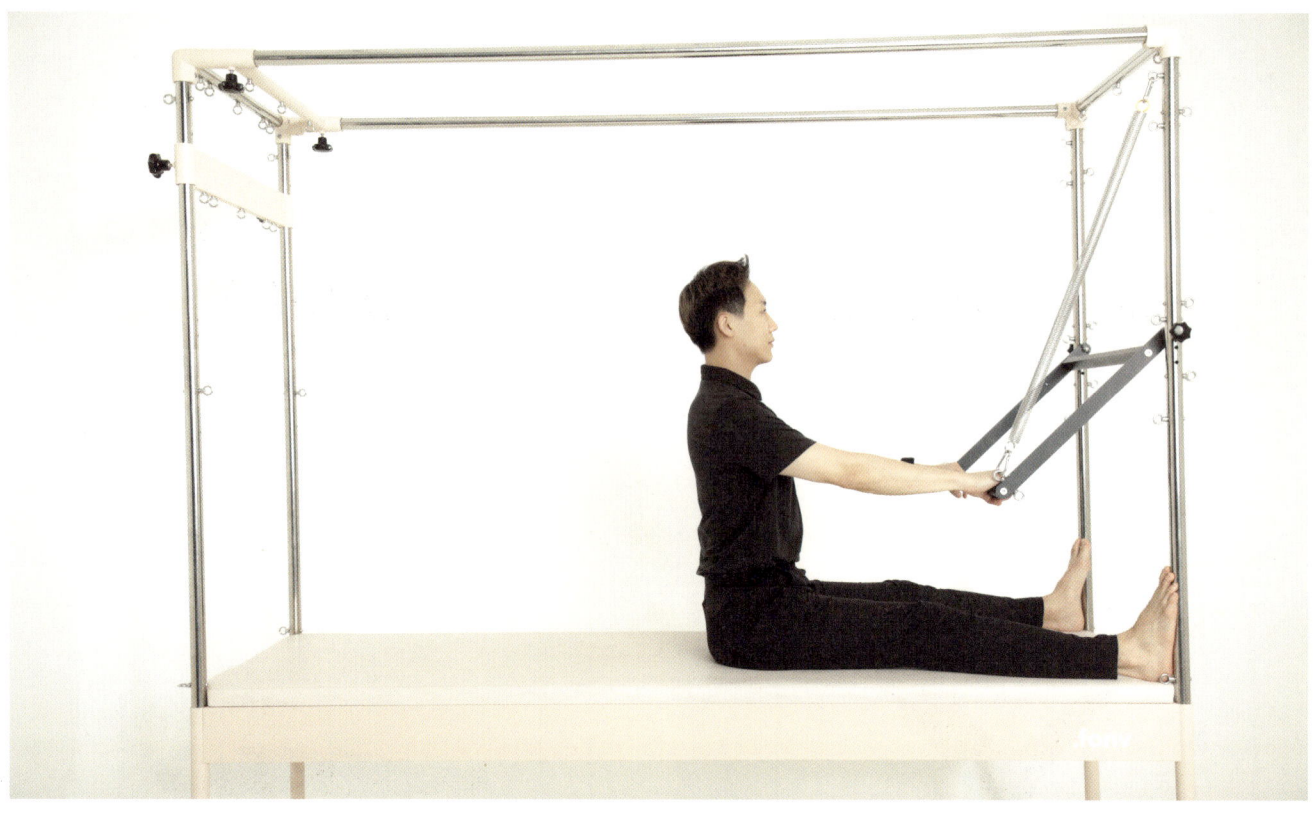

운동목적
난이도 하 / 8-10rep

척추 분절 기능 향상 / 경추 굴곡근 강화 / 체간 굴곡근 강화 / 견갑골 안정화 / 고관절 굴곡근 강화 / 파워하우스 강화

push bar를잡고 어깨와 견갑을 안정화 한다. 다리는 수직바에 밀어 내며 척추는 중립으로 두고 자세를 유지한다.

Modification+Variation
무릎을 구부리고 진행한다.
Roll back을 생략한다.
Lean back 으로 진행한다.

Teaching Tip
어깨 안정화를 유지하며 진행한다.
팔과 손목은 곧게 편다.
팔의 힘이 아니라 골반의 움직임으로
bar를 움직이도록 한다.

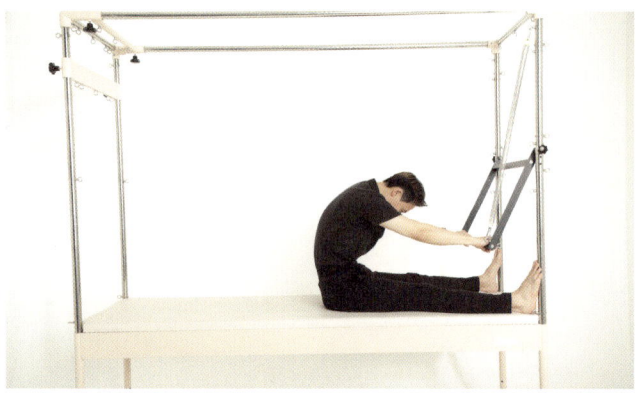

내쉬면서 - 복부를 더 깊게 스쿱하며 푸시바를 밀어준다.

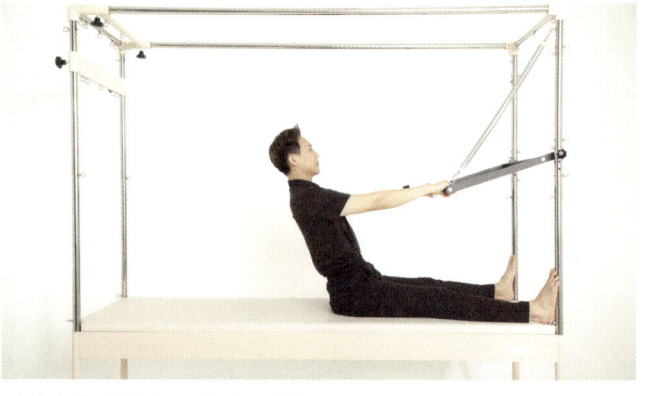

마시면서 - 척추와 골반의 중립을 유지하여 척추를 길게 하여 힌지백한다.

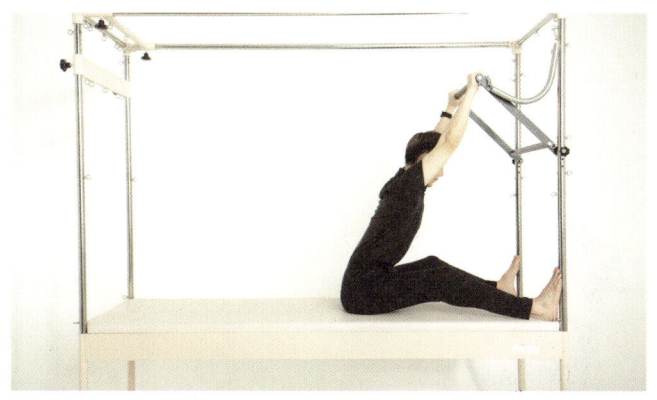

내쉬면서-가슴을 열어주며 푸시바 방향으로 상체를 이동한다.

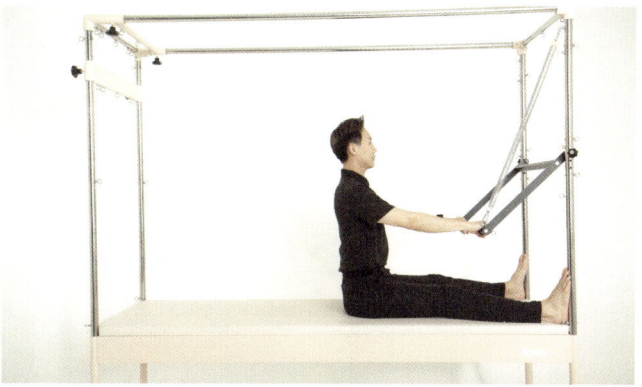

내쉬면서-셋업 상태로 돌아온다.

타겟머슬

pelvic floor muscle (골반 기저근 / 골반 밑근)
Transverse abdomonis (복횡근 / 배가로근)
obliques (복사근 / 배빗근)
deep spinal muscles (심부 척추 안정근 / 깊은 척 추 안정근)
Gluteus maximus (대둔근 / 큰엉덩이근)

Curve
hip flexor muscles (고관절 굴곡근 / 엉덩관절 굽 힘근) 단축성 수축.
rectus abdominis (복직근 / 배곧은근)과 oblique (복사근 / 배빗근) 단축성 수축

Stretch
Pectoralis major (대흉근 / 큰가슴근),
rectus abdominis (복직근 / 배곧은근)의 신장성 수축
Scapula stabilizer (견갑골 안정화 근육)

Roll back
anterior deltoid (전면 삼각근 / 어깨세모근 전면) 신장성 수축

Curve
rectus abdominis (복직근 / 배곧은근)과 oblique (복사근 / 배빗근) 단축성 수축

Hands extension
anterior deltoid (전면 삼각근 / 어깨세모근 전면) 신장성 수축.
Scapula stabilizer (견갑골 안정화 근육)

Image cue
허리 뒤쪽에서 부드럽게 끌어 안아 뒤로 당긴다고 상상한다.

Spotting
계속 손으로 Push through bar를 잡아 진행한다.
허리를 부드럽게 눌러 스트레치를 돕는다.

주의사항
강사가 bar에 기대지 않도록 주의한다.
어깨 문제를 주의한다.

Push through bar exercise

Port de bra

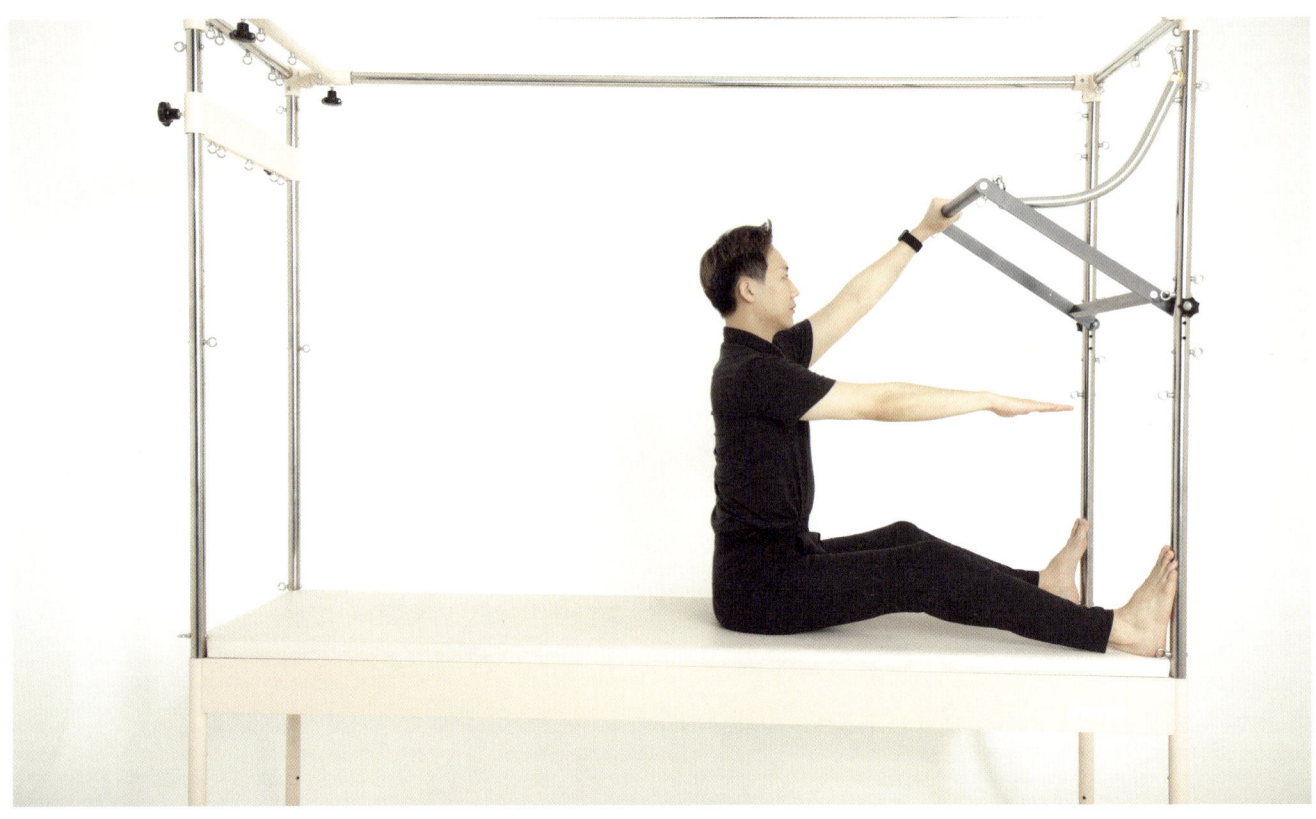

운동목적
난이도 중 / 8-10rep

척추 분절 기능 향상 / 척추 움직임 향항 / 견갑골 움직임 향상 / 파워하우스 강화

푸시바를 한손으로 잡고 다른 한팔을 렌스닝 하여 길게 뻗어준다.
발바닥은 타워바로 붙여 척추를 중립 상태로 자세를 유지한다.

Modification+Variation
무릎을 구부리고 진행한다.
Roll back을 생략한다.
Lean back으로 진행한다.

Teaching Tip
대퇴에서 회전이 일어나지 않도록 다리는 무겁게 매트를 눌러 낸다.
목과 머리를 척추로부터 길어지게 한다.
쇄골은 열어서 유지한다 어깨 안정화를 유지하며 진행한다.
팔과 손목은 곧게 편다.
팔의 힘이 아니라 골반의 움직임으로 bar를 움직이도록 한다.
견갑을 안정화 시키고 진행한다.

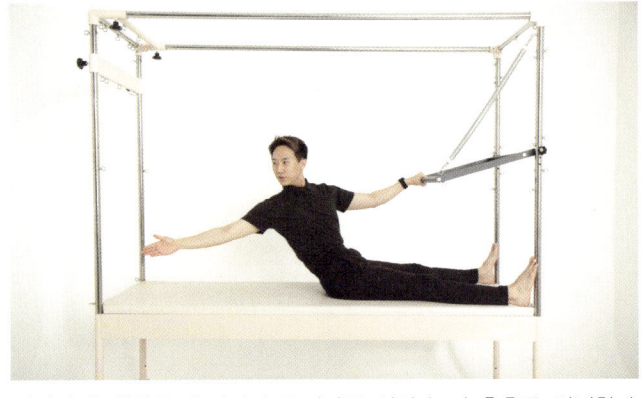

내쉬면서-척추를 유지하며 푸시바를 살짝 눌러 흉추를 회전한다.
이때 시선은 손끝을 본다.

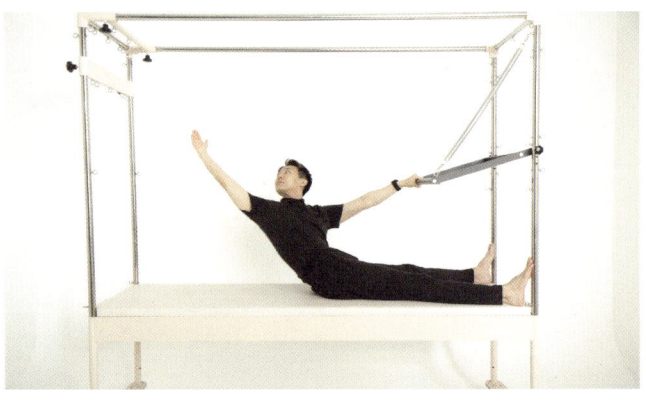

마시고내쉬며-옆구리를 길게 늘려 원을 그려준다.

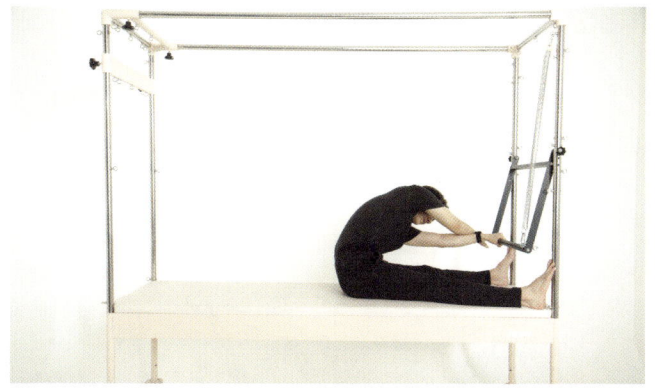
계속 내쉬며-상체를 굴곡시켜 타워방향으로 손끝을 뻗어낸다.

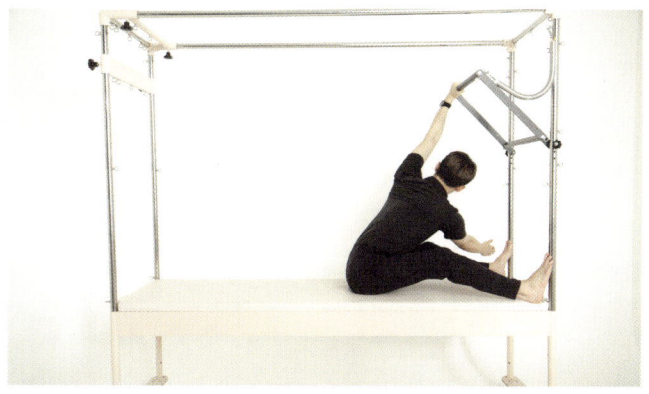
마시고 내쉬면서-푸시바를 잡은 손을 들어올려 한번더 회전시켜준다.

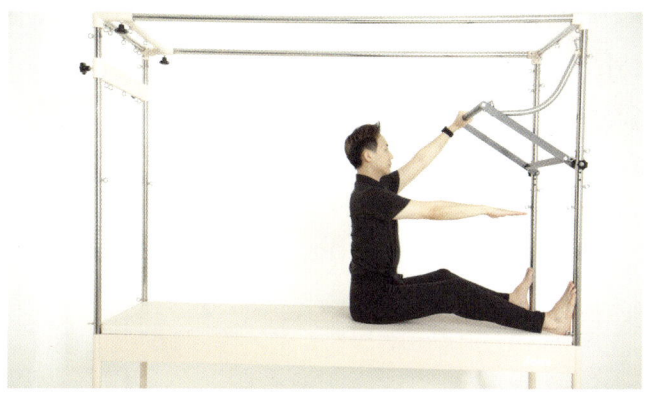
마시면서 -셋업 상태로 돌아온다.

타겟머슬
pelvic floor muscle (골반 기저근 / 골반 밑근)
Transverse abdomonis (복횡근 / 배가로근)
obliques (복사근 / 배빗근)
deep spinal muscles (심부 척추 안정근 / 깊은 척추 안정근)
Gluteus maximus (대둔근 / 큰엉덩이근)

Curve
hip flexor muscles (고관절 굴곡근 / 엉덩관절 굽 힘근) 단축성 수축 .
rectus abdominis (복직근 / 배곧은근)과 oblique (복사근 / 배빗근) 단축성 수축

Rotation
회전방향과 같은 쪽의 internal oblique (내복사근 / 배속빗근)과 반대 쪽의 external oblique (외 복사근 / 배바깥빗근)
multifidus (다열근 / 뭇갈래근) 단축성 수축
Extension erector spinae (척추 기립근 / 척추 세움근) 단축성 수축

Image cue
헬리콥터 프로펠러 처럼 크게 회전한다.

Spotting
계속 손으로 Push through bar를 잡아 진행한다.
허리를 부드럽게 눌러 스트레치를 돕는다.

주의사항
강사가 bar에 기대지 않도록 주의한다.

Push through bar exercise

Seated back

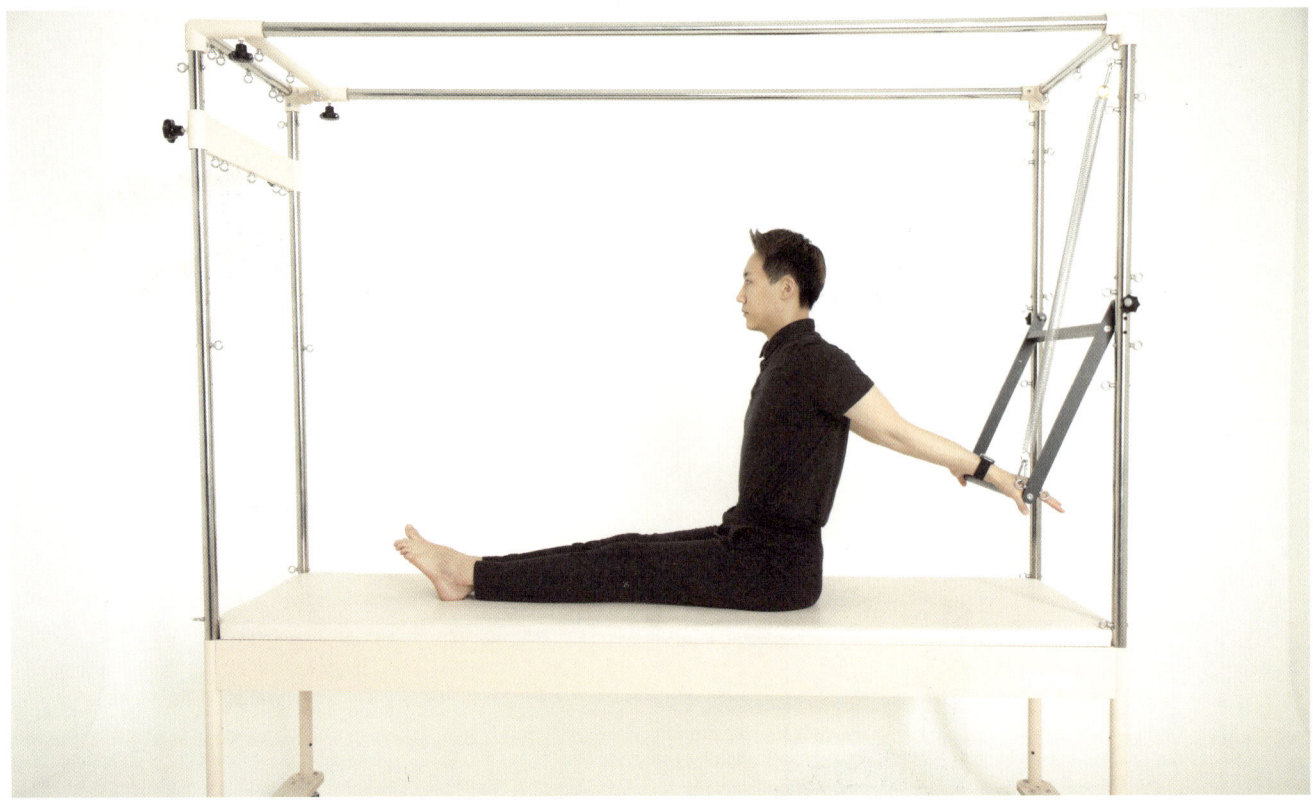

운동목적
난이도 중 / 5rep

체간 굴곡근 강화 / 견갑골 후인근 강화 / 상완골 신전근 스트레칭 / 파워하우스 강화

타워바를 등지고 싯팅상태로 앉아 두팔을 푸시바로 뻗어 잡는다.
다리는 골반 넓이로 유지하며 발끝은 편한 상태로 둔다.

Modification+Variation
체간 굴곡까지만 진행한다.
견갑골 후인 움직임을 인지 시킨다.

Teaching Tip
어깨에서의 통증을 주의하며 범위를 제시하여 준다.
경추에서의 올바른 굴곡 상태를 만들어 준다.

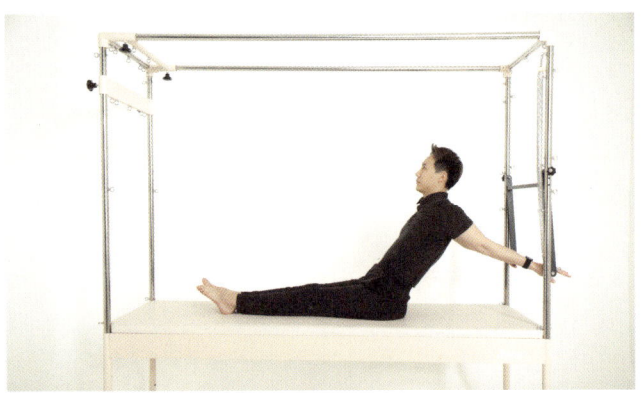

마시면서－척추를 유지하며 가슴을 열어 힌지백한다.

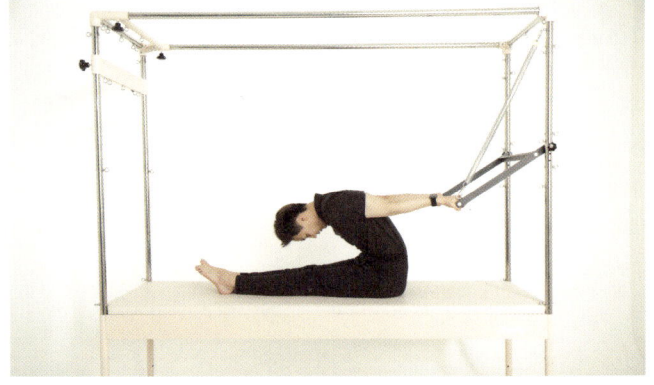

내쉬면서－척추를 분절하며 굴곡 시켜준다.

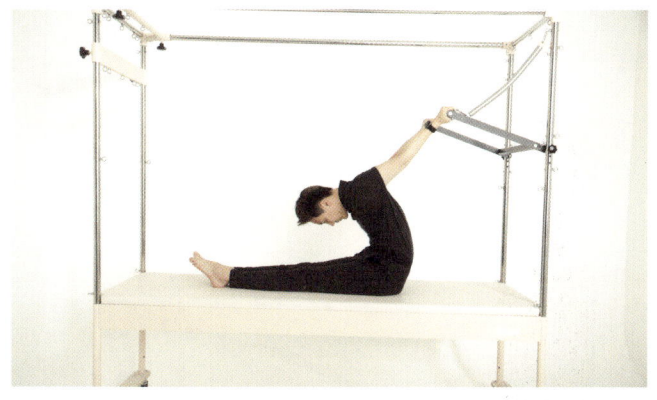
마시고 내쉬며-복부를 더 깊게 스쿱하며 푸시바를 밀어준다.

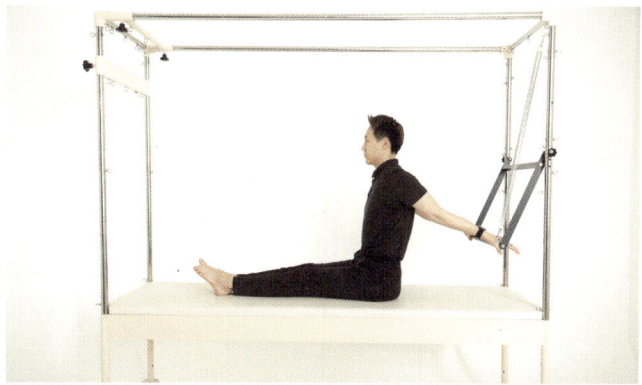
내쉬면서-셋업상태로 돌아온다.

타겟머슬
pelvic floor muscle (골반 기저근 / 골반 밑근)
Transverse abdomonis (복횡근 / 배가로근)
obliques (복사근 / 배빗근)
deep spinal muscles (심부 척추 안정근 / 깊은 척추 안정근)
Gluteus maximus (대둔근 / 큰엉덩이근)

Roll back
anterior deltoid (전면 삼각근 / 어깨세모근 전면) 신장성 수축.

Curve
rectus abdominis (복직근 / 배곧은근)과 oblique (복사근 / 배빗근) 단축성 수축

Hands extension
anterior deltoid (전면 삼각근 / 어깨세모근 전면) 신장성 수축.
Scapula stabilizer (견갑골 안정화 근육)

Image cue
가슴을 풍선처럼 확장하며 진행한다.

Spotting
푸시바를 가볍게 올려 가이드 라인을 제시한다.

주의사항
강사가 bar에 기대지 않도록 주의한다.
어깨 문제를 주의한다 갑자기 bar를 놓지 않도록 한다.
팔꿈치의 통증을 주의 한다.

NOTE

Push through bar exercise

Cat stretch

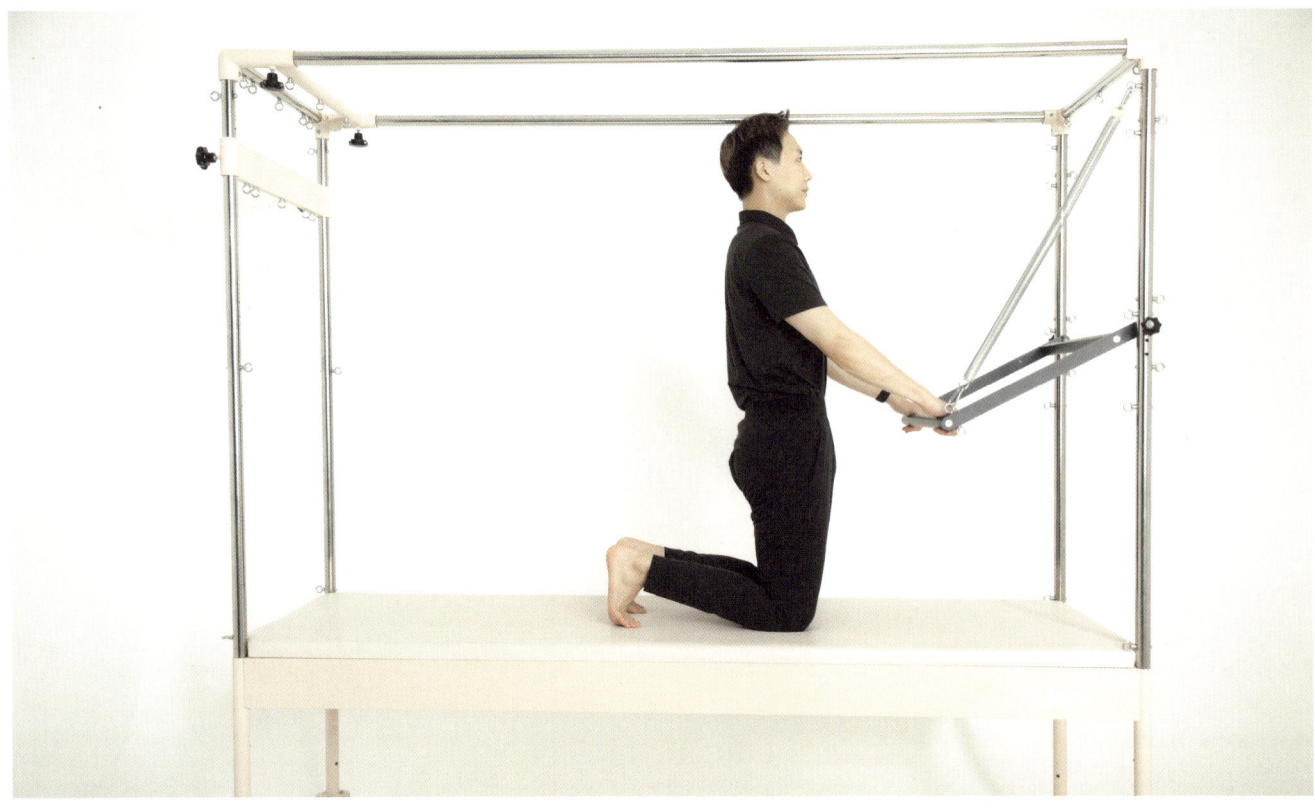

운동목적
난이도 상 / 8-10rep

고관절 굴곡근 강화 / 척추 분절 기능 향상 / 견갑골 안정화 / 파워하우스 강화

타워바를 등지고 싯팅상태로 앉아 두팔을 푸시바로 뻗어 잡는다.
다리는 골반 넓이로 유지하며 발끝은 편한 상태로 둔다.

Modification+Variation
Hinge 동작을 생략한다.
난이도에 맞게 sitting, kneeling, standing으로 진행한다.
척추를 굴곡할 때 extension동작을 추가해 흉근 스트레칭을 돕는다.

Teaching Tip
어깨에서의 통증을 주의하며 범위를 제시하여 준다.
경추에서의 올바른 굴곡 상태를 만들어 준다.

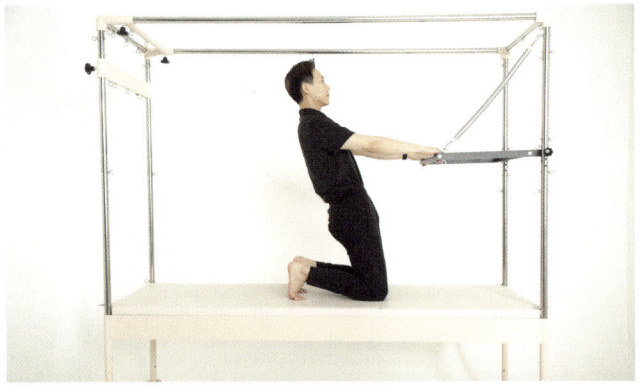

마시면서-척추를 유지하며 가슴을 열어 힌지백한다.

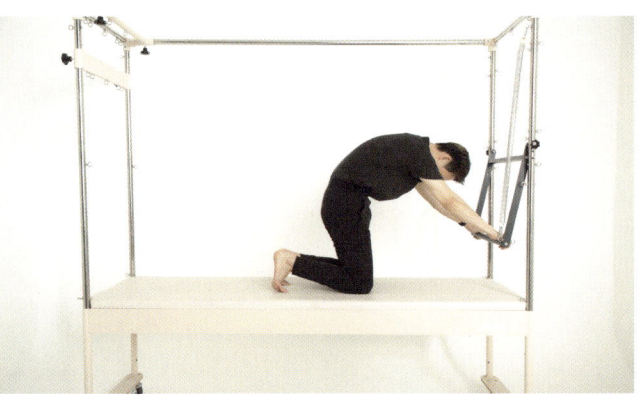

내쉬면서-척추를 분절하며 굴곡 시켜준다.

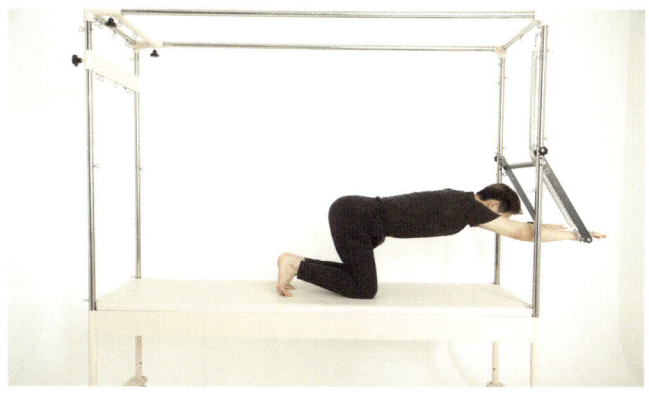
계속 내쉬면서-푸시바를 잡고 척추와 골반을 중립으로 만든다.

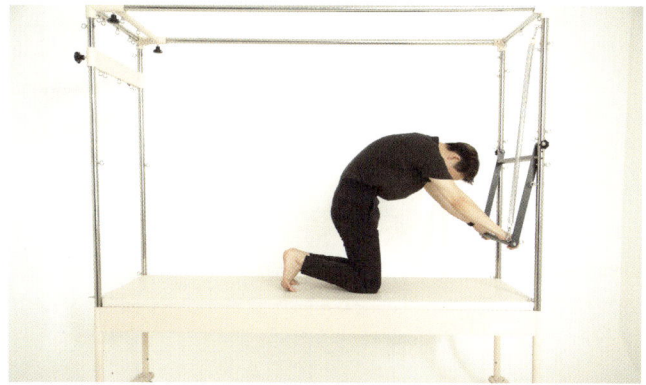
마시고 내쉬면서-푸시바를 당기며 척추를 분절한다.

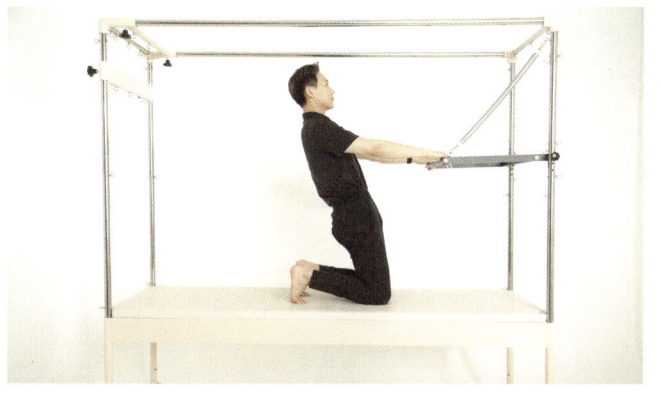
마시면서-푸시바를 잡고 척추와 골반을 유지하며 힌지백 한다.

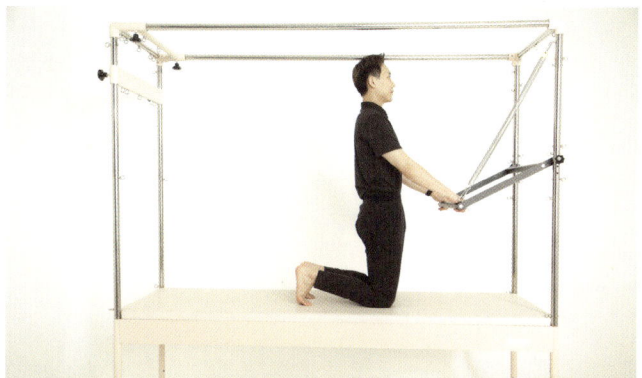
내쉬면서-셋업 상태로 돌아 온다.

타겟머슬
pelvic floor muscle (골반 기저근 / 골반 밑근)
Transverse abdomonis (복횡근 / 배가로근)
obliques (복사근 / 배빗근)
deep spinal muscles (심부 척추 안정근 / 깊은 척추 안정근)
Gluteus maximus (대둔근 / 큰엉덩이근)

Roll back
anterior deltoid (전면 삼각근 / 어깨세모근 전면) 신장성 수축 .

Curve
rectus abdominis (복직근 / 배곧은근)과 oblique (복사근 / 배빗근) 단축성 수축
Scapula stabilizer (견갑골 안정화 근육)

Image cue
척추가 유연한 고양이처럼 움직인다.

Spotting
계속 손으로 Push through bar를 잡아 진행한다.
허리를 부드럽게 눌러 스트레칭를 돕는다.
Bar를 잡아 방향을 가이드 하고, 저항을 돕는다.

주의사항
강사가 bar에 기대지 않도록 주의한다.

Push through bar exercise

Swan prep / swan

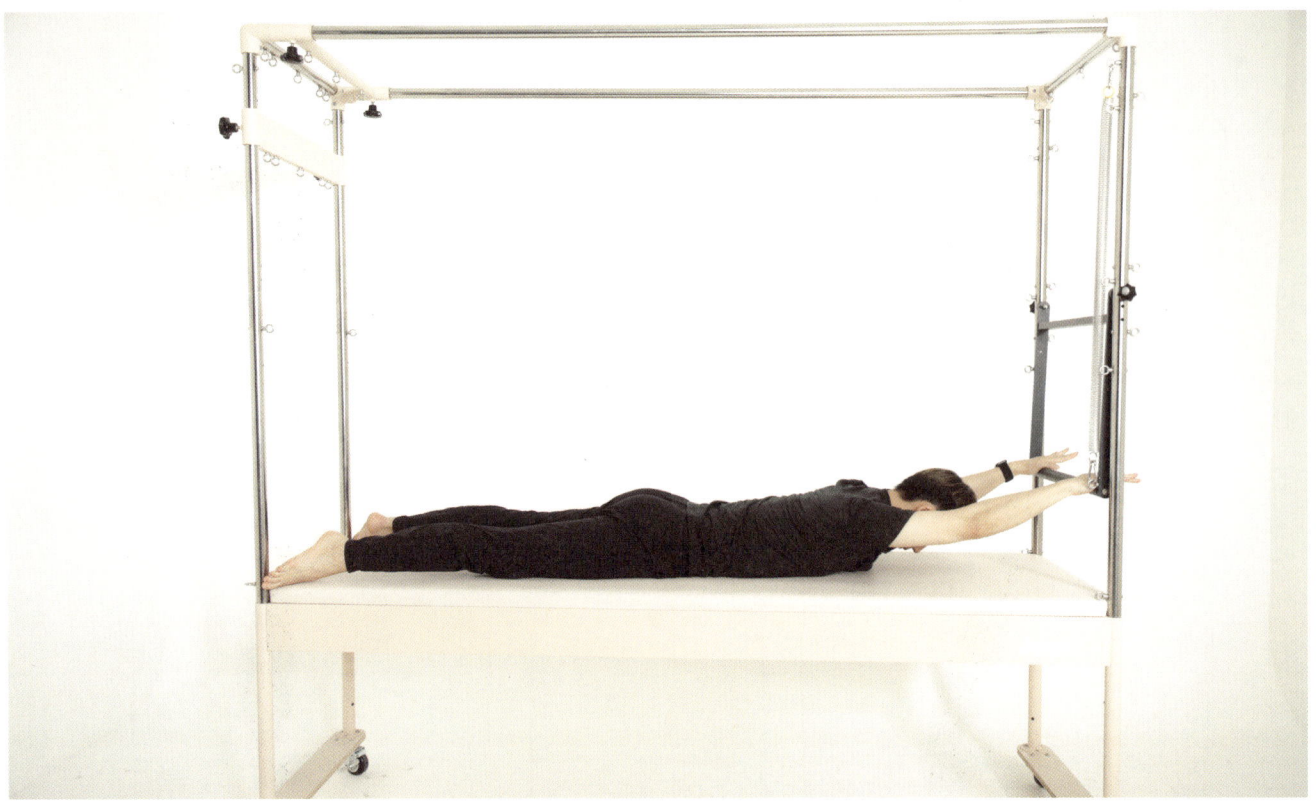

운동목적
난이도 상 / 8-10rep

척추 신전근 강화 / 견갑골 안정화 / 견갑골 움직임 향상 / 주관절 굴곡근 강화

푸시바를 끌어내려서 어깨 넓이로 잡고 두 팔을 길게 뻗어 엎드린다. 스프링에 저항하며 견갑골을 안정화시키고 두 다리를 길게 뻗어 골반과 척추를 중립으로 두고 lengthening 해 준다.

Modification+Variation
동작의 범위를 적게 진행한다.
Long box위에서 진행한다.
신전 동작은 생략하고 견갑골을 올리고 내리는 동작만 한다.
스프링을 더 무겁게 하여 진행한다.

Teaching Tip
다리를 반대로 뻗어 내면서 목과 다리를 길게 늘인다.
발은 매트 위에 무겁게 유지한다.
쇄골을 넓게 하고 어깨는 뒤로 끌어 내린다.
끌어 올릴 때, 팔꿈치는 옆으로 넓게 벌리고 목의 긴장을 피한다.
척추를 고르게 늘려주며, 복부를 유지할 수 있을 만큼 척추를 신전한다.
견갑골을 고정 시킨 상태로 척추를 길게 늘린다.

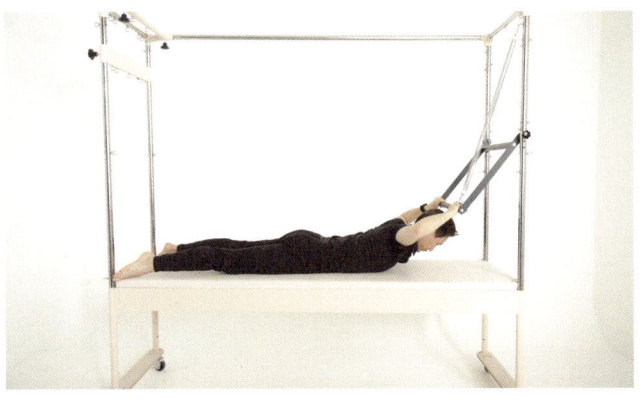

마시면서-견갑을 아래로 내려주며 팔꿈치를 구부린다.

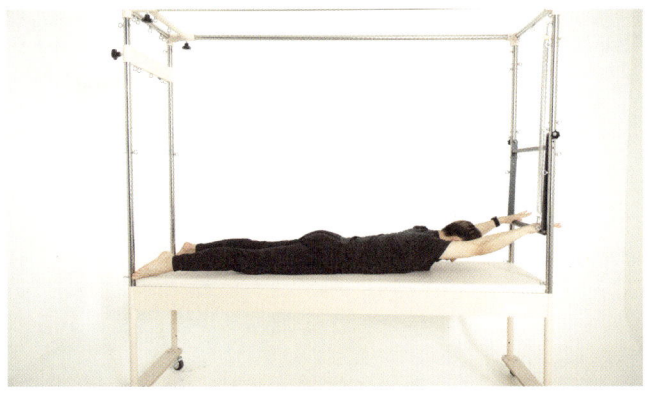

내쉬면서-팔을 길게 뻗어 랜스닝하여 돌아 온다.

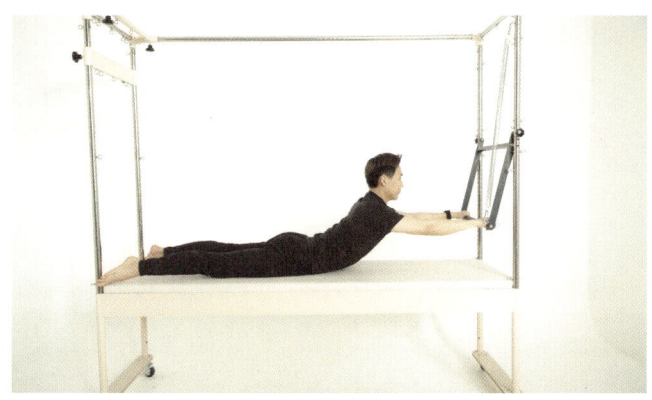

마시면서-푸시바를 살짝 눌러 주며 상체를 들어 올린다.

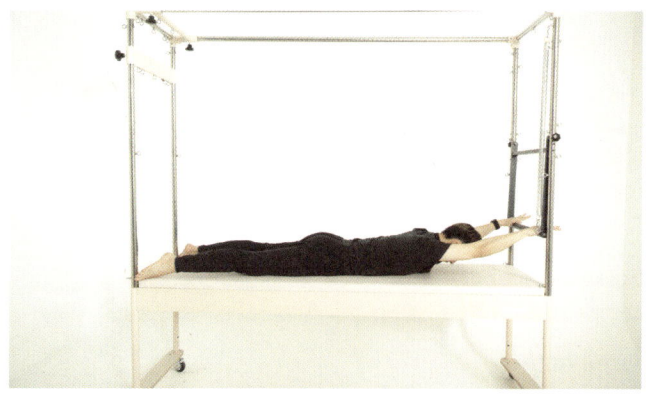

내쉬면서-셋업 상태로 돌아 온다.

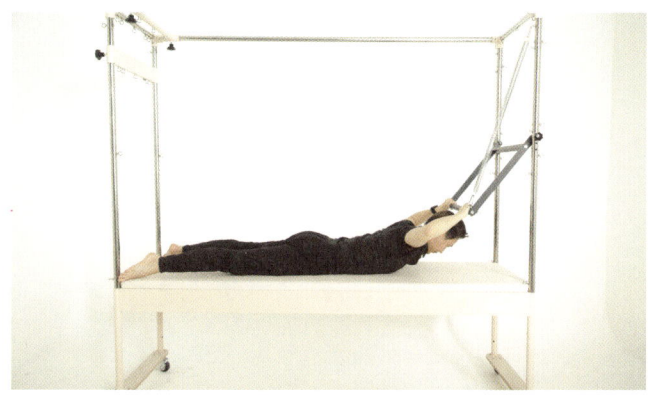

마시면서-견갑을 아래로 내려주며 팔꿈치를 구부린다.

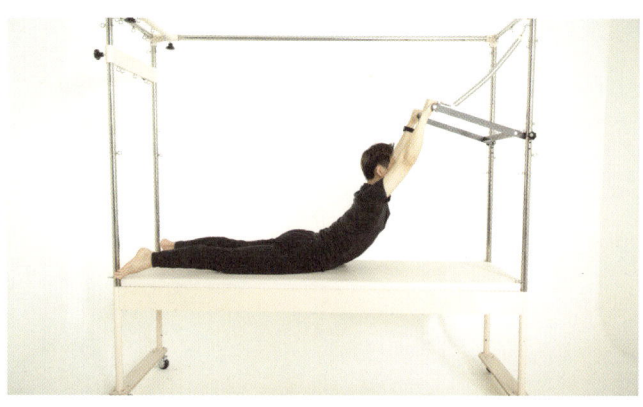

내쉬면서-팔을 길게 뻗어 하늘 높게 들어올려 상체를 신전 시켜 준다.

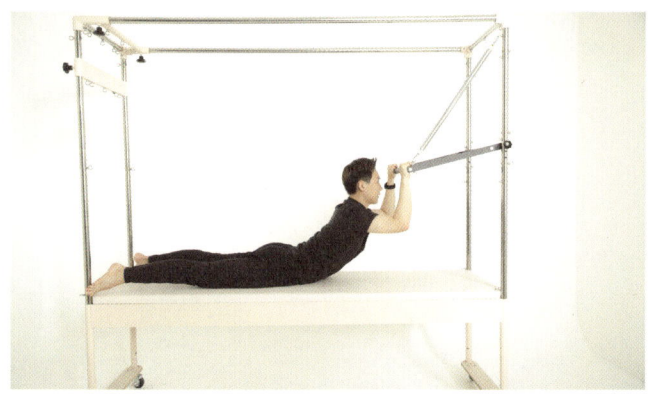

마시면서-팔꿈치를 구부려 준다.

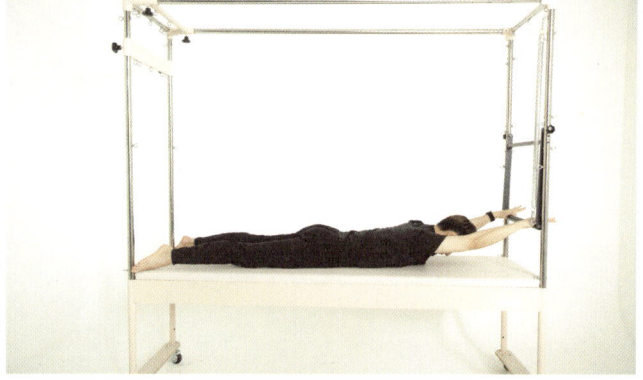

내쉬면서-셋업 상태로 돌아 온다.

타겟머슬

pelvic floor muscle (골반 기저근 / 골반 밑근)
Transverse abdomonis (복횡근 / 배가로근)
obliques (복사근 / 배빗근)
deep spinal muscles (심부 척추 안정근 / 깊은 척추 안정근)
Gluteus maximus (대둔근 / 큰엉덩이근)

Spine extension
Erector spinae (척추기립근 / 척추세움근) 단축성 수축

Arm band
Biceps brachii (상완 이두근 / 위팔 두갈래근) 단축성 수축 .
Scapula stabilizer (견갑골 안정화 근육)

Image cue
우아한 백조처럼 목과 머리를 척추로부터 길어지게 한다.

Spotting
계속 손으로 Push through bar를 잡아 진행한다.
Bar를 잡아 방향을 가이드 하고, 저항을 돕는다.
꼬리뼈가 뒤꿈치 쪽으로 늘어나도록 지시한다.

주의사항
강사가 bar에 기대지 않도록 주의한다.
어깨와 허리 통증을 주의 한다.

NOTE

Push through bar exercise

Mermaid

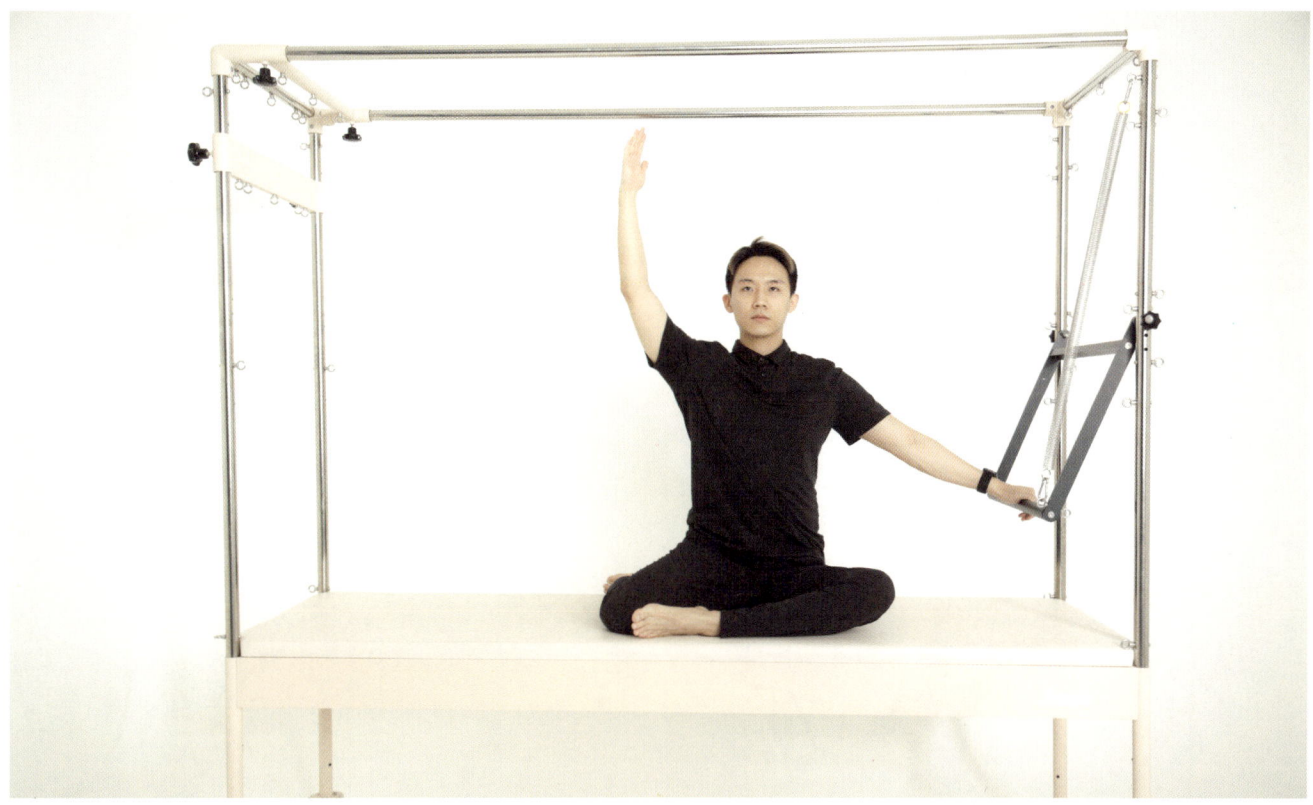

운동목적
난이도 중 / 8-10rep

척추 분절 기능 향상 / 견갑골 안정화 / 파워하우스강화
/ 체간측면 굴곡근 강화, 스트레칭 고관절 움직임 향상

푸시바를 끌어내려서 가운데 부분을 한 손으로 잡고 팔 을 길게 뻗어 스프링에 저항하며 견갑골을
안정화시킨다. 푸시바에 가까운 다리는 외회전하고 반대쪽은 내회전 하여 mermaid 자세로 골반과
척추를 중립으로 두고 앉는다. 푸시바의 반대쪽 팔은 견갑골을 안정화하여 천장으로 뻗어준다.

Modification+Variation
다리 아래 부분을 캐딜락 아래쪽으로 내려 뜨린다(발
바닥이 바닥에 닿지 않게 한다.
Bar를 밀어 내리고 옆구리를 길게 유지하고 hold 한다.
범위를 적게 하여 진행한다.

Teaching Tip
견갑골은 고정 시키고, 이 상태를 유지하여 진행한다.
팔은 머리의 옆, 귀의 앞에서 유지한다.
엄지와 손가락은 붙이고 손목으로부터 길게 뻗어낸다.
힙은 매트에 무겁게 고정 시켜 놓는다.
척추를 옆으로 굽히기 전에 곧게 늘려 준다.
갈비뼈가 앞으로 튀어 나가지 않도록 유지한다.
손가락과 힙이 서로 멀어지도록 길게 뻗어낸다.

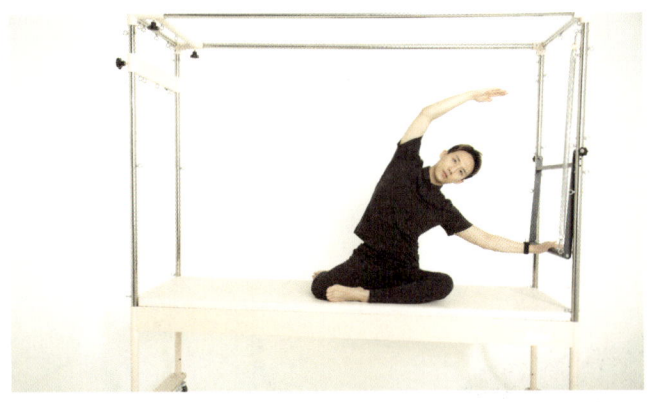
내쉬면서-옆구리를 길게 늘려 푸시바 방향으로 기울여 준다.

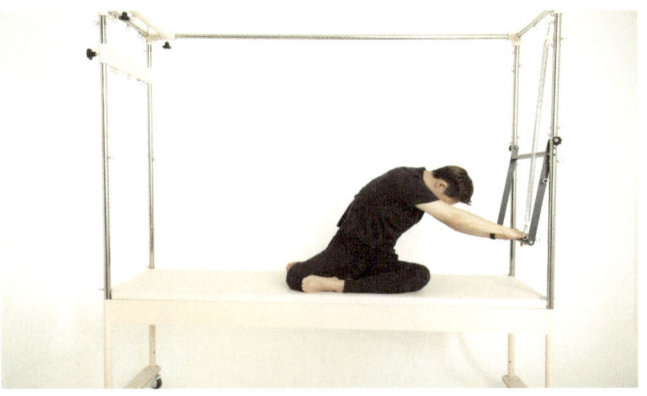
마시고 내쉬면서 - 푸시바를 향하여 체간을 회전하여 두손으로 푸시바를 밀어 준다. (깊게 밀어 유지)

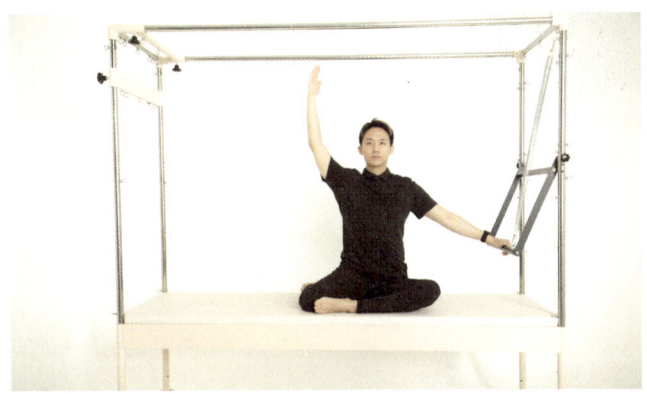
마시고 내쉬면서-셋업상태로 돌아 온다.

타겟머슬
- pelvic floor muscle (골반 기저근 / 골반 밑근)
- Transverse abdomonis (복횡근 / 배가로근)
- obliques (복사근 / 배빗근)
- deep spinal muscles (심부 척추 안정근 / 깊은 척 추 안정근)
- Gluteus maximus (대둔근 / 큰엉덩이근)

Side Flexion
굴곡 방향과 같은 쪽의 external oblique (외복 사근 / 배바깥빗근)과
- internal oblique (내복사근 / 배속빗근)
- latissimus dorsi (광배근 / 넓은등근)
- quadratus lumborum (요방형근 / 허리 네모근)의 단축성 수축
- Scapula stabilizer (견갑골 안정화 근육)

Image cue
척추를 굽힐 때 반대 쪽 골반에 무거운 추가 달려 있다고 생각한다.
무지개처럼 위로 뻗어 넘긴다.

Spotting
계속 손으로 Push through bar를 잡아 진행한다.
Bar를 잡아 방향을 가이드 하고, 저항을 돕는다.
반대쪽 골반을 무겁게 눌러주고, 손목을 부드럽게 당겨 스트레치를 돕는다.

주의사항
강사가 bar에 기대지 않도록 주의한다.
어깨와 허리 통증을 주의 한다.

Push through bar exercise

Mermaid advanced

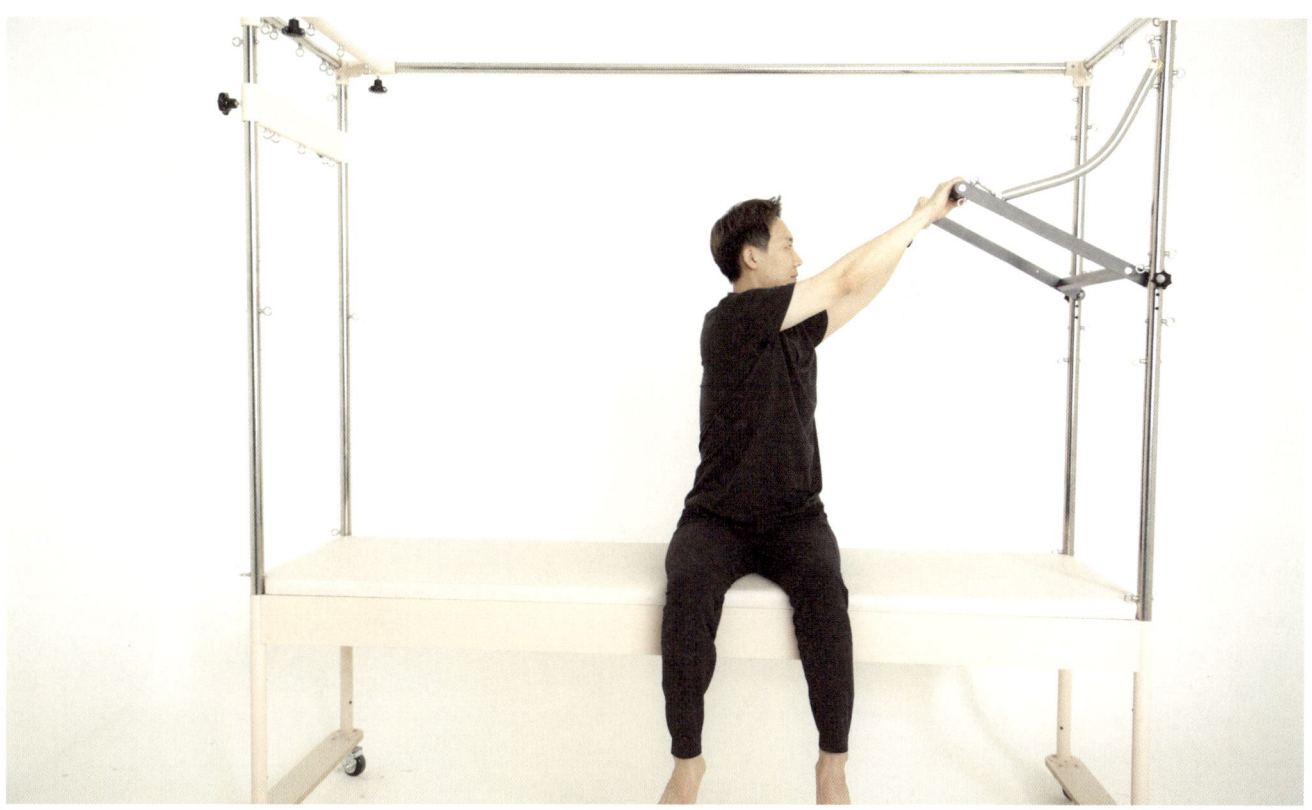

운동목적
난이도 하 / 8-10rep

척추 분절 기능 향상 / 견갑골 안정화 / 파워하우스강화
/ 체간측면 굴곡근 강화, 스트레칭 고관절 움직임 향상

푸시바를 끌어내려서 체간을 회전 하여 푸시바 두 손으 로 푸시바를 잡고 두다리를 기구 밖으로 빼고 앉은 자세를 유지한다.

Modification+Variation
박스에 다리를 대고 진행한다.
Bar를 밀어 내리고 옆구리를 길게 유지하고 hold한다.
범위를 적게 하여 진행한다.

Teaching Tip
견갑골은 고정 시키고, 이 상태를 유지하여 진행한다.
팔은 머리의 옆, 귀의 앞에서 유지한다.
엄지와 손가락은 붙이고 손목으로부터 길게 뻗어낸다.
힙은 매트에 무겁게 고정 시켜 놓는다. 척추를 옆으로 굽히기 전에 곧게 늘려 준다.
갈비뼈가 앞으로 튀어 나가지 않도록 유지한다.
손가락과 힙이 서로 멀어지도록 길게 뻗어낸다.

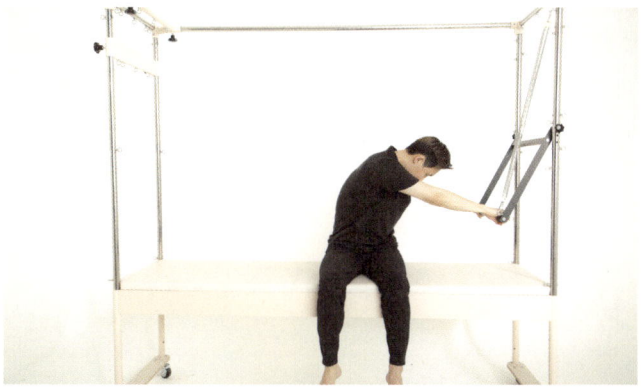

내쉬면서-푸시바를 아래로 눌러 척추를 분절 한다.

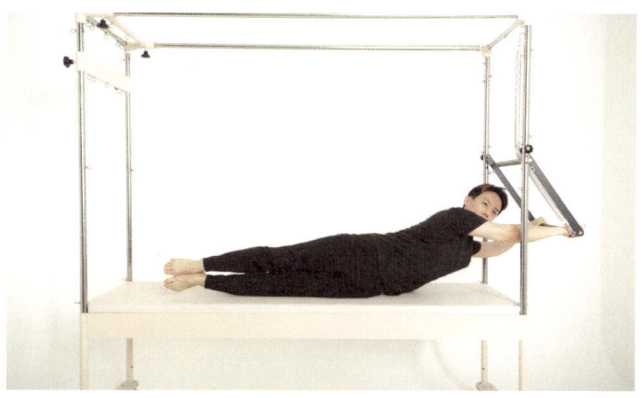

내쉬면서 - 계속 푸시바를 누르며 다리를 올려 다리를 모으고 골반의 중립을 유지한다.

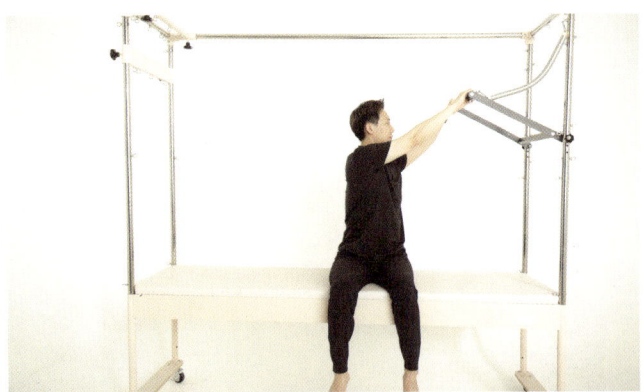

마시고 내쉬면서-셋업상태로 돌아 온다.

타겟머슬

pelvic floor muscle (골반 기저근 / 골반 밑근)
Transverse abdomonis (복횡근 / 배가로근)
obliques (복사근 / 배빗근)
deep spinal muscles (심부 척추 안정근 / 깊은 척추 안정근)
Gluteus maximus (대둔근 / 큰엉덩이근)

Side Flexion

굴곡 방향과 같은 쪽의 external oblique (외복 사근 / 배바깥빗근)과
internal oblique (내복사근 / 배속빗근)
latissimus dorsi (광배근 / 넓은 등근)
quadratus lumborum (요방형근 / 허리 네모근)의 단축성 수축

Rotation

회전방향과 같은 쪽의 internal oblique (내복사 근 / 배속빗근)과 반대 쪽의
external oblique (외 복사근 / 배바깥빗근)
multifidus (다열근 / 뭇갈래근) 단축성 수축

Flexion

rectus abdominis (복직근 / 배곧은근)과 oblique (복사근 / 배빗근) 단축성 수축
Scapula stabilize (견갑골 안정화 근육)

Image cue

척추를 굽힐 때 반대 쪽 골반에 무거운 추가 달려 있다고 생각한다.
무지개처럼 위로 뻗어 넘긴다.

Spotting

계속 손으로 Push through bar를 잡아 진행한다.
Bar를 잡아 방향을 가이드 하고, 저항을 돕는다.
몸통을 잡고 고정하는 힘을 도와준다.

주의사항

강사가 bar에 기대지 않도록 주의한다.
어깨와 허리 통증을 주의 한다.

NOTE

Push through bar exercise

parakeet

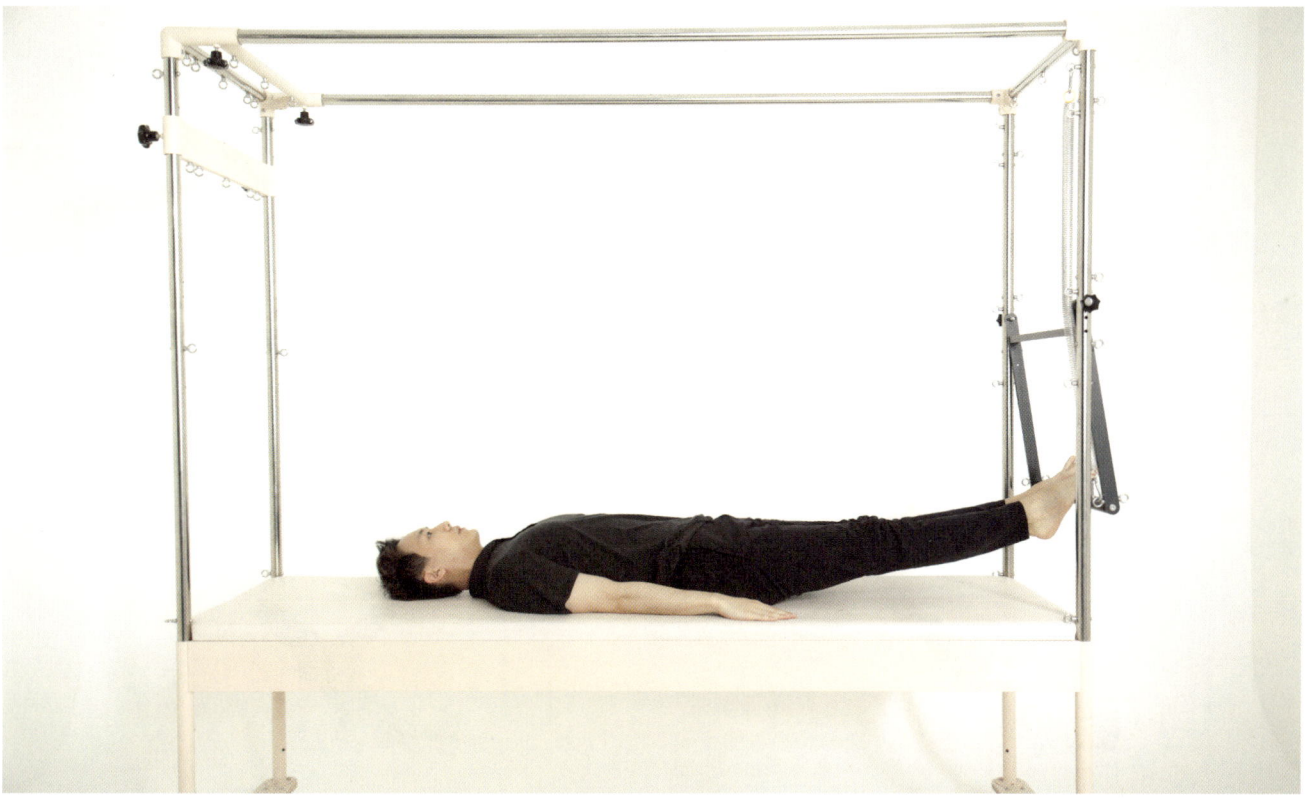

운동목적
난이도 중 / 8-10rep

상완골 신전근 강화 / 척추 분절 움직임 향상 / 고관절 굴곡. 신전근 강화 / 파워하우스 강화

푸시바를 끌어내려서 두 발바닥의 arch 를 올리고 두 다리를 골반 넓이로 벌려서 길게 뻗어 눕는다. 두 팔을 아래로 길게 뻗어 견갑골을 안정화시키고 lengthening하여 골반 과 척추를 중립으로 유지한다.

Modification+Variation
Roll up동작을 생략한다.
Kick 동작을 생략한다.

Teaching Tip
Kick 하는 동안 골반의 정렬을 유지한다.
골반이 회전되지 않도록 유지한다.
올라갈 때 꼬리뼈로부터 척추를 Roll up한다.
팔은 옆으로 길게 뻗어내 유지한다.
체중은 어깨에 고르게 배분하고, 목에 체중이 실리지 않도록 한다.
Bar에 지지하고 있는 다리는 계속해서 천장으로 밀어내며 골반과 척추의 중립을 유지한다.

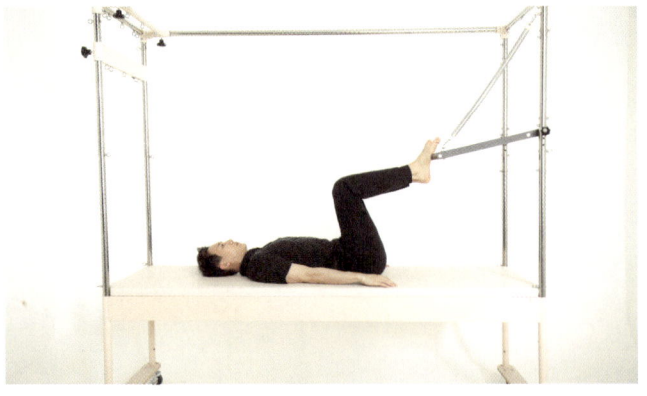

마시면서-척추와 골반의 중립을 유지하여 스프링의 저항을 느끼며 고관절을 굴곡 한다.

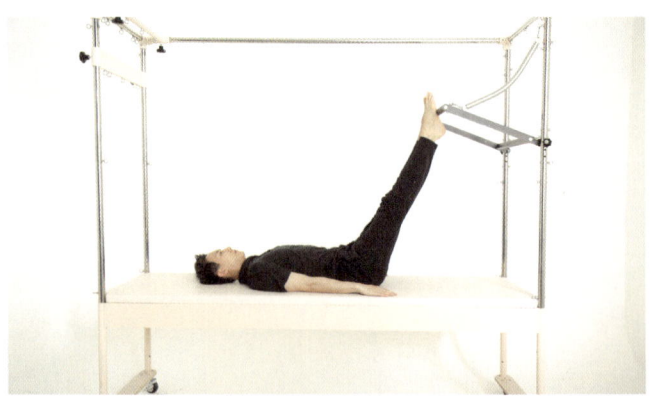

내쉬면서-손으로 바닥을 지긋이 누르고, 발바닥으로 바를 지긋이 눌러 무릎을 편다.

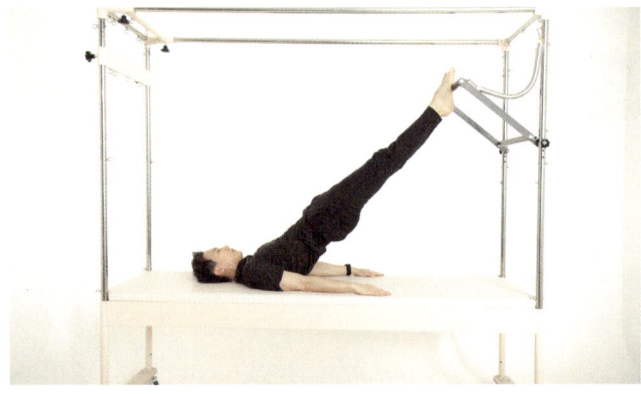

내쉬면서-분절하여 올라간다.

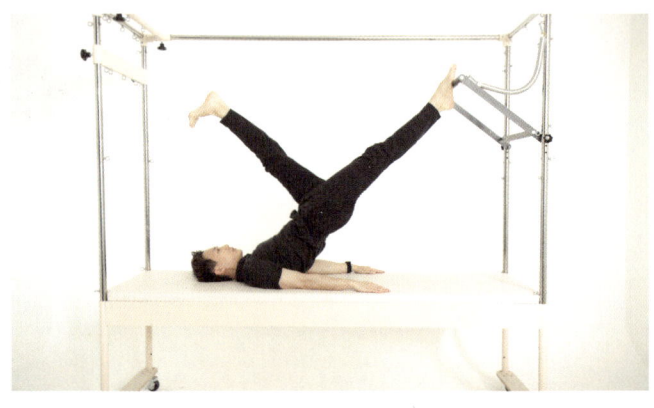

마시고 내쉬면서-한다리를 푸시바에서 때며 굴곡 한다 (반대도 진행).

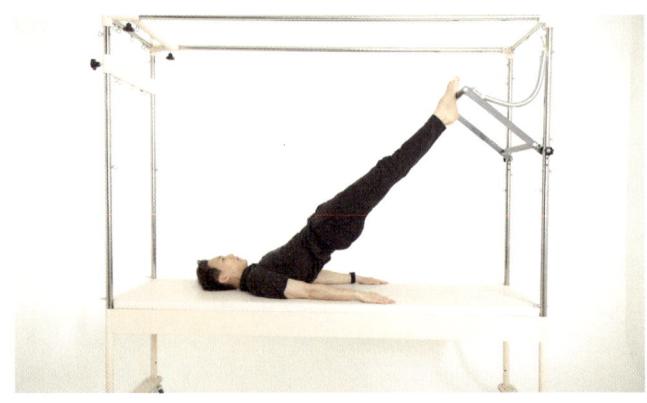

마시면서-척추와 골반의 중립을 유지하여 돌아 온다.

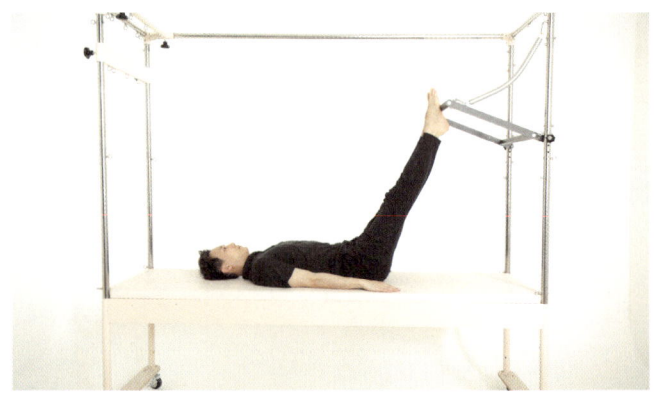

내쉬면서-분절 하여 내려간다.

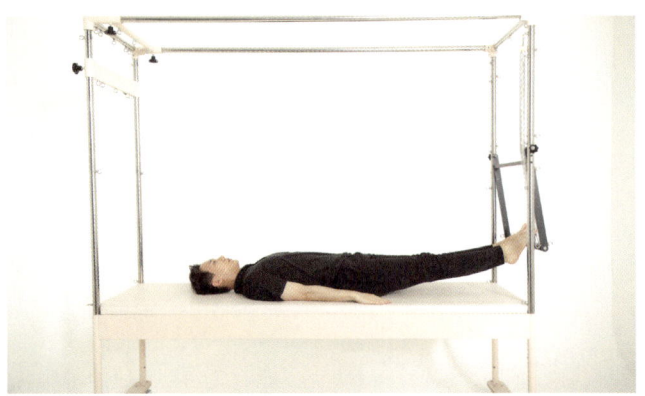

내쉬면서-셋업상태로 돌아 온다.

타겟머슬

pelvic floor muscle (골반 기저근 / 골반 밑근)
Transverse abdomonis (복횡근 / 배가로근)
obliques (복사근 / 배빗근)
deep spinal muscles (심부 척추 안정근 / 깊은 척추 안정근)
Gluteus maximus (대둔근 / 큰엉덩이근)

Knee band
Quadriceps femoris (대퇴 사두근 / 넓다리 네갈래근) 단축성 수축

Curl up
Erector spinae (척추기립근 / 척추세움근), hip extensor muscles (고관절 신전근 / 엉덩관절 폄근)의 단축성 수축

Kick
hip flexor muscles (고관절 굴곡근 / 엉덩관절 굽힘근) 단축성 수축

Curve
rectus abdominis (복직근 / 배곧은근)과 oblique (복사근 / 배빗근) 단축성 수축
Scapula stabilizer (견갑골 안정화 근육)

Image cue
피아노 위의 매트로놈처럼 일정하게 움직인다.
횃 대 위의 앵무새의 발처럼 발로 bar를 감아쥔다.

Spotting
계속 손으로 Push through bar를 잡아 진행한다.
Bar를 잡아 방향을 가이드 하고, 저항을 돕는다.
Lower back이나 천골에 손을 올려 kick하는 동안 골반의 중립을 유지할 수 있도록 돕는다.

주의사항
강사가 bar에 기대지 않도록 주의한다.
어깨와 허리 통증을 주의 한다.
양말을 신지 않는다.
미끄럼 방지 패드를 bar에 감고 진행한다.
목의 통증을 주의한다.

NOTE

Push through bar exercise

Tower

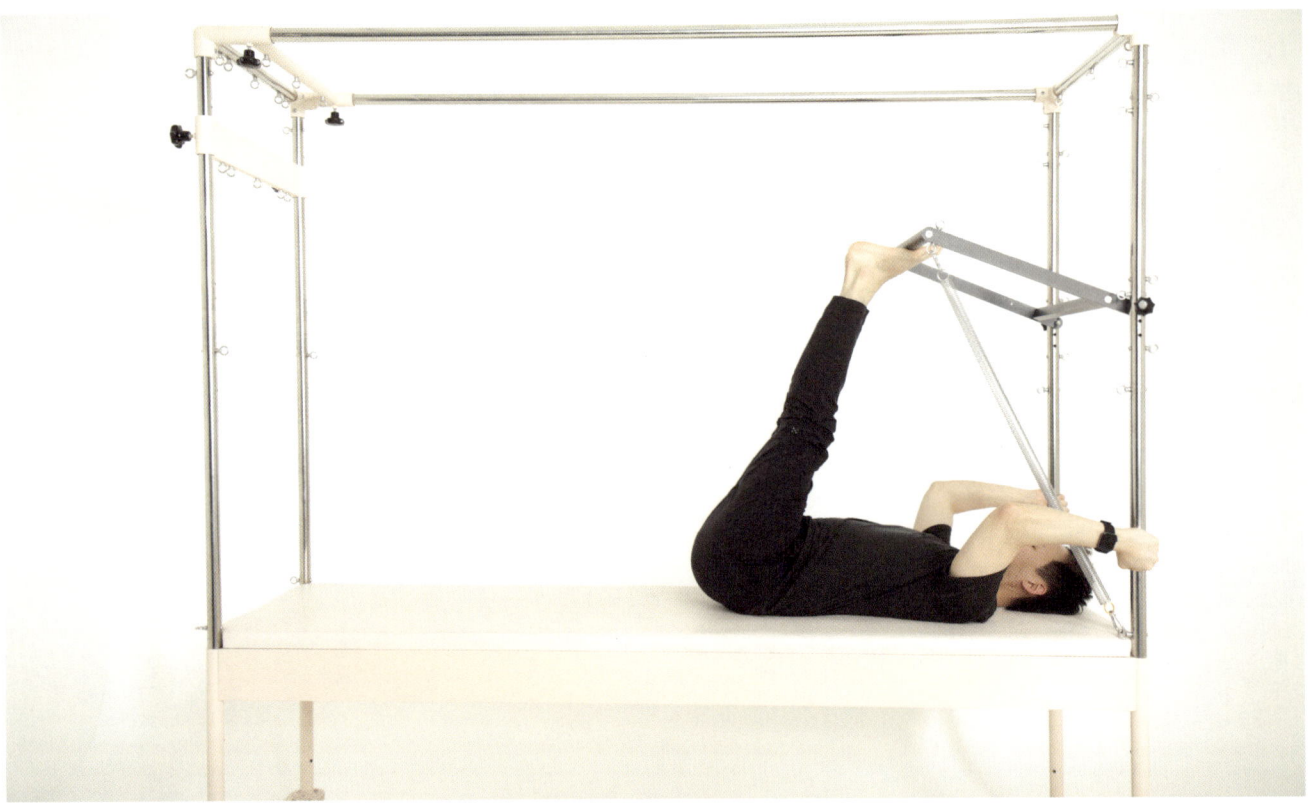

운동목적
난이도 중 / 8-10rep

체간 굴곡근 강화 / 척추 분절 기능 향상 / 견갑골 안정화 / 고관절 안정화 / 경추굴곡근 강화

스프링을 아래에서 위로 걸어준 푸시바 밑에 머리가 오게 눕고 팔꿈치를 접어 두 손바닥으로 수직바를 밀어내어 견갑골을 안정화시킨다. 푸시바에 발바닥을 대고 무릎을 펴고 유지한다.

Modification+Variation
무릎 구부리는 동작을 생략한다.
한 다리를 bar에서 떼서 매트 위에 길게 extend 한다.
팔을 곧게 펴고 동작한다.

Teaching Tip
무릎을 구부렸다 폈다 하는 동안 등이 떨어지지 않게 주의한다.
꼬리뼈로부터 머리끝 정수리로 길어지게 늘린다.
힙과 무릎, 발목의 중립을 통해 정렬되는 것을 유지한다.
어깨가 앞으로 돌아가지 않게 어깨의 안정적인 자세를 유지한다.
체중이 양 발에 균등하게 분배되도록 한다.
체중이 양 어깨에 균등히 배분되게 하고, 목에 체중이 가지 않도록 한다.
무릎이 굽혀져 들어 올 때, 어깨 넓이로 벌린다.
손바닥은 당기는게 아니라 계속해서 밀어낸다.

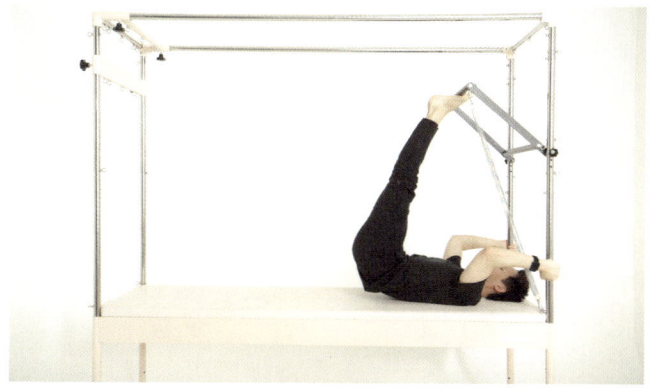

내쉬면서-분절하여 푸시바를 밀어 준다.

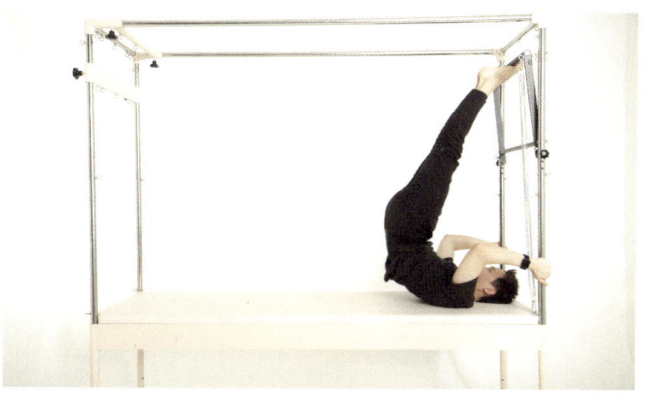

내쉬면서-분절하여 푸시바를 밀어 복부의 힘을 유지하고 날개뼈가 뜨지 않는곳 까지 올라간다.

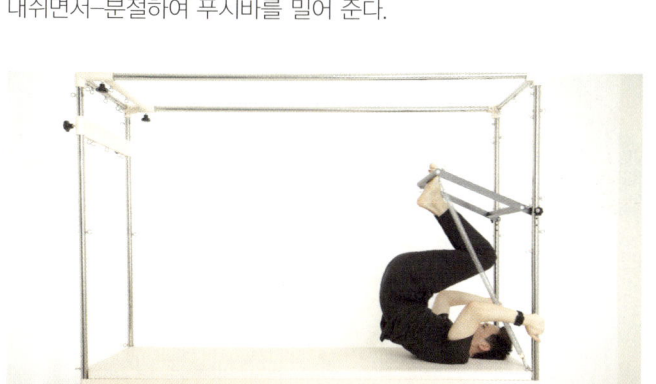

마시면서-복부를 스쿱하며 무릎을 구부려 준다.

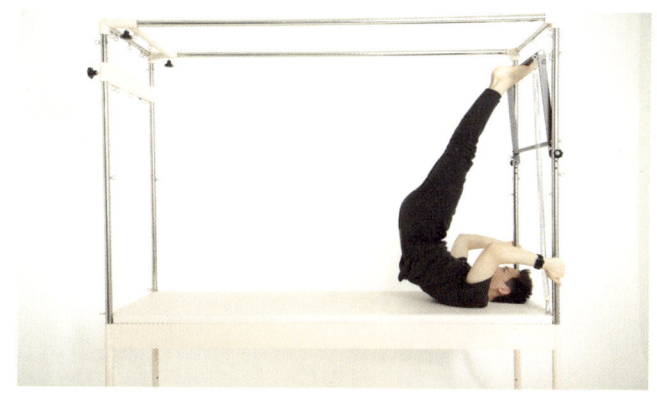

내쉬면서 - 다리를 편다.

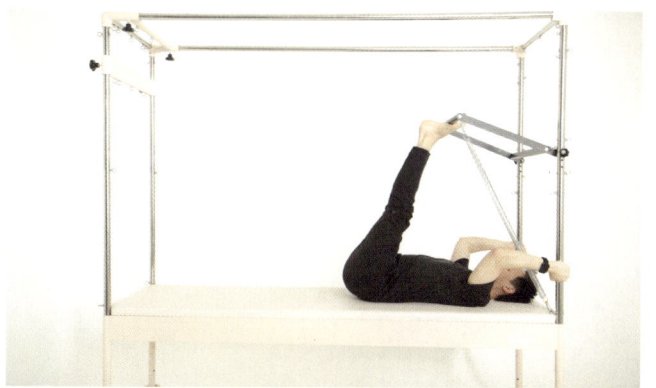

내쉬면서-분절 하여 내려간다.

타겟머슬
pelvic floor muscle (골반 기저근 / 골반 밑근)
Transverse abdomonis (복횡근 / 배가로근)
obliques (복사근 / 배빗근)
deep spinal muscles (심부 척추 안정근 / 깊은 척추 안정근)
Gluteus maximus (대둔근 / 큰엉덩이근)

Curl up
rectus abdominis (복직근 / 배곧은근)
oblique (복사근 / 배빗근)
hip extensor muscles (고관절 신전근 / 엉덩관절 폄근)의 단축성 수축
Scapula stabilizer (견갑골 안정화 근육)

Image cue
하늘에서 발끝에 달린 실을 천천히 끌어올린다고 상상한다.

Spotting
계속 손으로 Push through bar를 잡아 진행한다. Bar를 잡아 방향을 가이드 하고, 저항을 돕는다.

주의사항
강사가 bar에 기대지 않도록 주의한다.
어깨와 허리 통증을 주의 한다.
양말을 신지 않는다. 미끄럼 방지 패드를 bar에 감고 진행한다.
목의 통증을 주의한다.

Push through bar exercise

Hip opener

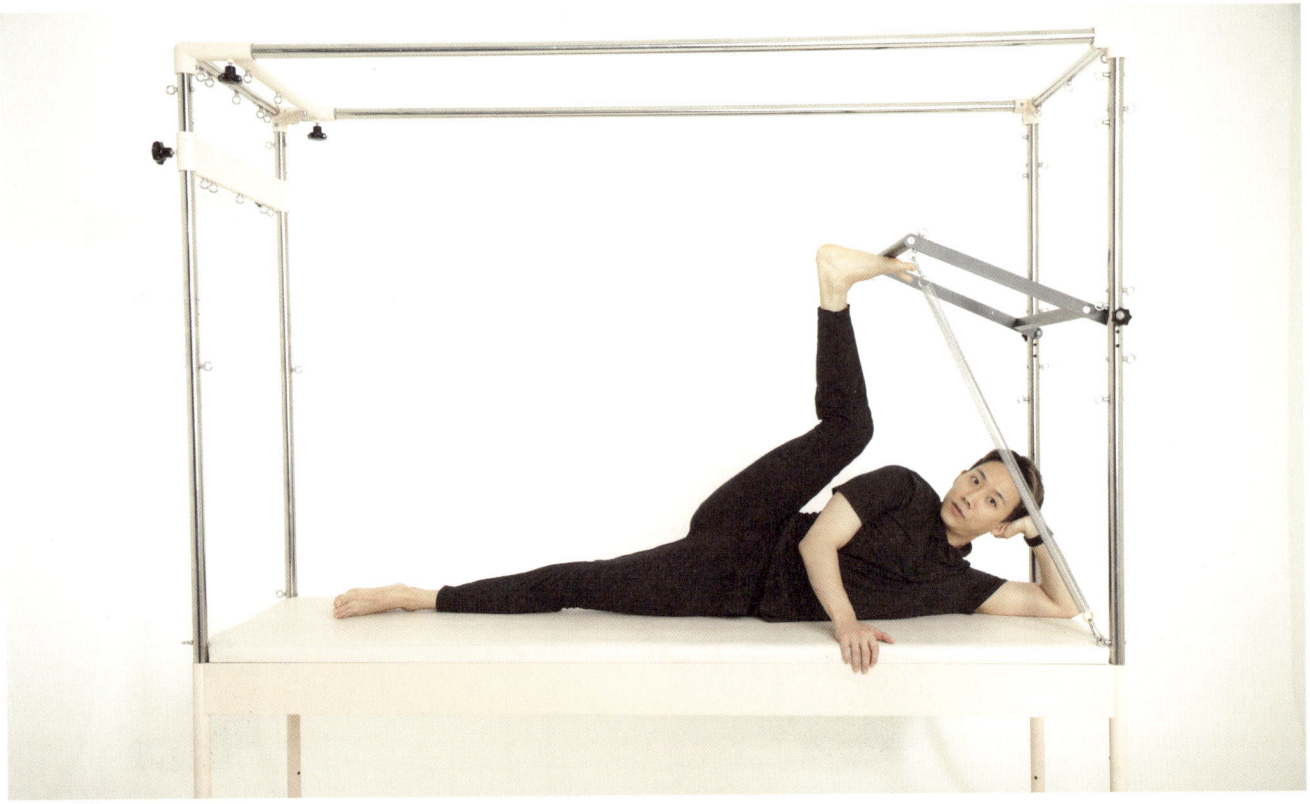

운동목적
난이도 중 / 8-10rep

고관절 외회전 움직임 향상 / 고관절 내전근, 신전근, 외 회전근 스트레칭 / 슬관절 신전근 스트레칭

옆으로 누워 손바닥으로 머리를 받쳐 경추의 정렬을 유지한다. 고관절을 외회전 하여 푸시바를 받쳐 자세를 유지한다.

Modification+Variation
발목의 움직임을 생략한다.
무릎을 끝까지 펴내지 않도록 한다.

Teaching Tip
상체가 불필요한 긴장을 하지 않도록 갈비뼈와 견갑골을 안정화 한다.
양쪽 고관절이 같은 높이에 위치하도록 한다.
복부를 사용하여 골반은 중립을 유지하고, 위쪽 다리의 외회전은 고관절에서 일어나도록 한다.
고관절의 외회전을 일정하게 유지하여 동작을 진행한다.
무릎이 과신전 되지 않도록 주의한다.

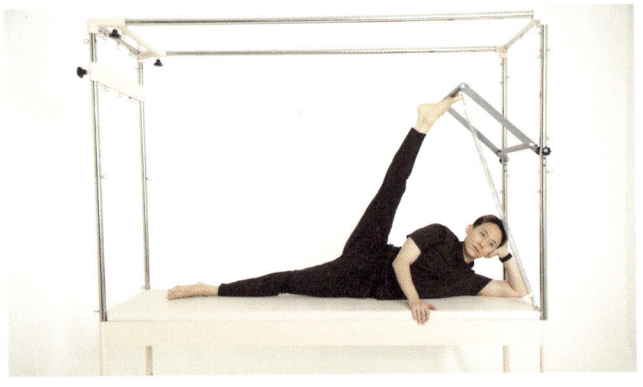

내쉬며-고관절의 외회전 상태를 유지하며 무릎을 펴준다. 이때 발끝은 길게 뻗어 낸다

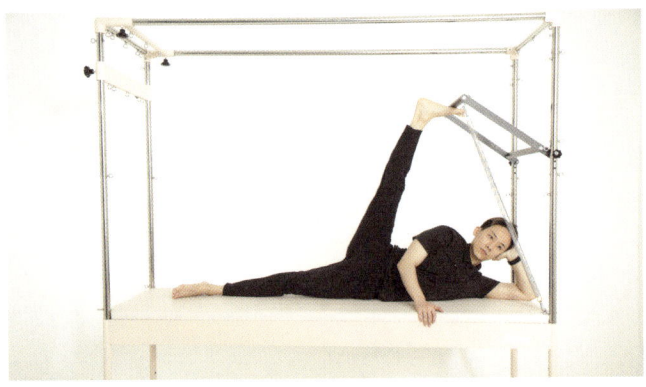

마시고 내쉬며-발목을 당겨 더 깊은 스트레칭을 진행한다.

타겟머슬

pelvic floor muscle (골반 기저근 / 골반 밑근)
Transverse abdomonis (복횡근 / 배가로근)
obliques (복사근 / 배빗근)
deep spinal muscles (심부 척추 안정근 / 깊은 척추 안정근)
Gluteus maximus (대둔근 / 큰엉덩이근)

Hip open

Gemellus Superior (상쌍자근)
Gemellus Inferior (하쌍자근)
Obturatorius Goup (내폐쇄근)
Obturator Externus (외폐쇄근)
Quadratus femoris (대퇴방형근)
Piriformis (이상근)

Image cue

발가락으로 지구를 밀어낸다고 생각한다.

Spotting

계속 손으로 Push through bar를 잡아 진행한다.
Bar를 잡아 방향을 가이드 하고, 저항을 돕는다.

주의사항

강사가 bar에 기대지 않도록 주의한다.
어깨와 허리 통증을 주의 한다.
양말을 신지 않는다.
미끄럼 방지 패드를 bar에 감고 진행한다.
고관절의 통증을 주의 한다.

NOTE

Arm spring exercise

Arm spring exercise

Reach & pull

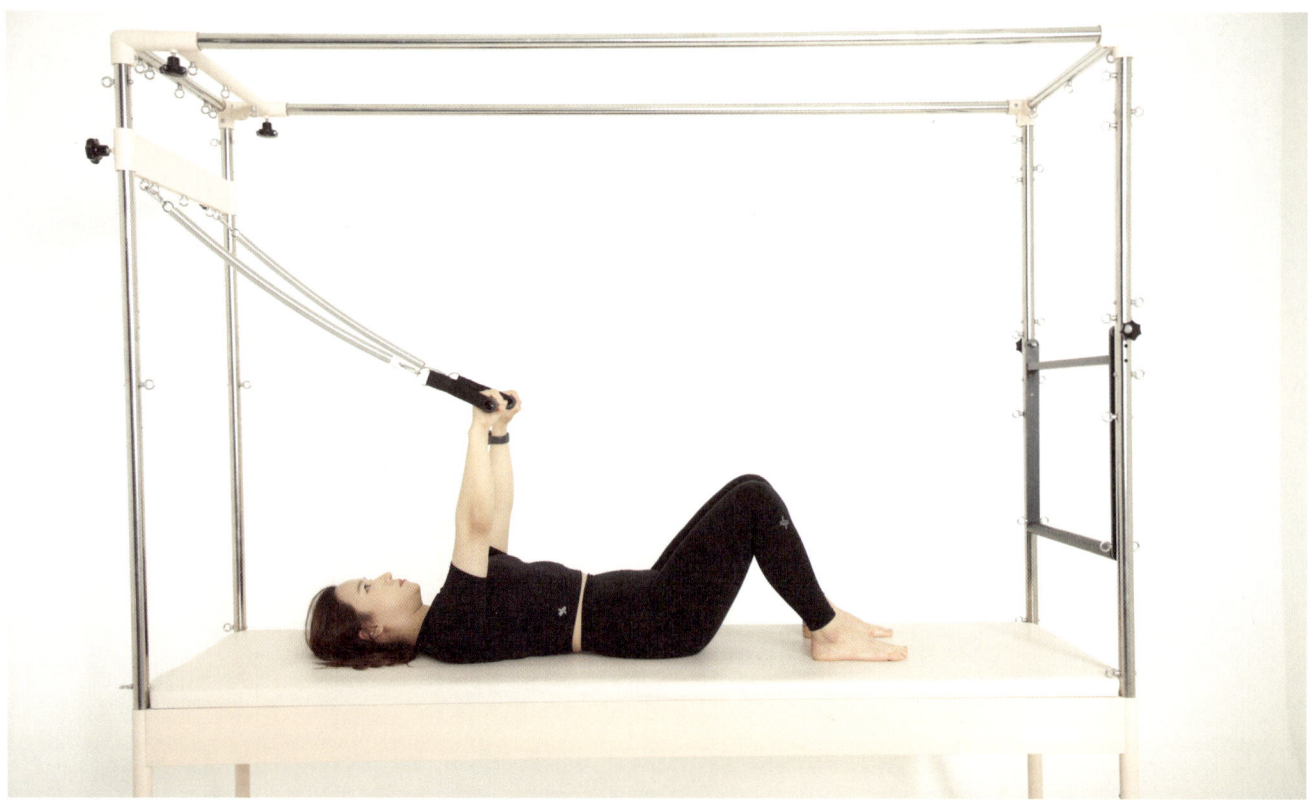

운동목적
난이도 중/ 8-10rep

파워하우스 강화 / 견갑골 안정화 / 상완골 신전근 강화

핸드스트랩을 하나씩 손으로 잡고 스프링의 저항이 적당한 곳에 자리를 잡아 어깨 위에 손목이 오도록 두팔을 앞으로 뻗어 눕는다. 무릎을 세우고 척추와 골반을 중립으로 만들고 견갑골도 안정화시킨다. 핸드스트랩을 끌어 내려서 손바닥이 바닥을 보게 어깨 넓이로 잡고 스프링에 저항하며 견갑골을 안정화시킨다.

Modification+Variation
움직임의 범위를 적게 진행한다.
호흡을 반대로 진행한다. 손바닥이 위를 향하게 진행한다.
다리를 Leg top으로 진행한다.
상체를 굴곡하여 팔동작과 함께진행한다.
상체를 굴곡한 상태를 유지하여 팔동작을 진행한다.
Kneeling으로 진행한다. Standing으로 진행한다.

Teaching Tip
팔이 아닌 등으로 부터 당김을 시작한다.
가슴을 열고 쇄골을 넓게 유지한다.
팔은 어깨관절 안에 있게 하고, 가슴을 열고 어깨를 끌어내린다.
늑골의 뒤는 매트에 무겁게 고정한다.
팔꿈치를 곧게 펴되, 과신전을 주의한다.
팔과 손목의 정렬을 유지한다.
골반을 수평하게 두고 팔운동을 하는 동안 흉부는 고정한다.
손목을 꺾지 않고 길게 뻗어낸다.

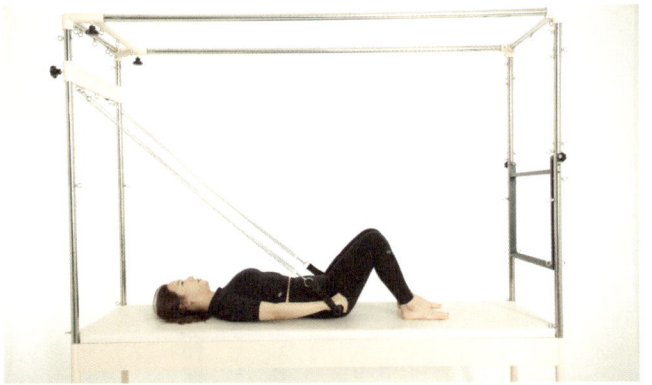
내쉬면서-척추와 골반의 중립을 유지하여 스프링을 당겨준다.

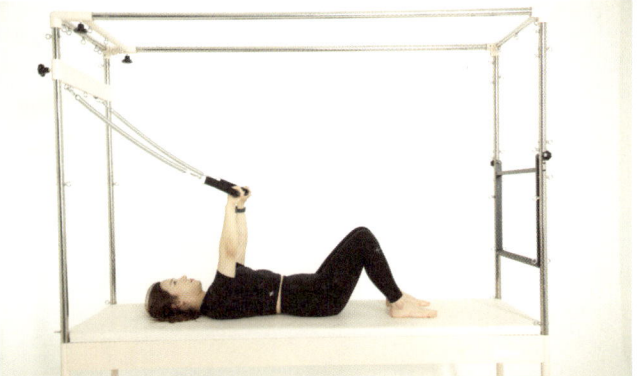
마시면서-스프링의 저항을 느끼며 돌아온다.

타겟머슬
pelvic floor muscle (골반 기저근 / 골반밑근)
Transverse abdomonis (복횡근 / 배가로근)
obliques (복사근 / 배빗근)
deep spinal muscles (심부 척추 안정근 / 깊은 척추 안정근)
Gluteus maximus (대둔근 / 큰엉덩이근)

Pull
Latissimus dorsi (광배근 / 넓은 등근)과 triceps brachii (상완 삼두근 / 윗팔세갈래근) 단축성 수축
Scapula stabilizer (견갑골 안정화 근육)

Image cue
손바닥으로 공기를 눌러 낸다고 상상한다.

Spotting
두 손을 부드럽게 당겨 가이드 한다.

주의사항
목의 문제를 주의한다. 어깨의 통증을 주의한다.

NOTE

Arm spring exercise

Circle

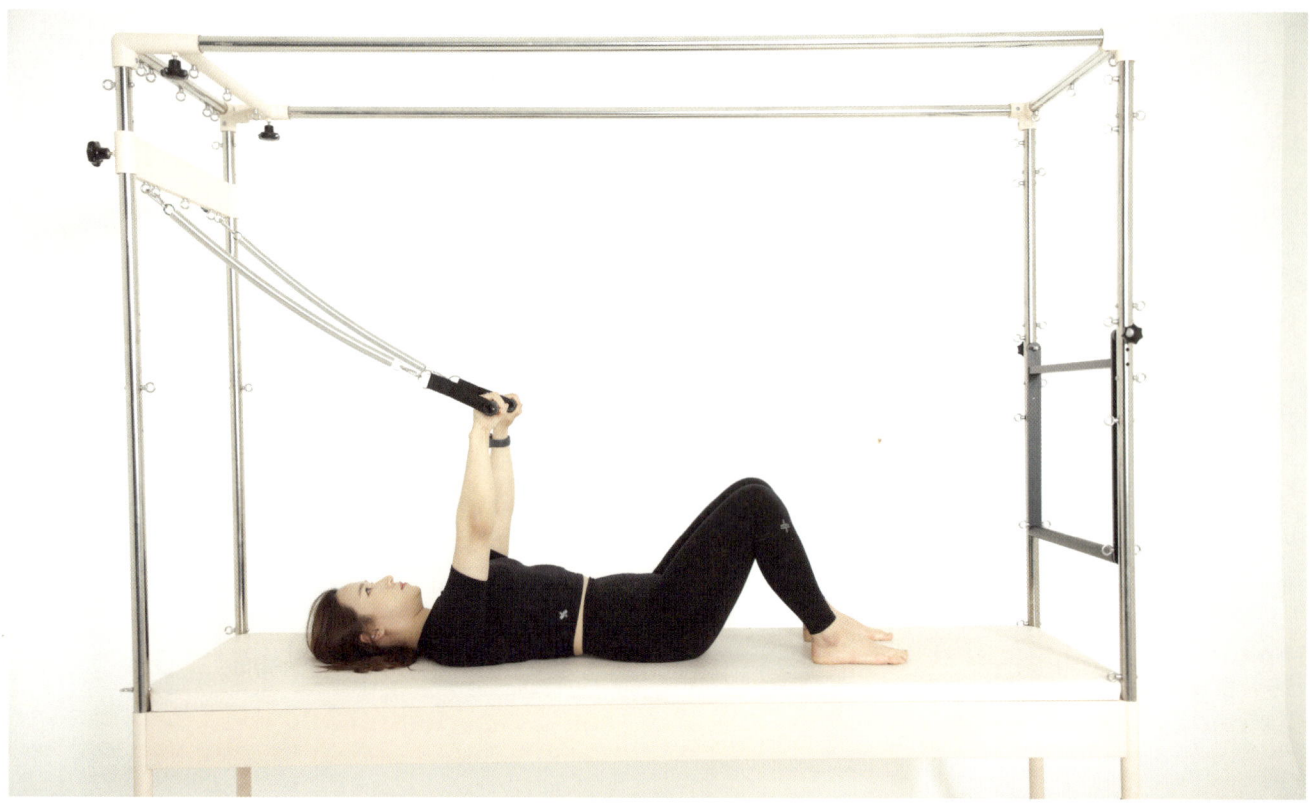

운동목적
난이도 중/ 8-10rep

파워하우스 강화 / 견갑골 안정화 / 상완골 신전근 강화

핸드스트랩을 하나씩 손으로 잡고 스프링의 저항이 적당한 곳에 자리를 잡아 어깨 위에 손목이 오도록 두팔을 앞으로 뻗어 눕는다. 무릎을 세우고 척추와 골반을 중립으로 만들고 견갑골도 안정화 시킨다. 핸드스트랩을 끌어 내려서 손바닥이 바닥을 보게 어깨 넓이로 잡고 스프링에 저항하며 견갑골을 안정화시킨다.

Modification+Variation
움직임의 범위를 적게 진행한다.
호흡을 반대로 진행한다.
손바닥이 위를 향하게 진행한다.
다리를 Leg top으로 진행한다.
상체를 굴곡하여 팔동작과 함께 진행한다.
상체를 굴곡한 상태를 유지하여 팔동작을 진행한다.
Kneeling으로 진행한다.
Standing으로 진행한다.

Teaching Tip
팔이 아닌 등으로 부터 당김을 시작한다.
가슴을 열고 쇄골을 넓게 유지한다.
팔은 어깨관절 안에 있게 하고, 가슴을 열고 어깨를 끌어 내린다.
늑골의 뒤는 매트에 무겁게 고정한다.
팔꿈치를 곧게 펴되, 과신전을 주의한다.
팔과 손목의 정렬을 유지한다.
골반을 수평하게 두고 팔운동을 하는 동안 흉부는 고정한다.
손목을 꺾지 않고 길게 뻗어낸다.

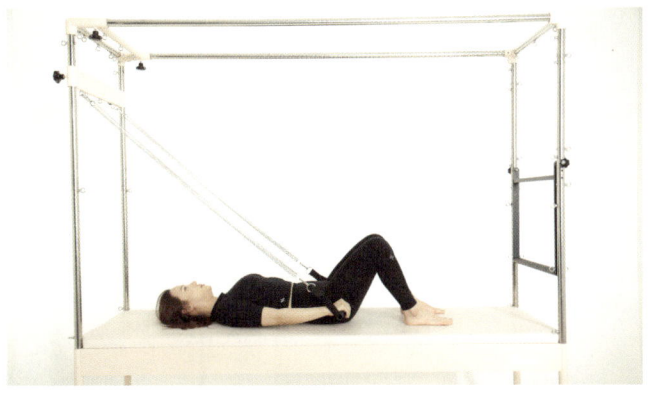
내쉬면서 - 척추와 골반을 유지하며 스트랩을 당겨 원을 그려준다.

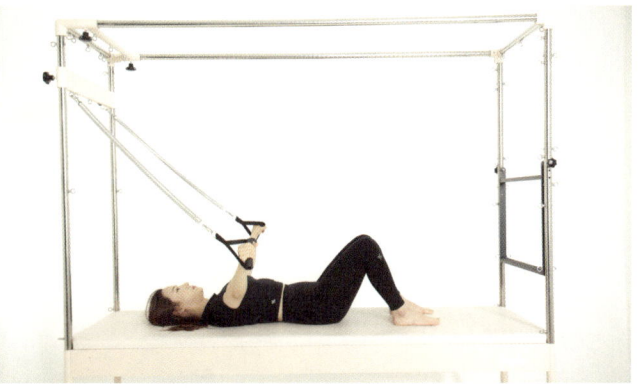
계속 내쉬면서 - 저항을 느끼며 원을 그려준다.

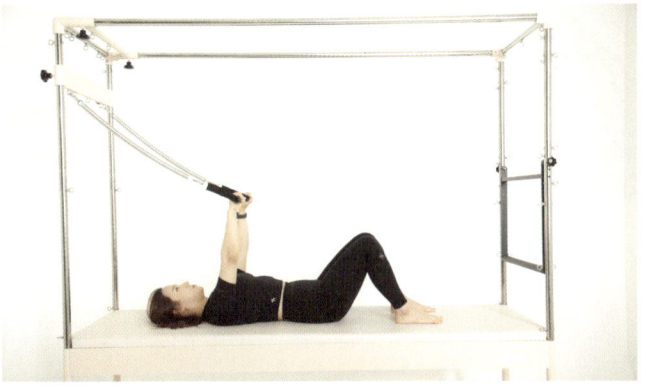
호흡을 연결하며 - 저항을 느끼며 셋업상태로 돌아온다 (반대로진행한다).

타겟머슬
pelvic floor muscle (골반 기저근 / 골반 밑근)
Transverse abdomonis (복횡근 / 배가로근)
obliques (복사근 / 배빗근)
deep spinal muscles (심부 척추 안정근 / 깊은척 추안정근)
Gluteus maximus (대둔근 / 큰엉덩이근)

Circle
Middle trapezius (중부 승모근 / 중간등 세모근)
posterior deltoid (후면 삼각근 / 뒤어깨 세모근)
단축성 수축
Pectoralis major (대흉근 / 큰가슴근), latissimus dorsi (광배근 / 넓은등근)
단축성 수축
Latissimus dorsi (광배근 / 넓은등근)과 triceps brachii (상완삼두근 / 윗팔세갈래근) 신장성 수축
Scapula stabilizer (견갑골 안정화 근육)

Image cue
손바닥으로 공기를 눌러 낸다고 상상한다.

Spotting
두손을 부드럽게 당겨 가이드한다.

주의사항
목의 문제를 주의한다.
어깨의 통증을 주의한다.

Arm spring exercise

Triceps press

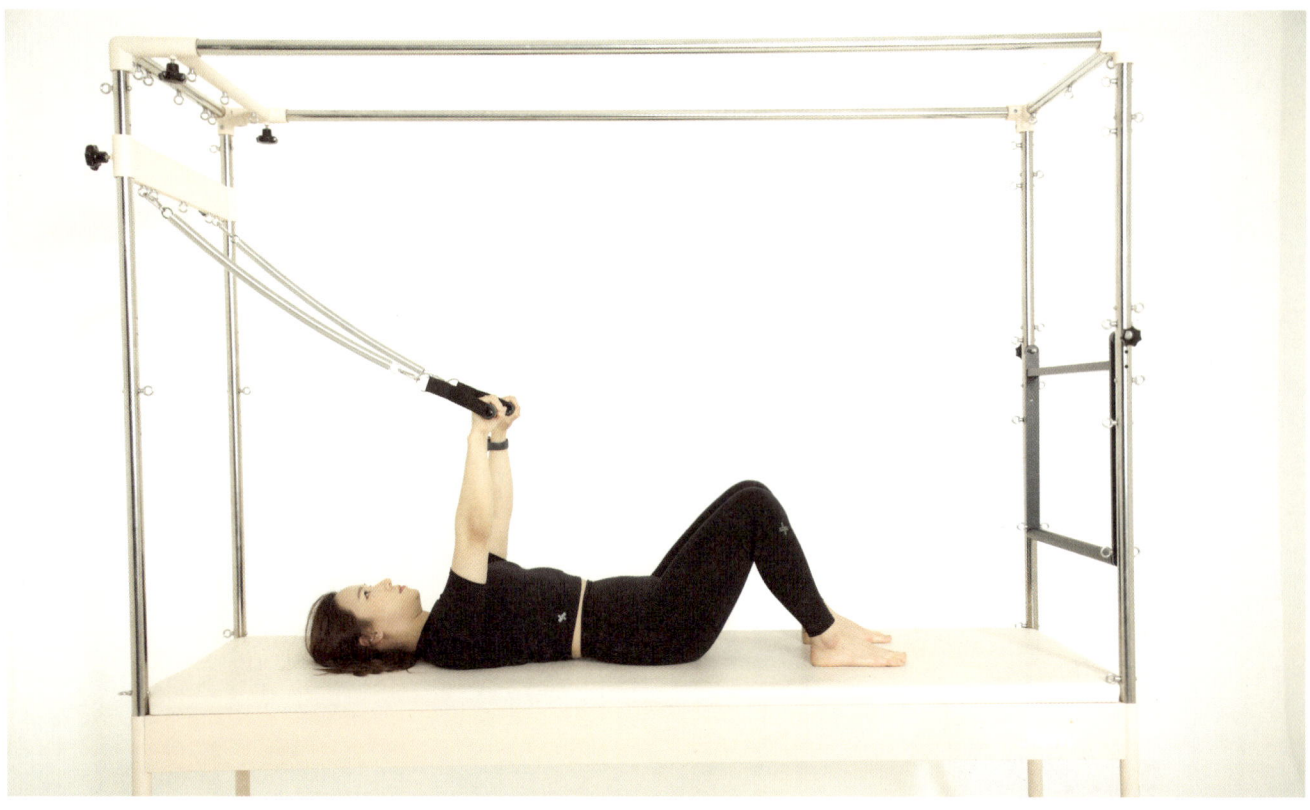

운동목적
난이도 중 / 8-10rep

파워하우스 강화 / 견갑골 안정화 / 상완골 신전근 강화

핸드스트랩을 하나씩 손으로 잡고 스프링의 저항이 적당한 곳에 자리를 잡아 어깨 위에 손목이 오도록 두팔을 앞으로 뻗어 눕는다. 무릎을 세우고 척추와 골반을 중립으로 만들고 견갑골도 안정화시킨다. 핸드스트랩을 끌어 내려서 손바닥이 바닥을 보게 어깨 넓이로 잡고 스프링에 저항하며 견갑골을 안정화시킨다.

Modification+Variation
움직임의 범위를 적게 진행한다.
호흡을 반대로 진행한다.
손바닥이 위를 향하게 진행한다.
다리를 Leg top으로 진행한다.
상체를 굴곡하여 팔동작과 함께 진행한다.
상체를 굴곡한 상태를 유지하여 팔동작을 진행한다.
Kneeling으로 진행한다.
Standing으로 진행한다.

Teaching Tip
팔이 아닌 등으로부터 당김을 시작한다.
가슴을 열고 쇄골을 넓게 유지한다.
팔은 어깨 관절 안에 있게 하고, 가슴을 열고 어깨를 끌어 내린다.
늑골의 뒤는 매트에 무겁게 고정한다.
팔꿈치를 곧게 펴되, 과신전을 주의한다.
팔과 손목의 정렬을 유지한다.
골반을 수평하게 두고 팔 운동을 하는 동안 흉부는 고정한다.
손목을 꺾지 않고 길게 뻗어낸다.

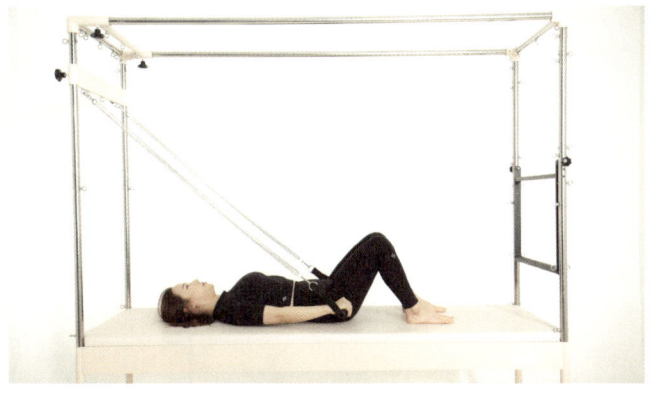
내쉬면서-팔의 힘을 이용하여 스트랩을 당겨 골반옆으로 가져간다.

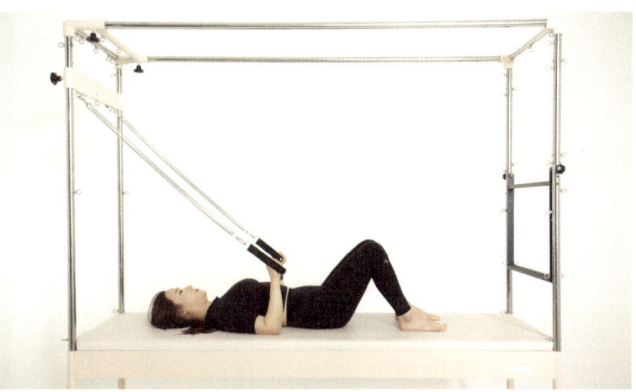
마시면서-저항을 느끼며 팔꿈치를 구부려 준다.

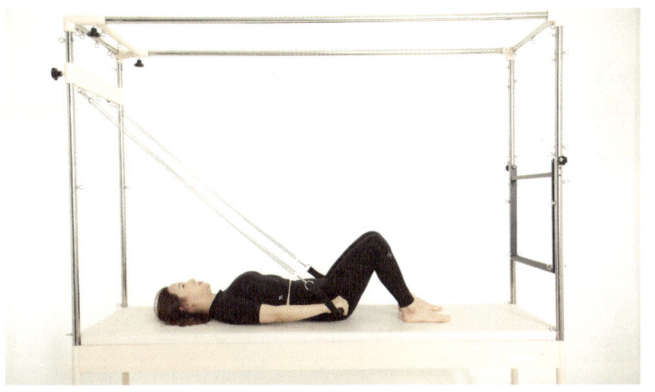
내쉬면서-다시 한번더 팔을 편다 (반복한다).

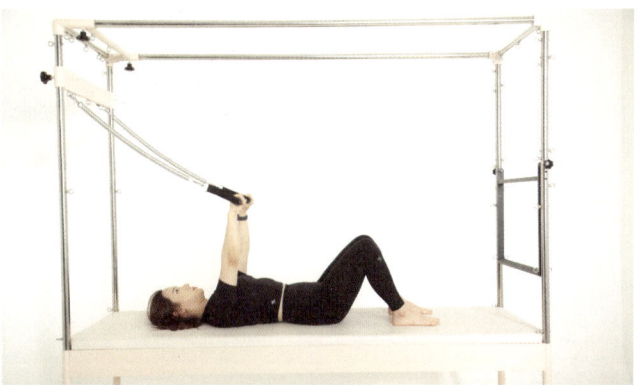
마시고 내쉬면서-저항을 느끼며 셋업상태로 돌아온다.

타겟머슬
pelvic floor muscle (골반 기저근 / 골반 밑근)
Transverse abdomonis (복횡근 / 배가로근)
obliques (복사근 / 배빗근)
deep spinal muscles (심부 척추 안정근 / 깊은 척추 안정근)
Gluteus maximus (대둔근 / 큰엉덩이근)

Pull
Latissimus dorsi (광배근 / 넓은 등근)과 triceps brachii (상완 삼두근 / 윗팔세갈래근) 단축성 수축
Scapula stabilizer (견갑골안정화 근육)

Image cue
손바닥으로 공기를 눌러낸다고 상상한다.

Spotting
두손을 부드럽게 당겨 가이드한다.

주의사항
목의 문제를 주의한다. 어깨의 통증을 주의한다.

Arm spring exercise

Biceps curl

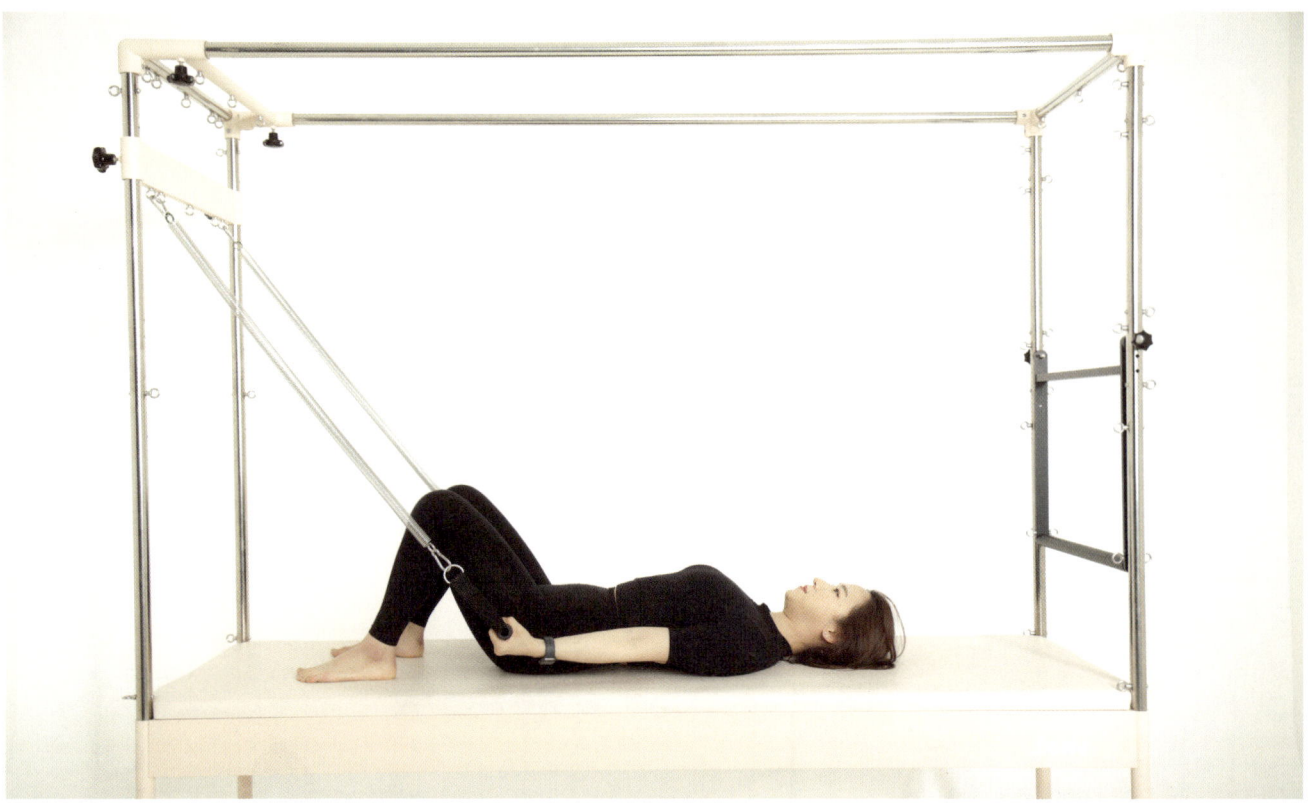

운동목적
견갑골 안정화 / 파워하우스 강화 / 주관절 굴곡근 강화

난이도 중/ 8-10rep

타워바 쪽으로 머리를 두고 누워 척추와 골반을 중립상태로 둔다. 두손으로 스트랩을 잡고 발바닥으로 바닥을 눌러 자세를 유지한다.

Modification+Variation
움직임의 범위를 적게 진행한다.
다리를 Leg top으로진 행한다.
상체를 굴곡하여 팔동작과 함께 진행한다.
상체를 굴곡한 상태를 유지하여 팔동작을 진행한다.
저항을 약하게 한다.
타워바에서 멀리 진행한다.
밴드로 연습한다.

Teaching Tip
목과 머리를 척추로 부터 길어지게 한다.
쇄골은 열어서 유지한다.
어깨 안정화를 유지하며 진행한다.
팔과 손목은 곧게 편다.

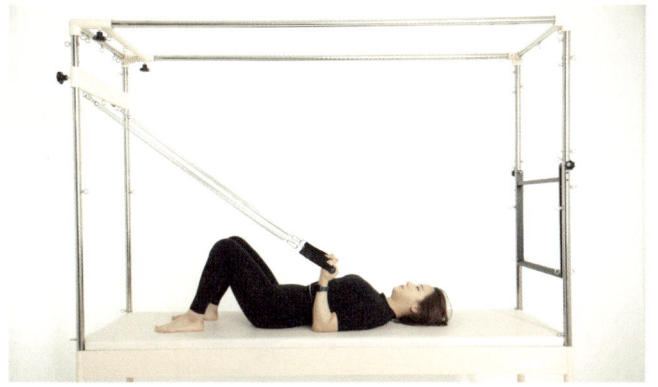
내쉬면서-척추와 골반을 유지하며 팔꿈치를 구부려 준다.

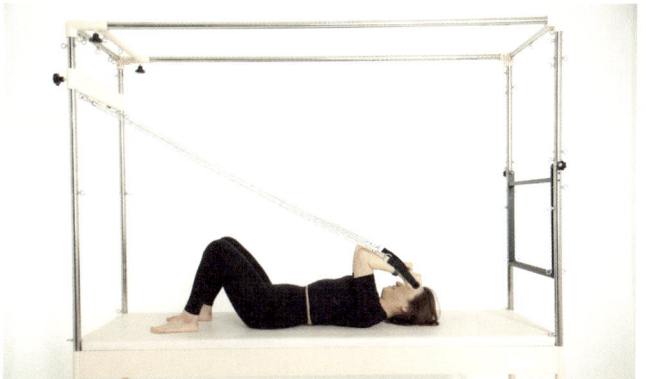
내쉬면서-저항을 느끼며 팔꿈치를 들어올려 준다.

앉아서 진행하기

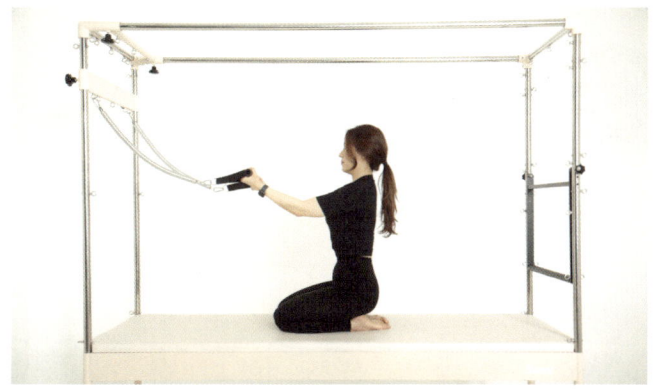
편한 호흡으로-저항을 보고 앉아 척추와 골반을 중립으로 유지한다.

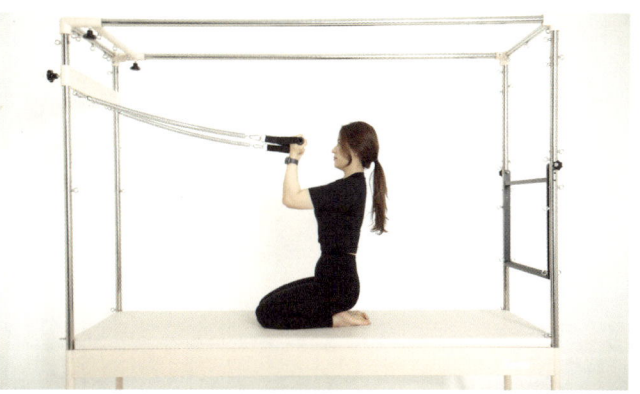
내쉬면서-팔꿈치를 구부려 준다.

타겟머슬
pelvic floor muscle (골반 기저근 / 골반 밑근)
Transverse abdomonis (복횡근 / 배가로근)
obliques (복사근 / 배빗근)
deep spinal muscles (심부 척추 안정근 / 깊은 척추안정근)
Gluteus maximus (대둔근 / 큰엉덩이근)

Arm curl
Biceps brachii (상완 이두근 / 위팔 두갈래근) 단축성 수축

Spine curl
rectus abdominis (복직근 / 배곧은근)과
oblique (복사근 / 배빗근) 단축성 수축
Scapula stabilizer (견갑골안정화 근육)

Image cue
팔이 단단한 나무처럼 고정되어 있다.

Spotting
스트랩의 방향을 알려준다.
팔꿈치가 움직이지 않게 고정한다.

주의사항
어깨의 통증을 주의한다.
스트랩을 놓치지 않게 주의한다.
팔꿈치의 통증을 주의한다.

Arm spring exercise

Prone circle

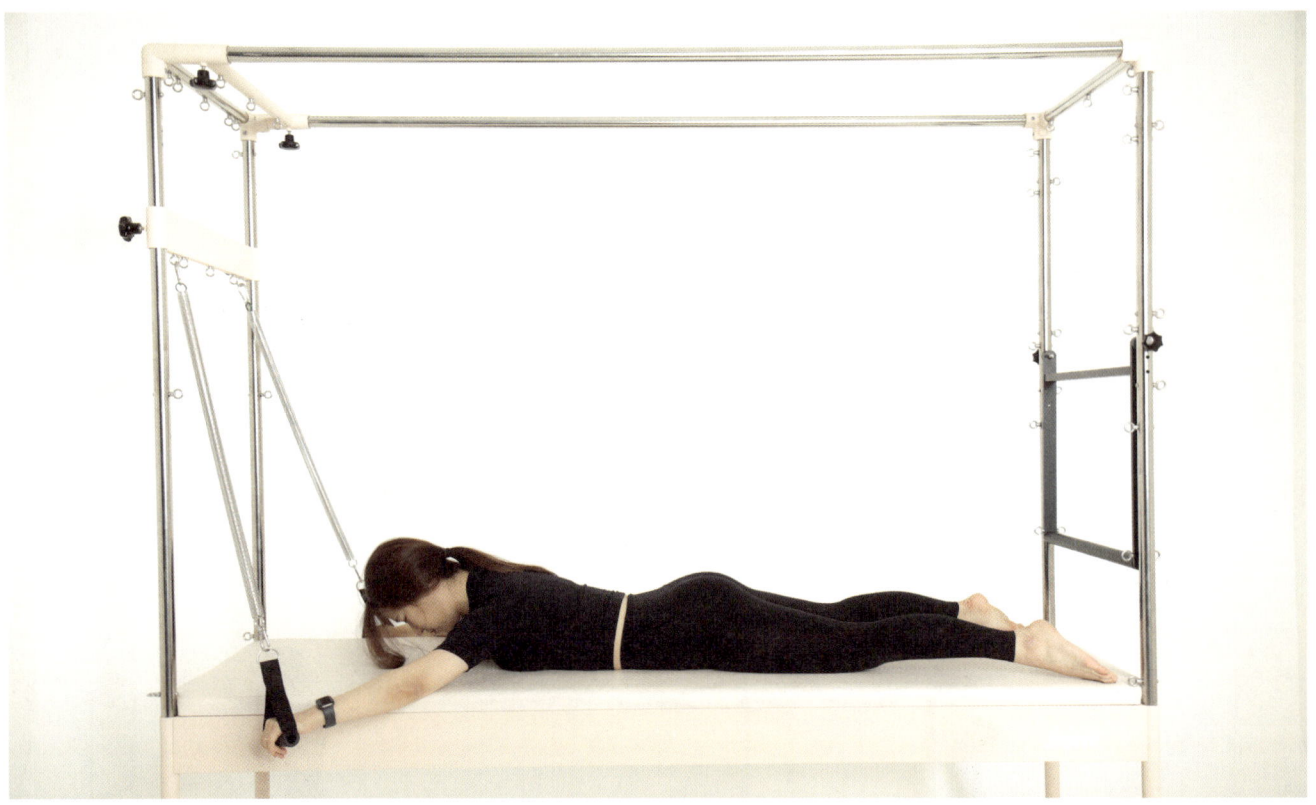

운동목적
난이도 중/ 8-10rep

견갑골 안정화 / 파워하우스 강화 / 어깨관절 근육 강화 체간 신전근 강화

프론 자세로 누워 골반과 적추를 중립상태로 두고 두손으로 스트랩을 잡고 저항을
느끼며 자세를 유지한다.

Modification+Variation
extension 동작을 추가한다.
다리를 들어 올려준다.

Teaching Tip
다허리가 꺾이지 않게 주의한다.
목의 정렬을 유지한다.
목과 머리를 척추로 부터 길어지게 한다.
쇄골은 열어서 유지한다.
어깨 안정화를 유지하며 진행한다.
팔과 손목은 곧게 편다.

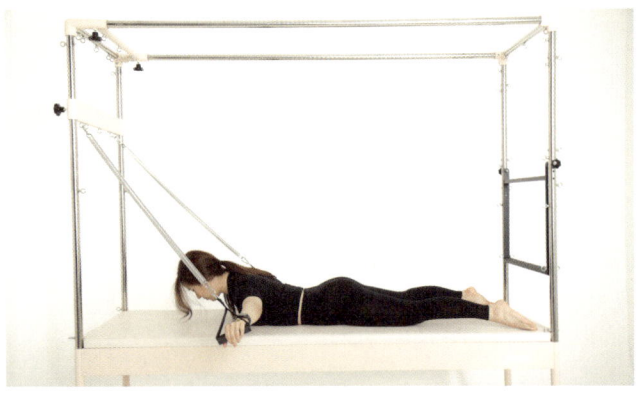

마시면서-목과 어깨 골반의 중립을 유지하며 스트랩을 눌러준다.

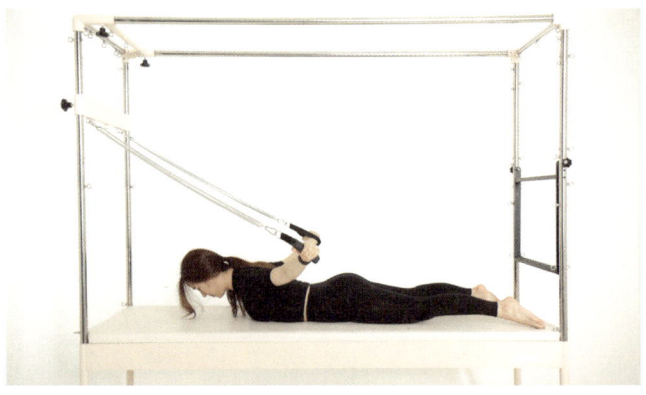

내쉬면서-자세를 유지하며 상완골을 회전하여 팔을 들어올려 원을 그려준다.

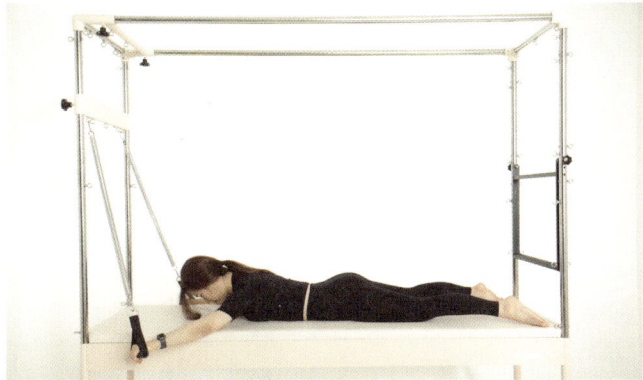

내쉬면서-이어 원을 그려주고 셋업 상태로 돌아온다.

타겟머슬
pelvic floor muscle (골반 기저근 / 골반 밑근)
Transverse abdomonis (복횡근 / 배가로근)
obliques (복사근 / 배빗근)
deep spinal muscles (심부 척추 안정근 / 깊은 척추 안정근)
Gluteus maximus (대둔근 / 큰엉덩이근)

Scapula retraction
Trapezius(승모금 / 등세모근)
Rhomboid(능형근 / 마름근)

Image cue
어깨가 부드럽게 원을 그린다.

Spotting
스트랩의 가이드라인을 제시한다.
어깨의 움직임, 팔의 움직임을 인지시킨다.

주의사항
팔꿈치가 과신전 되지 않게 주의한다.

NOTE

Arm spring exercise

Prone circle

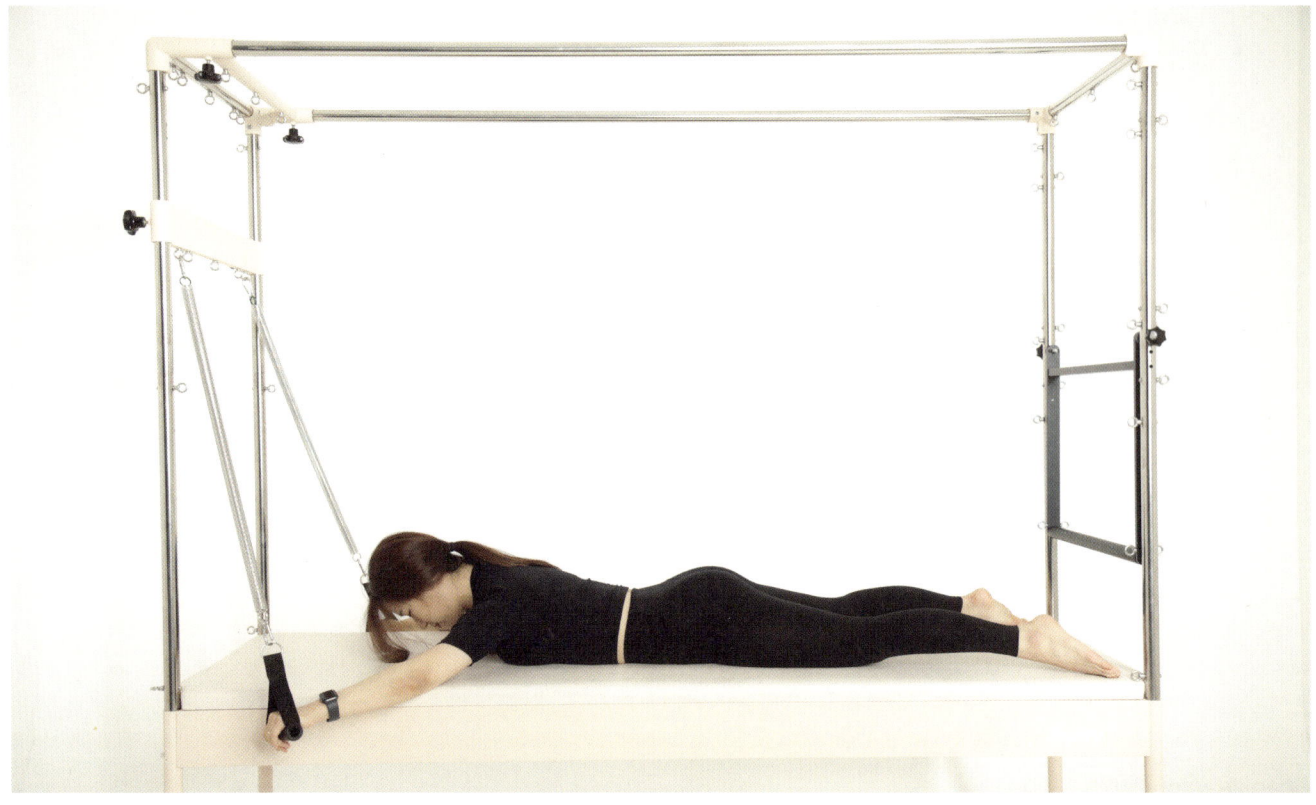

운동목적
난이도 중/ 8-10rep

견갑골 안정화 / 파워하우스 강화 / 어깨관절 근육 강화 체간신전근 강화

프론자세로 누워 골반과 적추를 중립상태로 두고 두손으로 스트랩을 잡고 저항을
느끼며 자세를 유지한다.

Modification+Variation
extension 동작을 추가한다. 다리를 들어 올려준다.

Teaching Tip
다허리가 꺾이지 않게 주의한다.
목의 정렬을 유지한다. 목과머리를 척추로부터 길어지게 한다.
쇄골은 열어서 유지한다.
어깨 안정화를 유지하며 진행한다.
팔과 손목은 곧게 편다.

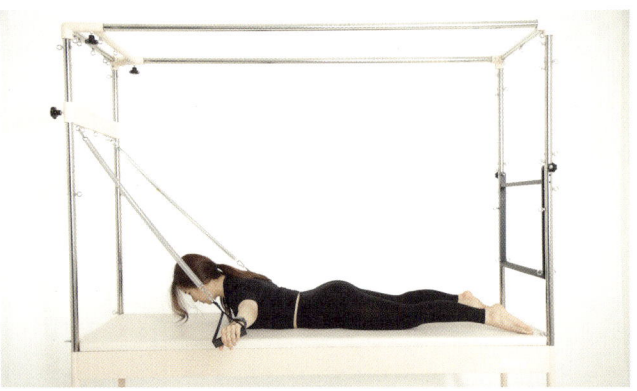

마시면서 - 목과 어깨 골반의 중립을 유지하며 스트랩을 눌러준다.

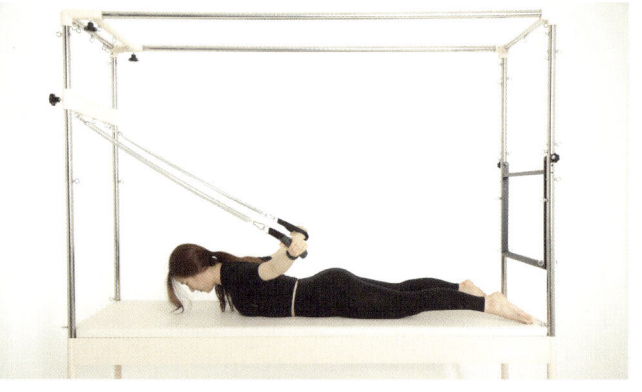

내쉬면서 - 자세를 유지하며 상완골을 외회전하여 팔을 들어올려 원을 그려준다.

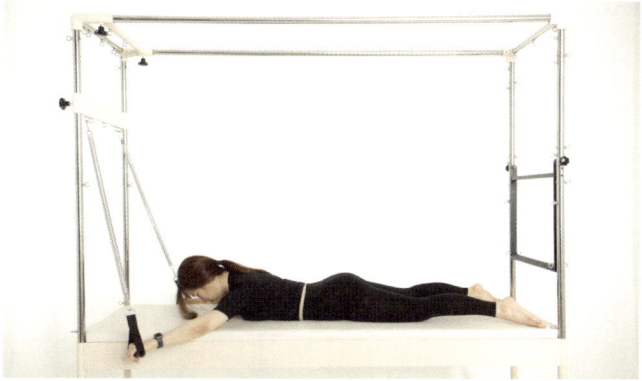

내쉬면서-이어 원을 그려주고 셋업 상태로 돌아 온다.

타겟머슬
pelvic floor muscle (골반 기저근 /골 반밑근)
Transverse abdomonis (복횡근 / 배가로근)
obliques (복사근 / 배빗근)
deep spinal muscles (심부 척추 안정근 / 깊은 척추 안정근)
Gluteus maximus (대둔근 / 큰엉덩이근)

Scapula retraction
Trapezius (승모금 / 등세모근)
Rhomboid (능형근/마름근)

Image cue
어깨가 부드럽게 원을 그린다.

Spotting
스트랩의 가이드라인을 제시한다.
어깨의 움직임, 팔의 움직임을 인지 시킨다.

주의사항
팔꿈치가 과신전 되지 않게 주의한다.

NOTE

Arm spring exercise

Double leg kick

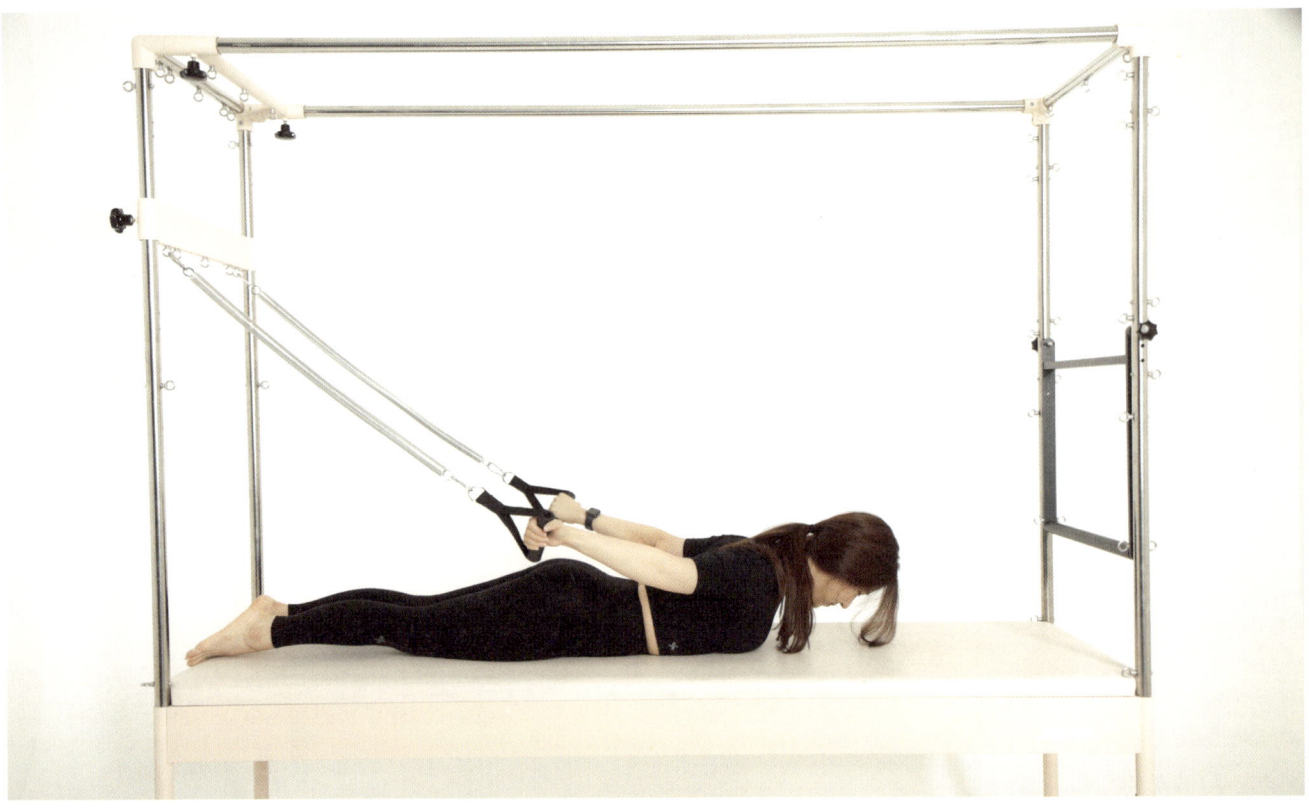

운동목적
난이도 중/ 8-10rep

고관절 신전근 강화 / 척추 신전근 / 견갑골 안정화 / 파워하우스 강화

두다리를 모아 프론 자세로 누워 암스트랩을 잡고 상완을 외회전한다. 저항을 인지하며 척주의 중립 상태를 유지한다.

Modification+Variation
밴드를 잡고 진행한다.
다리동작만 진행한다.
상체 신전 동작만 진행한다.
저항을 조절한다.

Teaching Tip
팔과 손목은 곧게편다.
허리가 꺾이지 않게 주의한다.
팔이 과신전 되지 않게 주의한다.

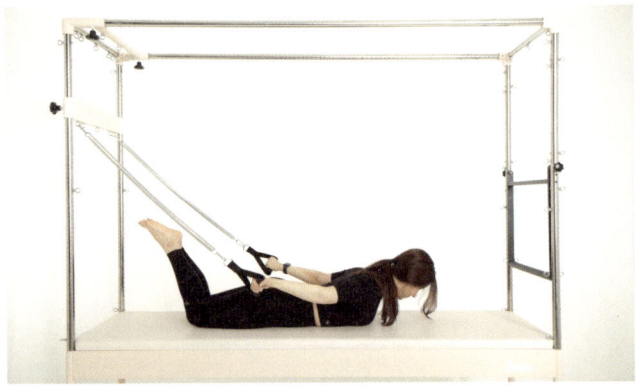

마시면서-척추와 골반의 중립을 유지하여 무릎을 구부린다 (1번).

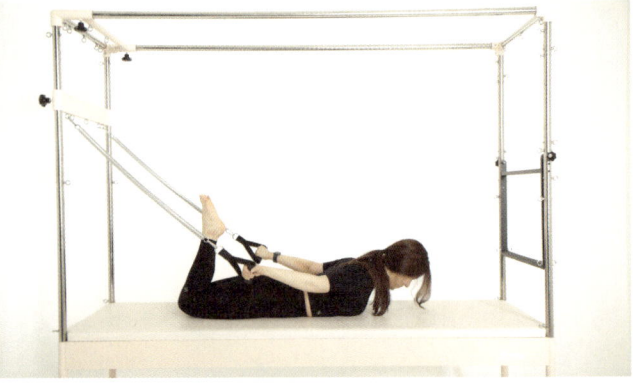

마시면서-척추와 골반의 중립을 유지하여 무릎을 구부린다 (2번).

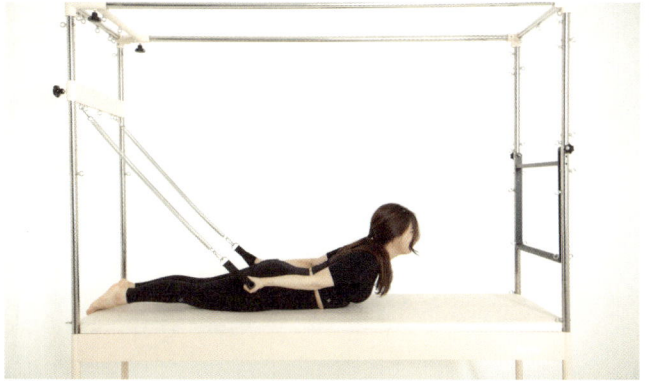
내쉬면서-스프링을 아래로 눌러 주며 상체를 일으켜 신전한다.

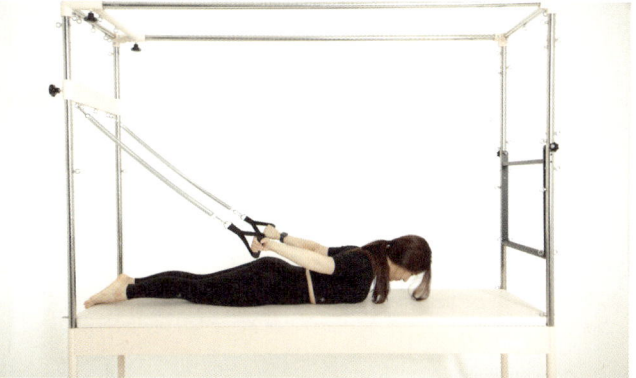
마시면서-저항을 유지하며 셋업 상태로 돌아간다.

타겟머슬
pelvic floor muscle (골반 기저근 / 골반 밑근)
Transverse abdomonis (복횡근 / 배가로근)
obliques (복사근 / 배빗근)
deep spinal muscles (심부 척추 안정근 / 깊은 척추 안정근)
Gluteus maximus (대둔근 / 큰엉덩이근)

Scapula retraction
Trapezius (승모금 / 등세모근)
Rhomboid (능형근 / 마름근)

Knee flexion
Hamstring (슬곡근)
Grailis (박근)
Sartoius (봉공근)
Gastrocnemius (비복근)

Image cue
백조처럼 아름답게 움직인다.

Spotting
다리를 가볍게 아래로 눌러 신전의 움직임을 돕는다.

주의사항
스프링이 바디에 걸리지 않게 주의한다.

NOTE

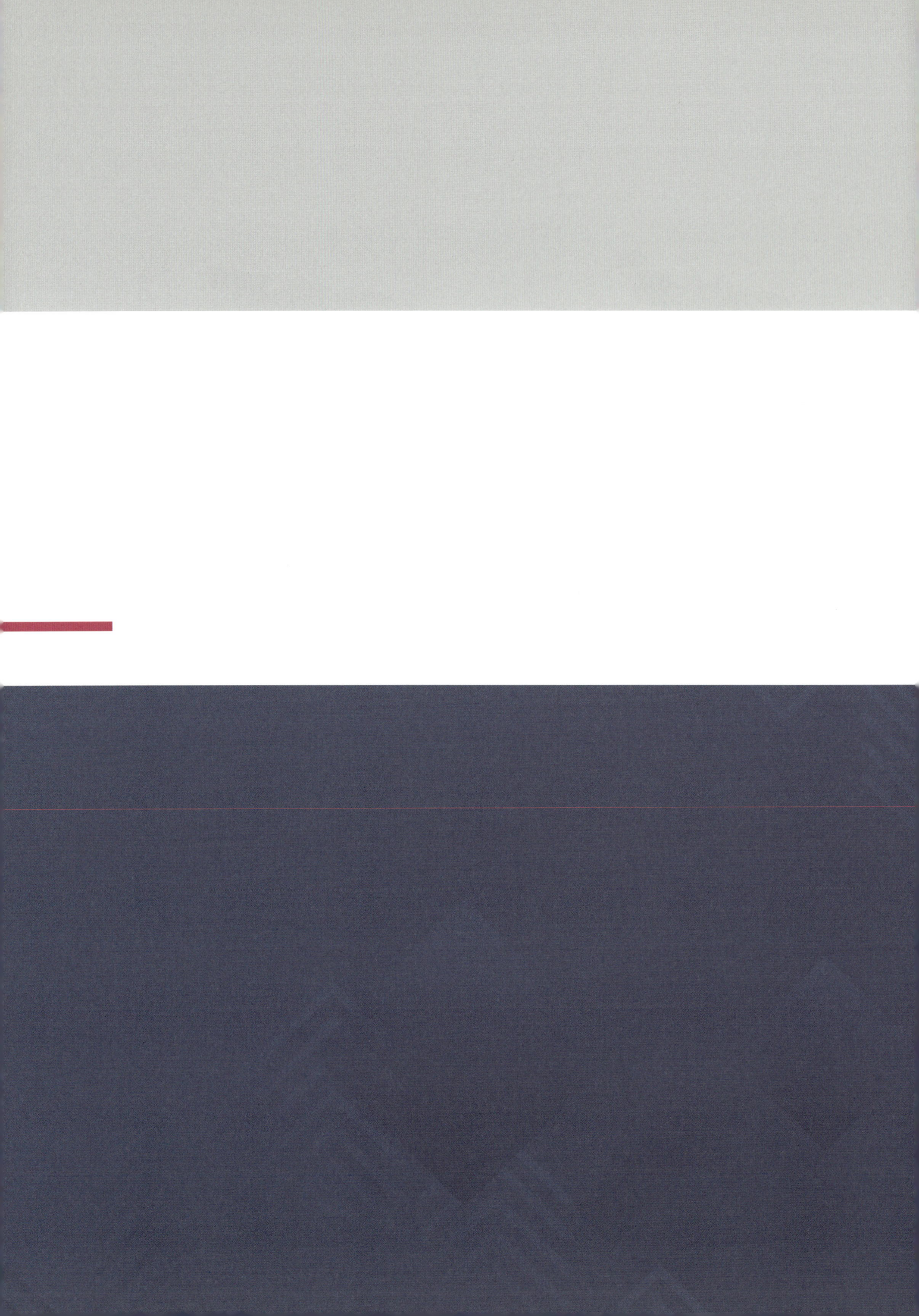

Leg spring exercise

Leg spring exercise

frog

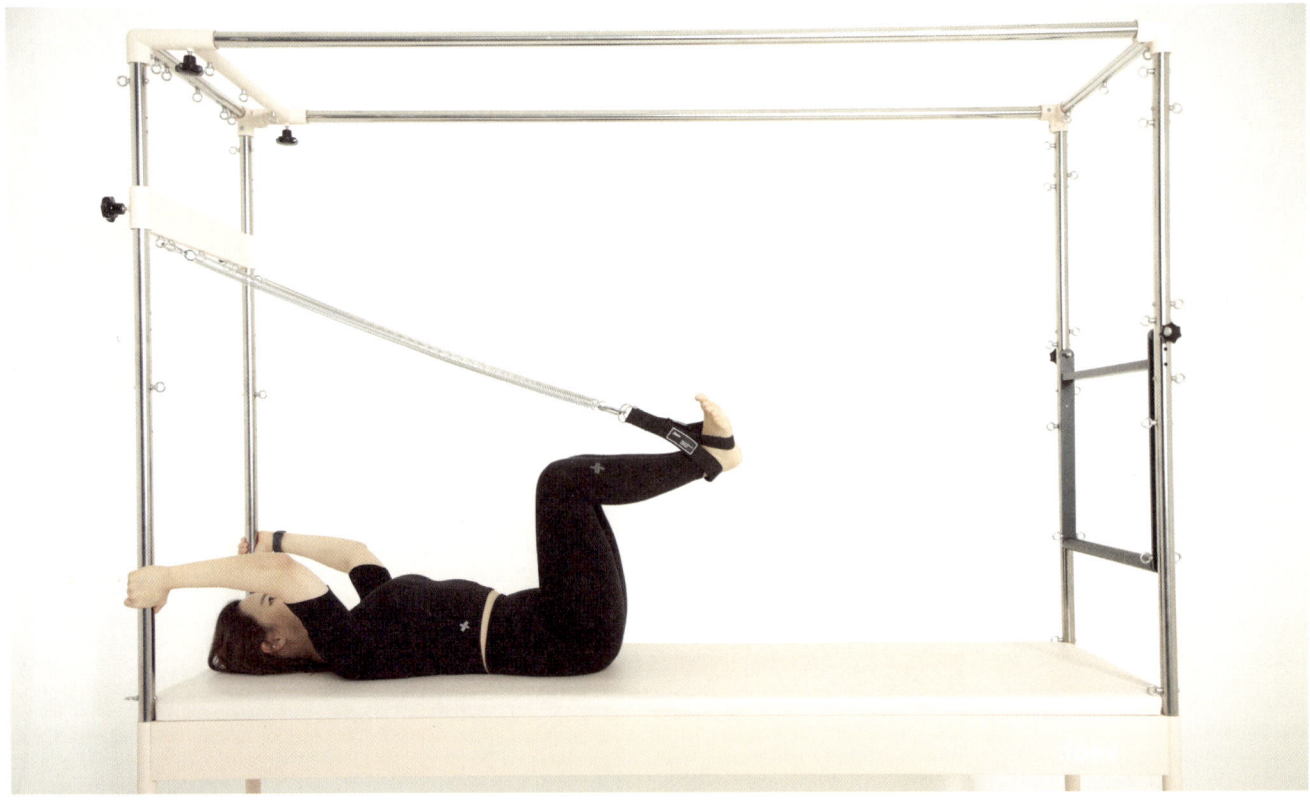

운동목적
난이도 중/ 8-10rep

고관절 신전근 강화 / 파워하우스 강화 / 하체 움직임 향상 / 고관절 움직임 향상/ 고관절 기능 향상

풋스트랩에 발바닥을 하나씩 걸고 supine으로 누워 팔을 직각으로 구부려서 두 손바닥으로 수직바를 밀어낸다. 두 무릎은 직각으로 접고 고관절을 외회전하여 발뒤꿈치를 붙인 상태로 척추와 골반을 중립으로 유지하고 손바닥을 이용해 견갑골의 안정화를 도와준다.

Modification+Variation
높은 아이볼트에 스프링을 부착하고 진행한다.
Parallel로 진행한다.
Medial rotation으로 진행한다.
한 다리만 진행하고, 나머지 다리는 매트에 올려두다.
범위를 적게 진행한다.

Teaching Tip
팔과 손목은 곧게 편다. 허리가 꺾이지 않게 주의한다.
팔이 과신전 되지 않게 주의한다.
골반은 움직임 없이 유지하고 천골은 매트 위에 무겁게 위치한다.
다리는 힘으로 부터 길게 뻗어낸다.
센터라인 안으로 두 다리와 뒤꿈치를 함께 밀어낸다.
무릎이 지나치게 신전되지 않도록 주의한다.
손바닥은 당기는게 아니라 계속해서 밀어낸다.

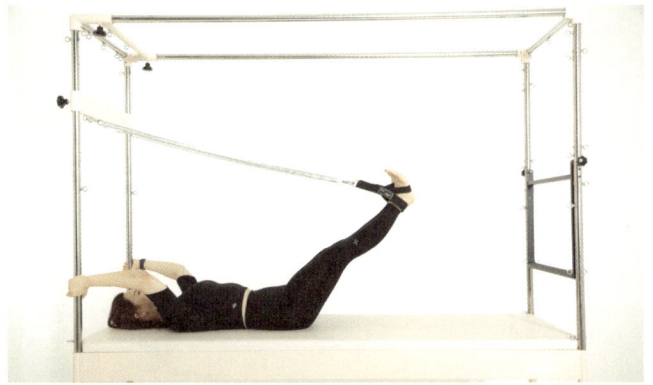 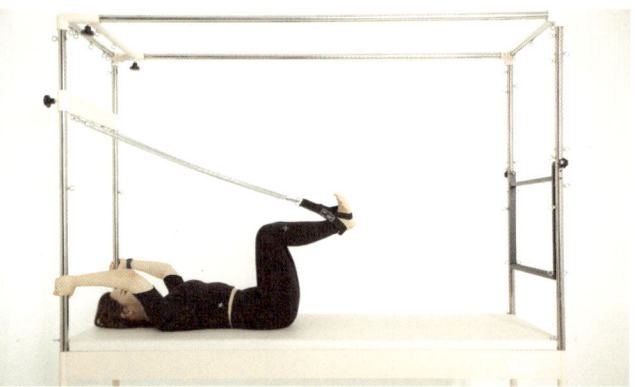

마시면서-척추와 골반의 중립을 유지하여 척추를 길게 하며 무릎을 편다.

내쉬면서-척추와 골반의 중립을 유지하여 척추를 길게 하며 돌아온다.

타겟머슬

pelvic floor muscle (골반 기저근 / 골반밑근)
Transverse abdomonis (복횡근 / 배가로근)
obliques (복사근 / 배빗근)
deep spinal muscles (심부 척추 안정근 / 깊은 척추 안정근)
Gluteus maximus (대둔근 / 큰엉덩이근)

Scapula retraction

hip extensor muscles (고관절 신전근 / 엉덩관절 폄근)의 단축성 수축
Hip adductor muscles (고관절 내전근 / 고관절 모음근) 단축성 수축
Scapula stabilizer (견갑골 안정화 근육)

Image cue

두발로 앞에 있는 무거운 벽을 밀어낸다.

Spotting

손으로 두발을 부드럽게 잡고 당겨준다.
센터라인을 알려주고, 가이드한다.

주의사항

엉덩이가 들썩거리지 않도록 주의한다.
복부의 힘을 유지할 수 있도록 한다.

NOTE

Leg spring exercise

circle

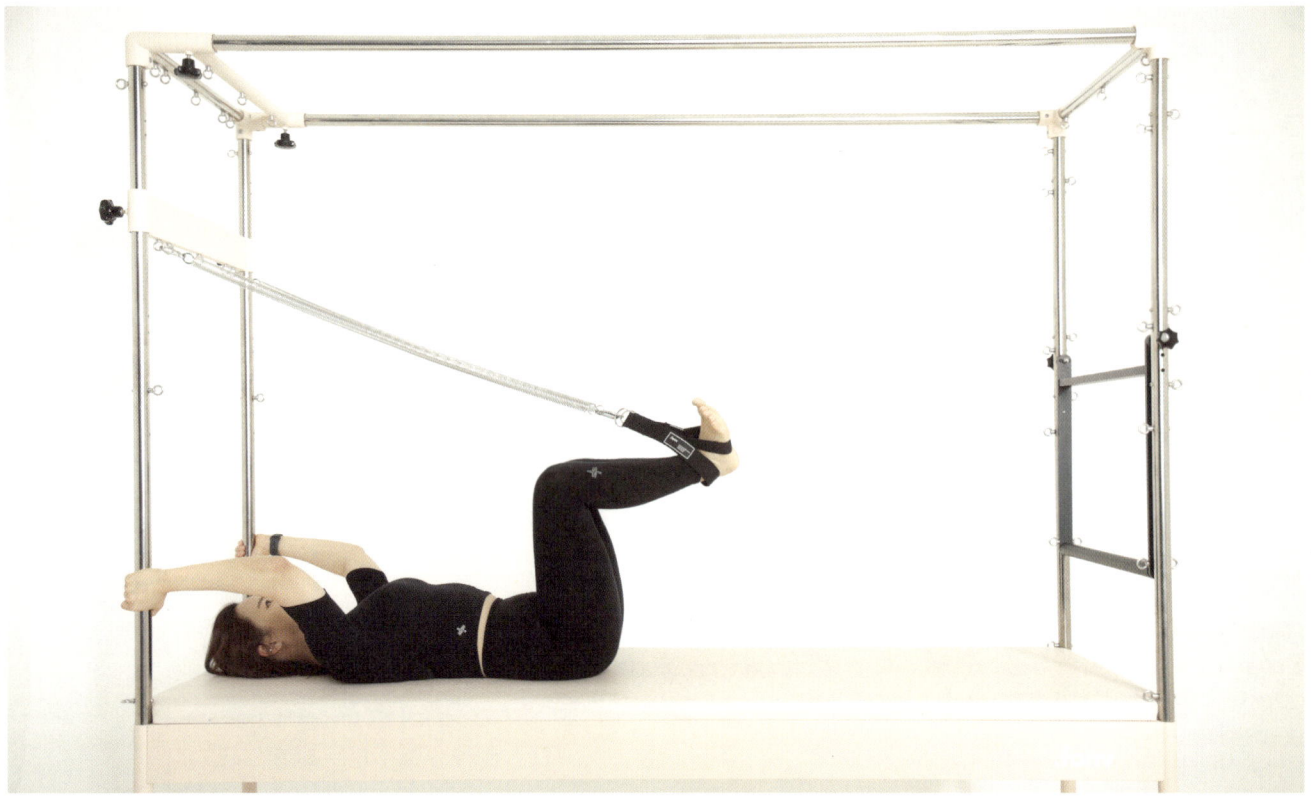

운동목적
난이도 중/ 8-10rep

고관절 신전근 강화 / 파워하우스 강화 / 하체 움직임 향상 / 고관절 움직임 향상 / 고관절 기능 향상

풋스트랩에 발바닥을 하나씩 걸고 supine으로 누워 팔을 직각으로 구부려서 두 손바닥으로 수직바를 밀어낸다. 척추와 골반이 중립을 유지할 수 있을때 까지 두다리를 모아 천장으로 길게 뻗어 최대한 고관절을 굴곡하고 손바닥을 이용해 견갑골의 안정화를 도와준다.

Modification+Variation
높은 아이볼트에 스프링을 부착하고 진행한다.
Parallel로 진행한다.
Medial rotation으로 진행한다.
한다리만 진행하고, 나머지 다리는 매트에 올려둔다.
범위를 적게 진행한다.

Teaching Tip
골반은 움직임 없이 유지하고 천골은 매트위에 무겁게 위치한다.
다리는 힙으로 부터 길게 뻗어낸다.
무릎이나 발목에서 원을 그리는게 아니라, 고관절에서 원을 그린다.
센터라인 안으로 두다리와 뒤꿈치를 함께 밀어낸다.
무릎이 지나치게 신전되지 않도록 주의한다.
손바닥은 당기는게 아니라 계속해서 밀어낸다.

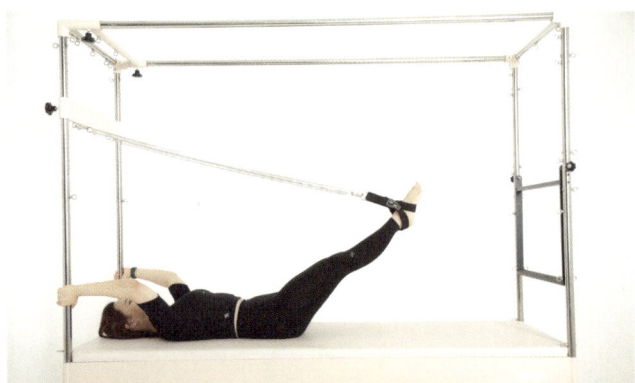

내쉬면서-척추와 골반의 중립을 유지하여 척추를 길게 하며 무릎을 편다.

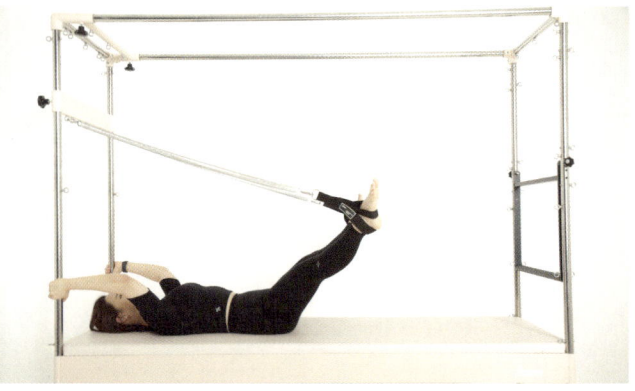

계속 내쉬면서-척추와 골반의 중립을 유지하여 척추를 길게하며 다리를 벌려 원을 그린다.

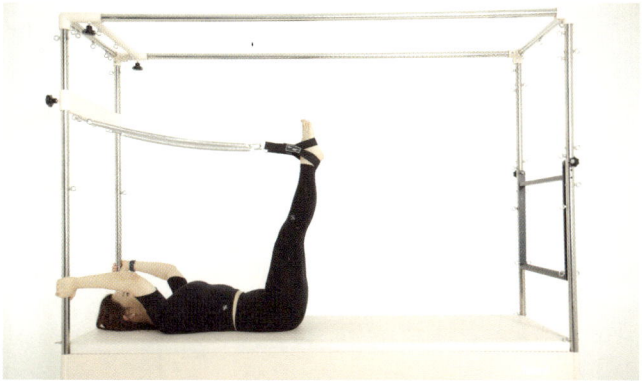

계속 내쉬면서–척추와 골반의 중립을 유지하여 척추를 길게 하며 다리를 벌려 원을 그린다 (반복한다).

타겟머슬

pelvic floor muscle (골반 기저근 / 골반밑근)
Transverse abdomonis (복횡근 / 배가로근)
obliques (복사근 / 배빗근)
deep spinal muscles (심부 척추 안정근 / 깊은 척추 안정근)
Gluteus maximus (대둔근 / 큰엉덩이근)

Open
Hip abductor muscles (고관절 외전근 / 엉덩관절 벌림근)의 단축성 수축

Down
hip extensor muscles (고관절 신전근 / 엉덩관절 폄근)의 단축성 수축

Close
Hip adductor muscles (고관절 내전근 / 엉덩관절 벌림근)의 단축성 수축

Up
hip extensor muscles (고관절 굴곡근 / 엉덩관절 굽힘근)의 신장성 수축
Scapula stabilizer (견갑골 안정화 근육)

Image cue
물속에서 원을 그린다고 상상한다.

Spotting
손으로 두발을 부드럽게 잡고 당겨준다.
센터라인을 알려주고, 가이드한다.

주의사항
엉덩이가 들썩거리지 않도록 주의한다.
복부의 힘을 유지할 수 있도록 한다.

NOTE

Leg spring exercise

Scissors

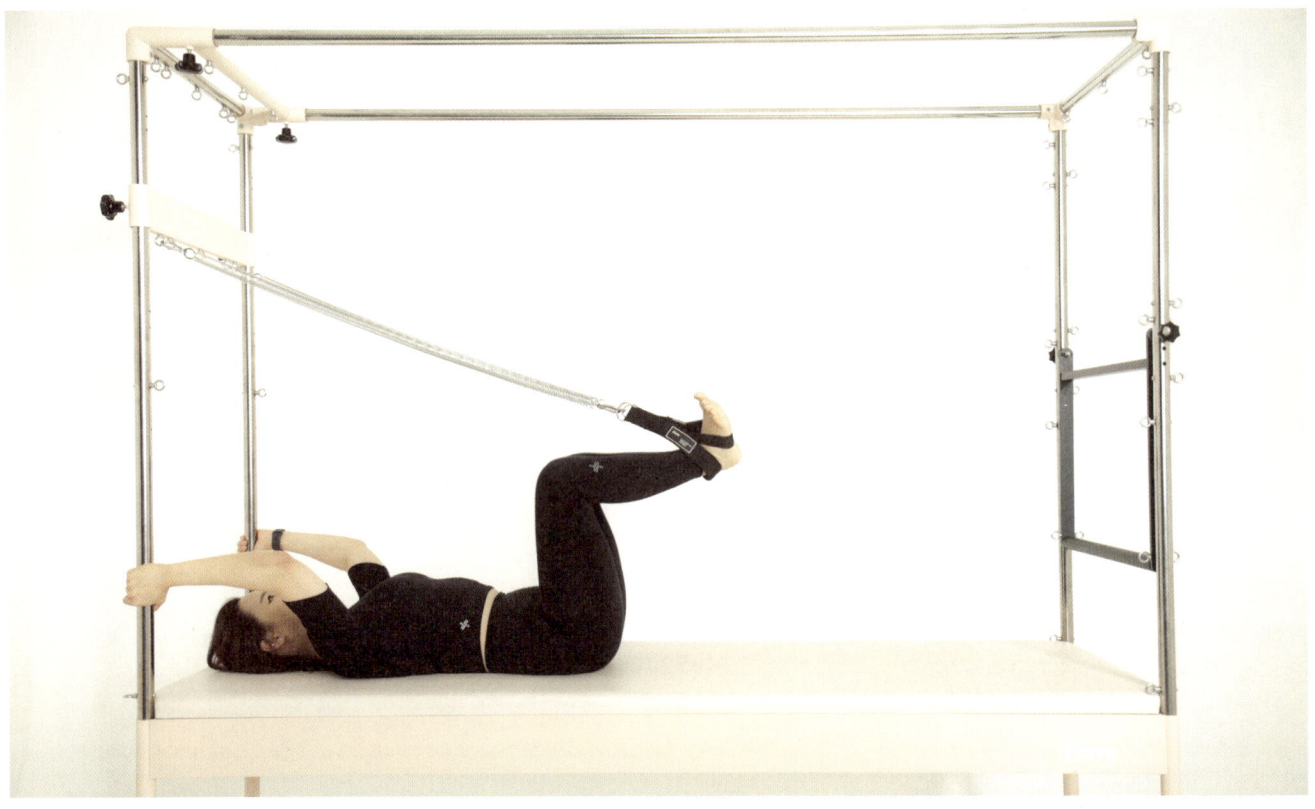

운동목적
난이도 중/ 8-10rep

고관절 신전근 강화 / 파워하우스 강화 / 하체 움직임 향상 / 고관절움직임 향상 / 고관절 기능 향상

풋스트랩에 발바닥을 하나씩 걸고 supine으로 누워 팔을 직각으로 구부려서 두 손바닥으로 수직바를 밀어낸다. 척추와 골반이 중립을 유지할 수 있을때 까지 두다리를 모아 천장으로 길게 뻗어 최대한 고관절을 굴곡하고 손바닥을 이용해 견갑골의 안정화를 도와준다.

Modification+Variation
높은 아이볼트에 스프링을 부착하고 진행한다.
Parallel로 진행한다.
Medial rotation으로 진행한다.
한다리만 진행하고. 나머지 다리는 매트에 올려둔다.
범위를 적게 진행한다.

Teaching Tip
골반은 움직임 없이 유지하고 천골은 매트 위에 무겁게 위치한다.
다리는 힙으로 부터 길게 뻗어낸다.
무릎이나 발목에서 원을 그리는게 아니라, 고관절에서 원을 그린다.
센터라인 안으로 두 다리와 뒤꿈치를 함께 밀어낸다.
무릎이 지나치게 신전되지 않도록 주의한다.
손바닥은 당기는게 아니라 계속해서밀어낸다.

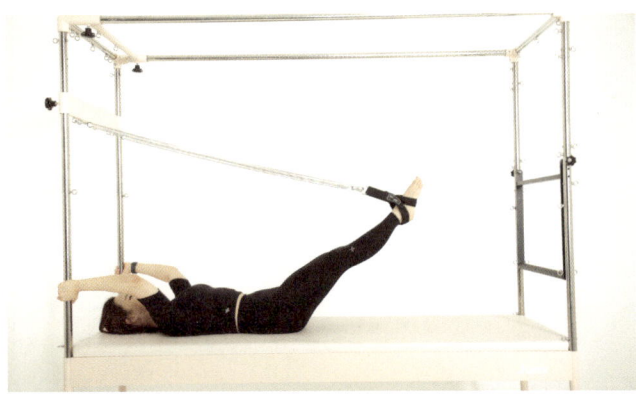

내쉬면서-척추와 골반의 중립을 유지하여 척추를 길게하며 무릎을 편다.

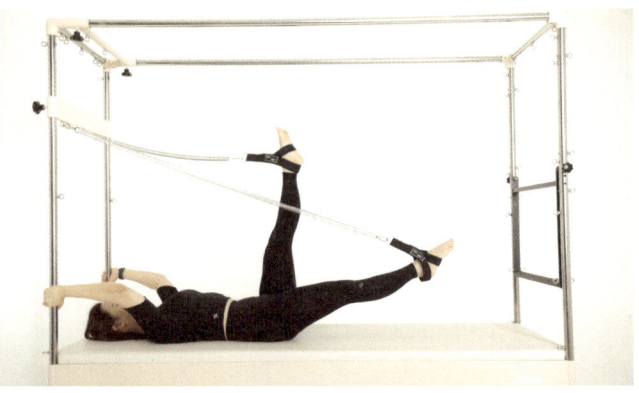

마시고 내쉬면서-저항을 유지하며 한 다리는 신전하고 반대 다리는 굴곡한다.

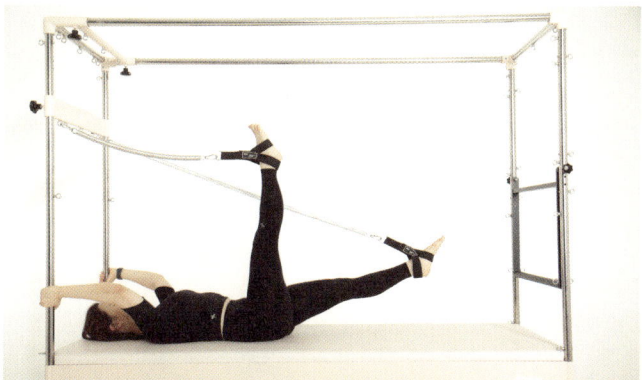

마시고 내쉬면서–반대쪽도 진행한다 (반복한다).

타겟머슬

pelvic floor muscle (골반 기저근 / 골반 밑근)
Transverse abdomonis (복횡근 / 배가로근)
obliques (복사근 / 배빗근)
deep spinal muscles (심부 척추 안정근 / 깊은 척추 안정근)
Gluteus maximus (대둔근 / 큰엉덩이근)

Down
hip extensor muscles (고관절 신전근 / 엉덩관절 폄근)의 단축성 수축

Up
hip extensor muscles (고관절 굴곡근 / 엉덩관절 굽힘근)의 신장성 수축
Scapula stabilizer (견갑골 안정화 근육)

Image cue
허벅지 사이에 투명한 책받침을 슥삭슥삭 비벼낸다.

Spotting
손으로 두 발을 부드럽게 잡고 당겨준다.
센터라인을 알려주고, 가이드 한다.

주의사항
엉덩이가 들썩거리지 않도록 주의한다.
복부의 힘을 유지할 수 있도록 한다.

NOTE

Leg spring exercise

Walking

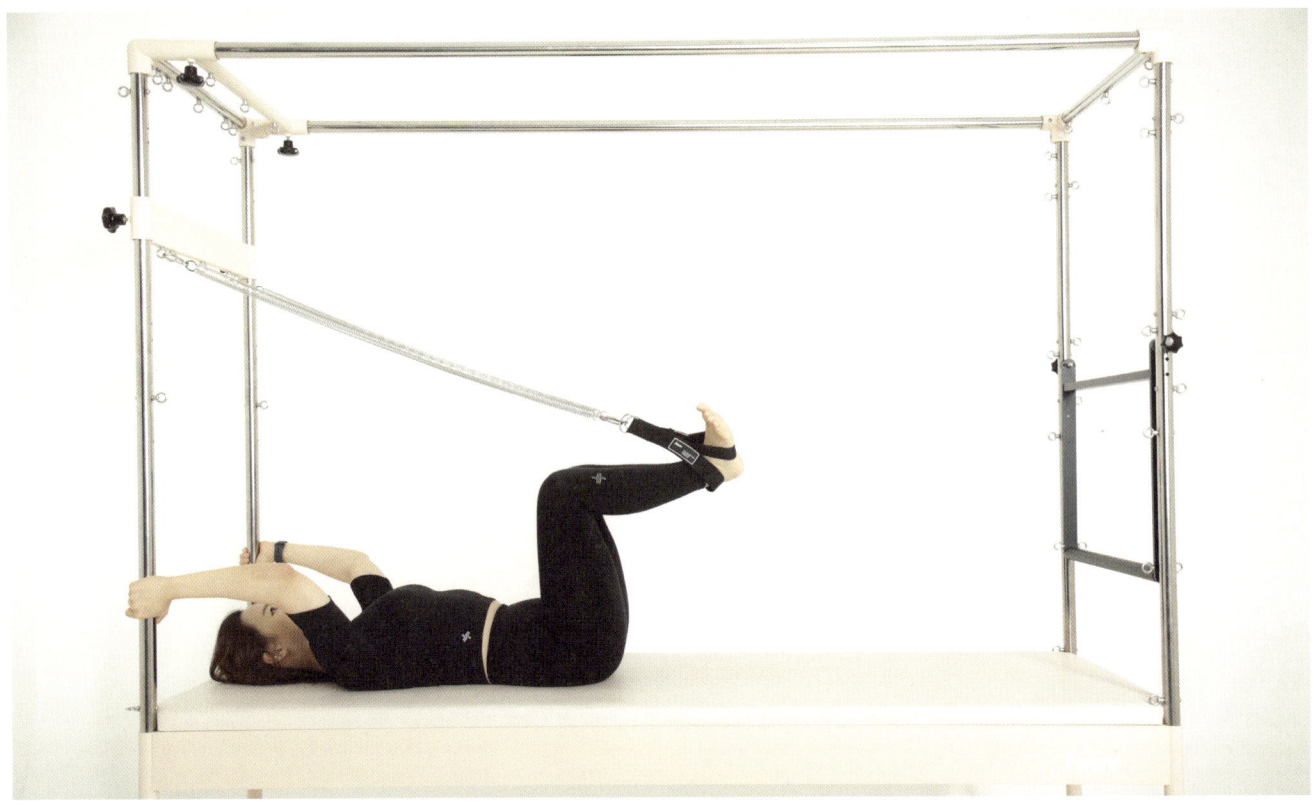

운동목적
난이도 중/ 8-10rep

고관절 신전근 강화 / 파워하우스 강화 / 하체 움직임 향상 / 고관절 움직임 향상 / 고관절 기능 향상

풋스트랩에 발바닥을 하나씩 걸고 supine으로 누워팔을 직각으로 구부려서 두 손바닥으로 수직바를 밀어낸다. 척추와 골반이 중립을 유지할 수 있을 때까지 두 다리를 모아 천장으로 길게 뻗어 최대한 고관절을 굴곡하고 손바닥을 이용해 견갑골의 안정화를 도와준다.

Modification+Variation
높은 아이볼트에 스프링을 부착하고 진행한다. Parallel로 진행한다. Medial rotation으로 진행한다. 템포를 바꾼다.

Teaching Tip
골반은 움직임 없이 유지하고 천골은 매트 위에 무겁게 위치한다. 다리는 힙으로 부터 길게 뻗어낸다.
센터라인 안으로 두다리와 뒤꿈치를 함께 밀어낸다.
무릎이 지나치게 신전되지 않도록 주의한다.
손바닥은 당기는 게 아니라 계속해서 밀어낸다.
스텝은 균일하고 똑같은 길이를 유지한다.

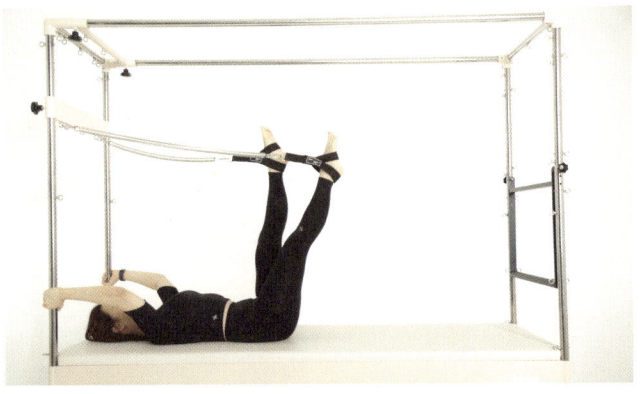

내쉬면서-한걸음씩 한 호흡으로 신전하며 내려간다.

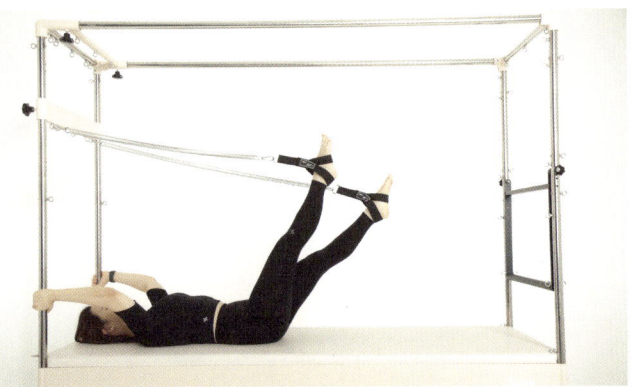

계속 내쉬며-4-8걸음 정도로 내려간다.

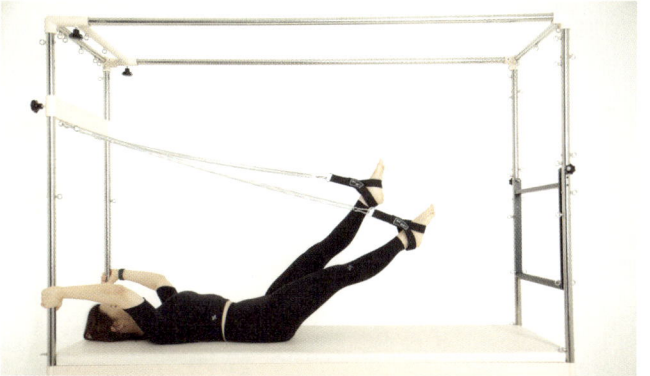

계속 내쉬며-4-8걸음 정도로 내려간다.

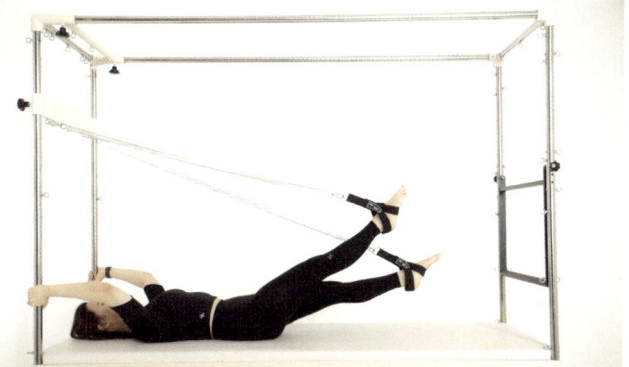

계속 내쉬며-4-8걸음 정도로 내려간다 (돌아간다).

타겟머슬
pelvic floor muscle (골반 기저근 / 골반 밑근)
Transverse abdomonis (복횡근 / 배가로근)
obliques (복사근 / 배빗근)
deep spinal muscles (심부 척추 안정근 / 깊은 척추 안정근)
Gluteus maximus (대둔근 / 큰엉덩이근)

Down
hip extensor muscles (고관절 신전근 / 엉덩관절 폄근)의 단축성 수축

Up
hip extensor muscles (고관절 굴곡근 / 엉덩관절 굽힘근)의 신장성 수축
Scapula stabilizer (견갑골 안정화 근육)

Image cue
펭귄처럼 작은 가볍고 경쾌하게 움직인다.

Spotting
손으로 두 발을 부드럽게 잡고 당겨준다.
센터라인을 알려주고, 가이드한다.

주의사항
엉덩이가 들썩거리지 않도록 주의한다.
복부의 힘을 유지할 수 있도록 한다.

NOTE

Leg spring exercise

Beats

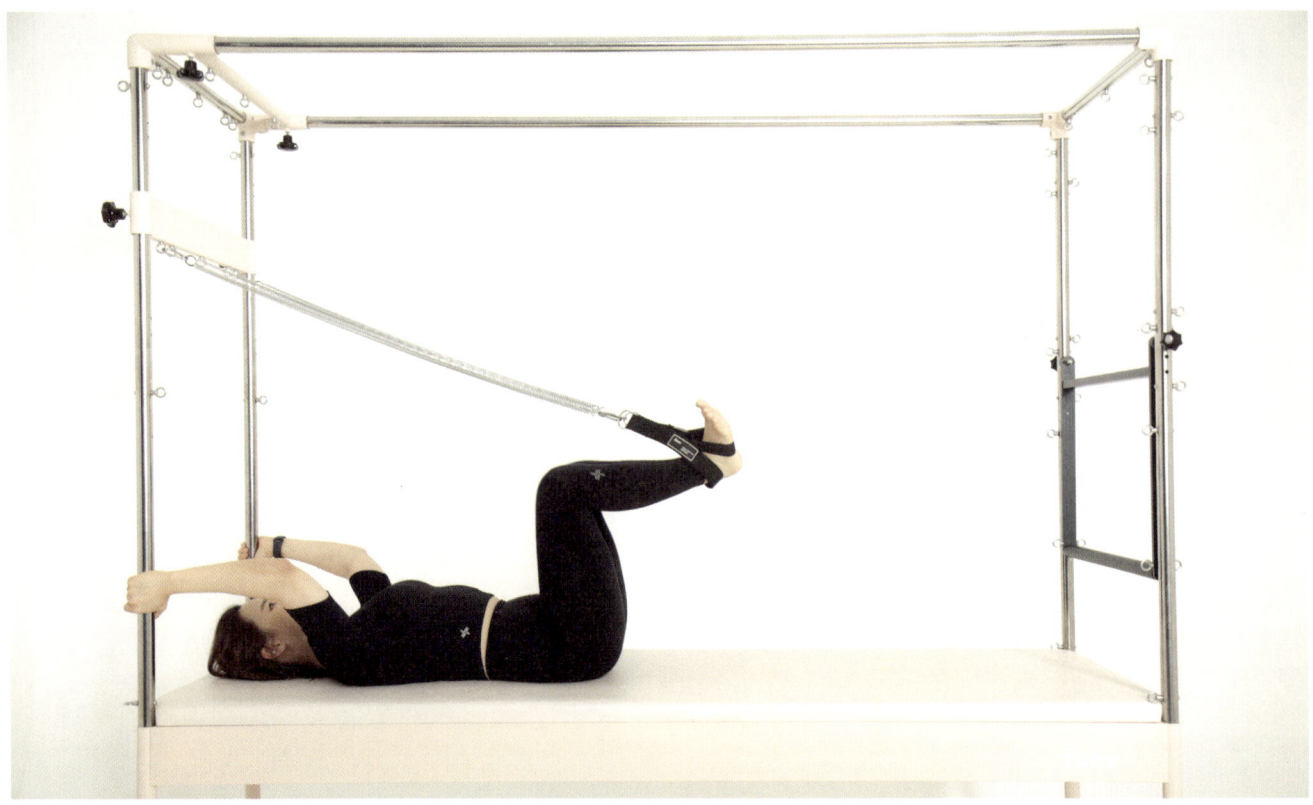

운동목적
난이도 중/ 8-10rep

고관절 신전근 강화 / 파워하우스 강화 / 하체 움직임 향상 / 고관절 움직임 향상 / 고관절 기능 향상

풋스트랩에 발바닥을 하나씩 걸고 supine으로 누워 팔을 직각으로 구부려서 두 손바닥으로 수직바를 밀어낸다. 척추와 골반이 중립을 유지할 수 있을때 까지 두다리를 모아 천장으로 길게 뻗어 최대한 고관절을 굴곡하고 손바닥을 이용해 견갑골의 안정화를 도와준다.

Modification+Variation
높은 아이볼트에 스프링을 부착하고 진행한다.
Parallel로 진행한다. Medial rotation으로 진행한다.
템포를 바꾼다.

Teaching Tip
골반은 움직임 없이 유지하고 천골은 매트 위에 무겁게 위치한다.
다리는 힙으로 부터 길게 뻗어낸다.
센터라인 안으로 두다리와 뒤꿈치를 함께 밀어낸다.
무릎이 지나치게 신전되지 않도록 주의한다.
손바닥은 당기는 게 아니라 계속해서 밀어낸다.
스텝은 균일하고 똑같은 길이를 유지한다.

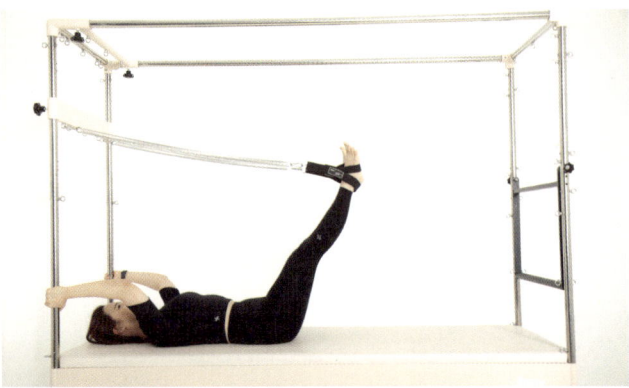

내쉬면서-발뒤꿈치를 치면서 고관절을 신전한다.

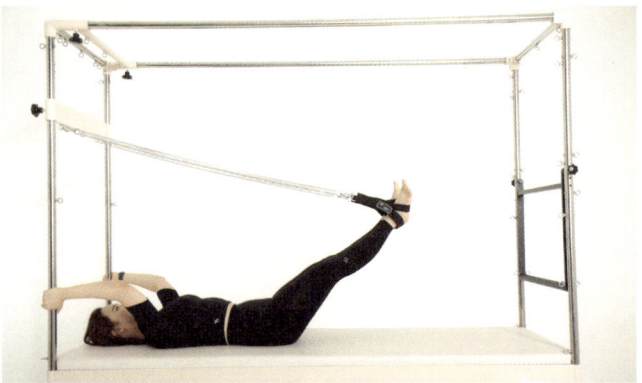

계속 내쉬면서-계속 진행한다

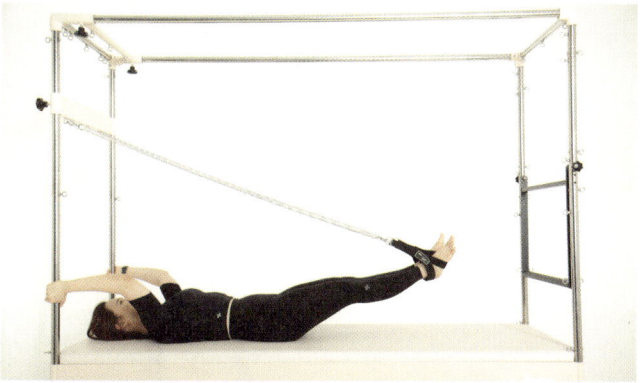

계속 내쉬면서-그대로 진행한다.
(발뒤꿈치를 치며 돌아간다)

타겟머슬
pelvic floor muscle (골반 기저근 / 골반밑근)
Transverse abdomonis (복횡근 / 배가로근)
obliques (복사근 / 배빗근)
deep spinal muscles (심부 척추 안정근 / 깊은 척추 안정근)
Gluteus maximus (대둔근 / 큰엉덩이근)

Down
hip extensor muscles (고관절 신전근 / 엉덩관절 폄근)의 단축성 수축

Up
hip extensor muscles (고관절굴곡근 / 엉덩관절 굽힘근)의 신장성 수축
Scapula stabilizer (견갑골 안정화 근육)

Image cue
작고 타이트한 스프링이 발 뒤꿈치에 붙어있어 끌어 당긴다고 생각한다.

Spotting
손으로 두 발을 부드럽게 잡고 당겨준다.
센터라인을 알려주고, 가이드 한다.

주의사항
엉덩이가 들썩거리지 않도록 주의한다.
복부의 힘을 유지할 수 있도록 한다.

NOTE

Leg spring exercise

Bicycle

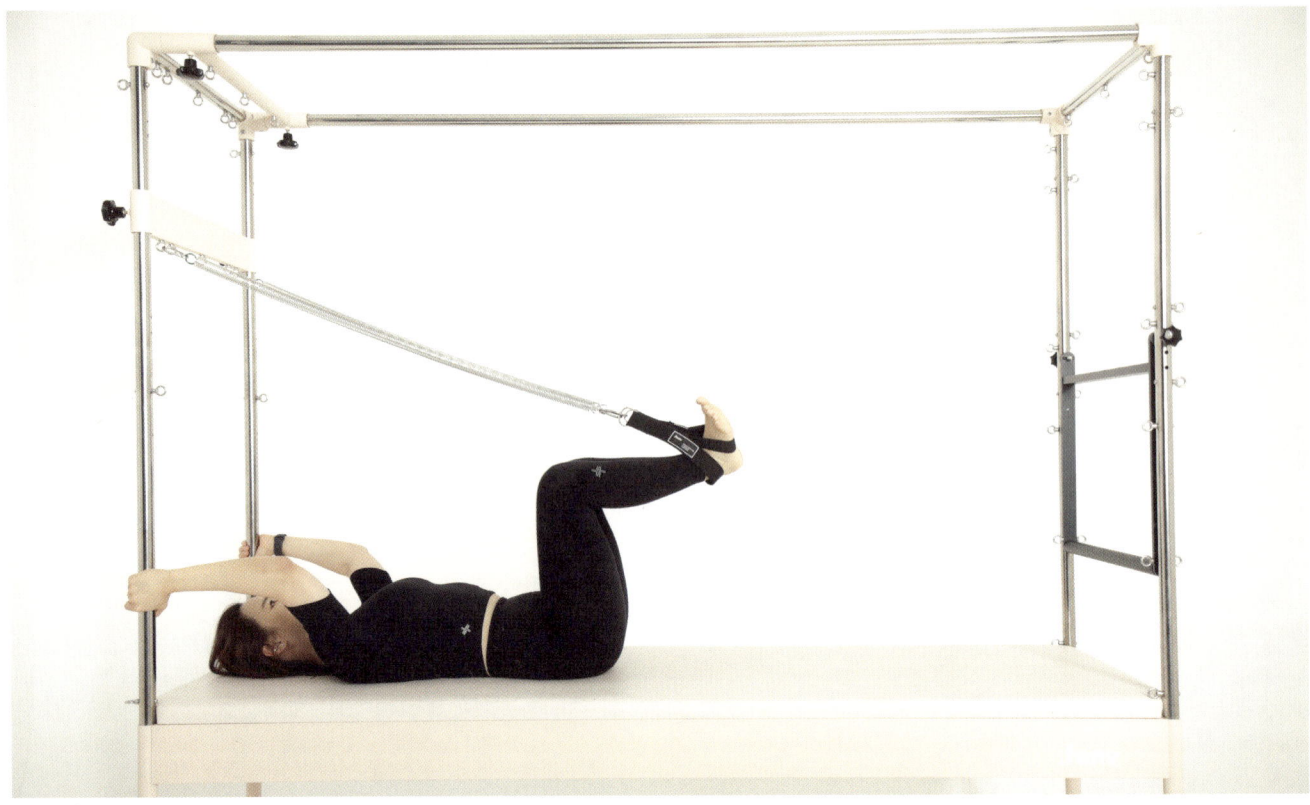

운동목적
난이도 중/ 8-10rep

고관절 신전근 강화 / 파워하우스 강화 / 하체 움직임 향상 / 고관절 움직임 향상 / 고관절 기능향상

풋스트랩에 발바닥을 하나씩 걸고 supine으로 누워 팔을 직각으로 구부려서 두 손바닥으로
수직바를 밀어낸다. 척추와 골반이 중립을 유지할 수 있을 때까지 두 다리를
모아천장으로 길게 뻗어 최대한 고관절을 굴곡하고 손바닥을 이용해 견갑골의 안정화를 도와준다.

Modification+Variation
높은 아이볼트에 스프링을 부착하고 진행한다.
Parallel로 진행한다. Medial rotation으로 진행한다.
템포를 바꾼다.

Teaching Tip
골반은 움직임 없이 유지하고 천골은 매트위에 무겁게 위치한다.
다리는 힙으로 부터 길게 뻗어낸다.
센터라인 안으로 두 다리와 뒤꿈치를 함께 밀어낸다.
무릎이 지나치게 신전 되지 않도록 주의한다.
손바닥은 당기는 게 아니라 계속해서 밀어낸다.
스텝은 균일하고 똑같은 길이를 유지한다.

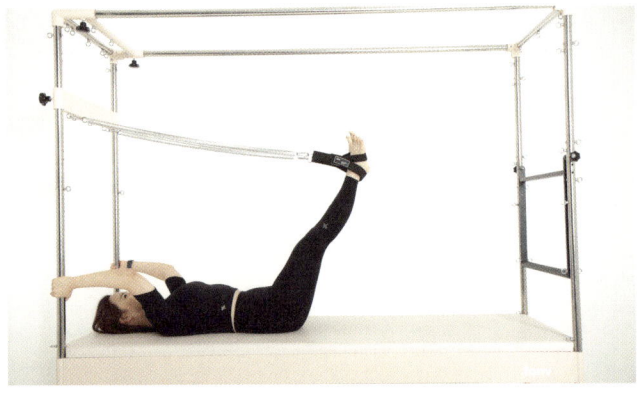

내쉬면서-발뒤꿈치를 치며 고관절을 신전한다.

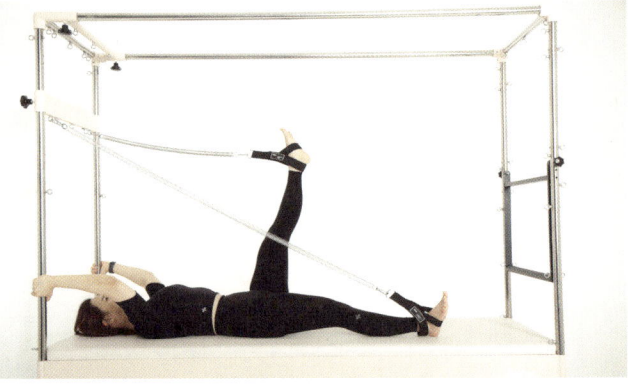

마시고 내쉬며-한쪽 무릎을 구부려 배드에 찍는 동시에 강하게 펴준다.

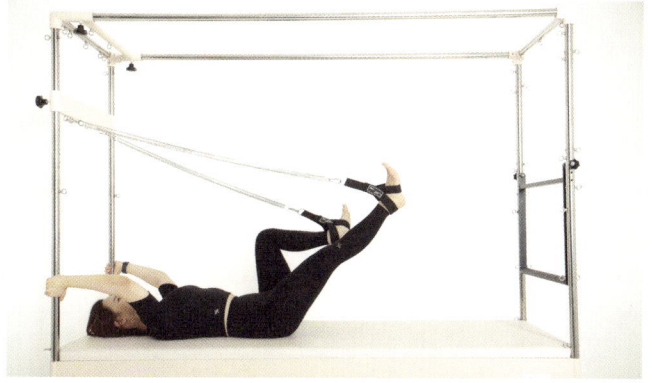
마시면서-다리를 들어올리는 동시에 반대 다리 무릎을 구부려 뻗어낸다.

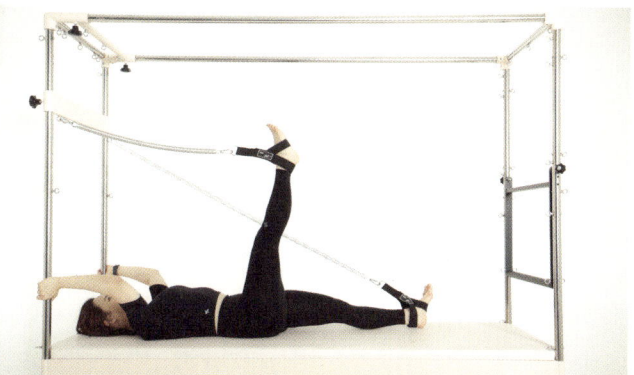
내쉬면서-다리를 교차하며 진행한다.

타겟머슬
pelvic floor muscle (골반 기저근 / 골반 밑근)
Transverse abdomonis (복횡근 / 배가로근)
obliques (복사근 / 배빗근)
deep spinal muscles (심부 척추 안정근 / 깊은 척추 안정근)
Gluteus maximus (대둔근 / 큰엉덩이근)

Down
hip extensor muscles (고관절 신전근 / 엉덩관절 폄근)의 단축성 수축

Up
hip extensor muscles (고관절 굴곡근 / 엉덩관절 굽힘근)의 신장성 수축
 Scapula stabilizer (견갑골 안정화 근육)

Knee flexion
Biceps fimoris (대퇴이두근, 넓다리 두갈래근)
Semitemdinosus (반건양근, 반힘줄모양근)
Semimembranosus (반막양근, 반막모양근)

Knee extention
Vastus lateralis (외측광근,)
Vastus medialis (내측광근)
Vastus intermedius (중간광근) Rectus femoris (대퇴직근)
Tensor fascia latae (대퇴근막장근)

Image cue
산으로 올라가는 자전거를 타듯이 힘있게 밀어낸다.

Spotting
손으로 두 발을 부드럽게 잡고 당겨준다.
센터라인을 알려주고, 가이드 한다.

주의사항
엉덩이가 들썩거리지 않도록 주의한다.
복부의 힘을 유지할 수 있도록 한다.

Leg spring exercise

Airplane

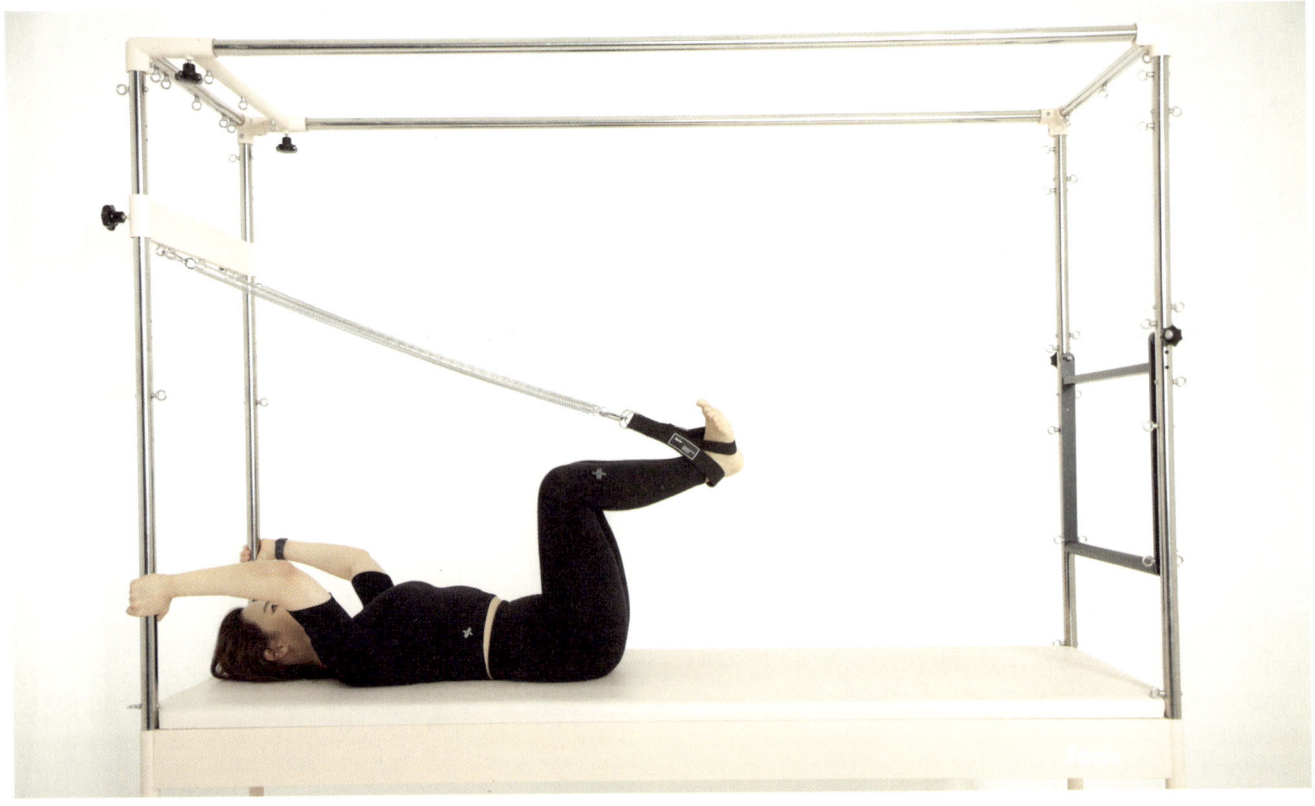

운동목적 고관절 신전근강화 / 파워하우스 강화 / 하체 움직임 향상
난이도 중/ 8-10rep / 고관절 움직임 향상 / 고관절 기능 향상

풋스트랩에 발바닥을 하나씩 걸고 supine으로 누워 팔을 직각으로 구부려서 두 손바닥으로 수직바를 밀어낸다. 척추와 골반이 중립을 유지할 수 있을때 까지 두다리를 모아 천장으로 길게 뻗어 최대한 고관절을 굴곡하고 손바닥을 이용해 견갑골의 안정화를 도와준다.

Modification+Variation
높은 아이볼트에 스프링을 부착하고 진행한다.
구간별로 동작을 나눠서 진행한다.

Teaching Tip
뻗어내며 내릴때, 척추를 길게 유지하며 Articulate하지 않는다.
다리를 뻗어내고 당겨 넣을때, 양쪽 어깨에 체중을 균형있게 유지한다.
스프링 텐션의 반대로 밀어내고, 스프링이 항상 팽팽하게 유지한다. 반동을 사용하지 않는다.

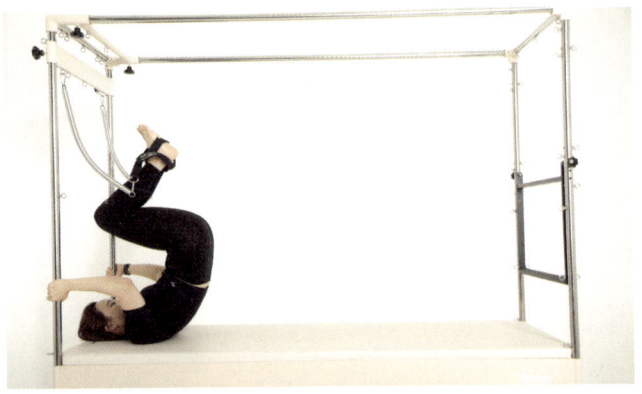

마시면서-골반과 척추를 분절하여 무릎이 얼굴앞 까지 올 수 있게 한다.

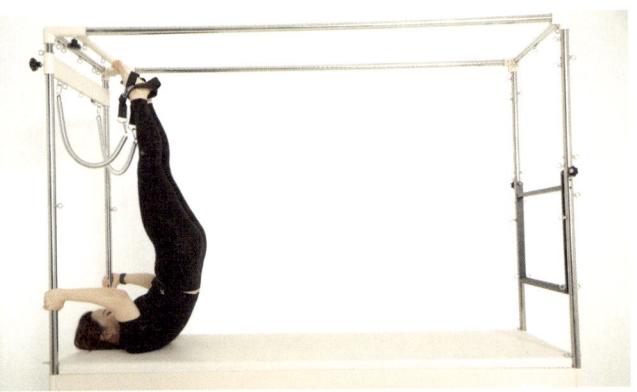

내쉬면서-무릎을 펴 다리를 길게 뻗어낸다.

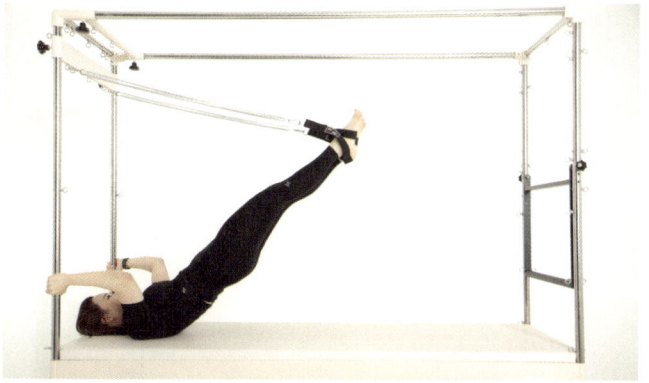
내쉬면서-파워하우스를 유지하며 다리를 사선 방향으로 뻗어낸다.

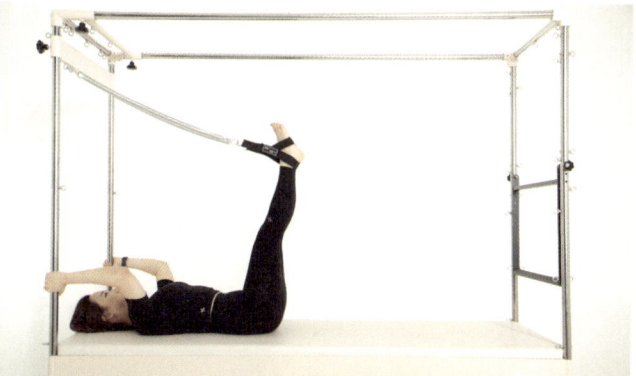
마시면서-척추를 분절하며 제자리로 돌아온다.
(반대 방향으로 진행한다).

타겟머슬
pelvic floor muscle (골반 기저근 / 골반밑근)
Transverse abdomonis (복횡근 / 배가로근)
obliques (복사근 / 배빗근)
deep spinal muscles (심부 척추 안정근 / 깊은 척추 안정근)
Gluteus maximus (대둔근 / 큰엉덩이근)

Spine Curl up
rectus abdominis (복직근 / 배곧은근)과 oblique (복사근 / 배빗근) 단축성 수축

Leg stretch
Quadriceps femoris (대퇴 사두근 / 넓다리 네갈래근), hip extensor muscles (고관절 신전근 / 엉덩관절 폄근) 단축성 수축

Articulation
rectus abdominis (복직근 / 배곧은근)과 oblique (복사근 / 배빗근) 신장성 수축
Scapula stabilizer (견갑골 안정화 근육)

Image cue
천골 아래에 손을 지지한다.

Spotting
천골 아래에 손을 지지한다.

주의사항
목의 문제를 주의한다.

NOTE

Leg spring exercise

Passe

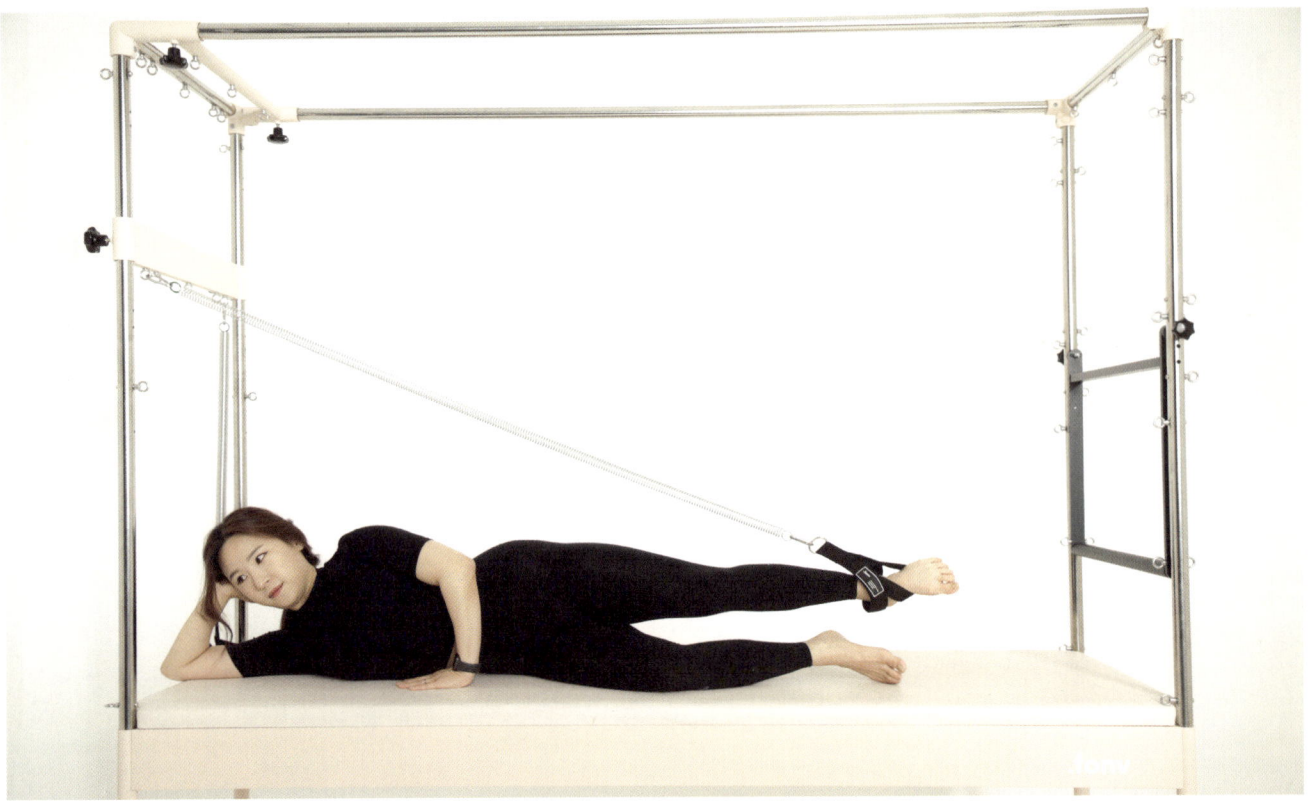

운동목적	파워하우스 강화 / 하체 움직임 향상 / 고관절 움직임 향상
난이도 중 / 8-10rep	/ 고관절 기능향상 체간 안정화/ 견갑골 안정화

옆으로 누워 손바닥으로 머리를 받쳐 주워 준다
한쪽 다리에 스프링을 걸고 복부의 힘으로 자세를 유지한다.

Modification+Variation
고관절의 외전과 내전을 반복한다.
고관절의 굴곡과 신전을 반복한다.
머리 아래 블럭을 받쳐 눕는다.
바닥에 내려놓은 손을 타워로 이동한다.

Teaching Tip
뻗어내며 내릴 때, 척추를 길게 유지하며 Articulate 하지 않는다.
다리를 뻗어내고 당겨 넣을때, 양쪽 어깨에 체중을 균형있게 유지한다.
스프링 텐션의 반대로 밀어내고, 스프링이 항상 팽팽하게 유지 한다.
반동을 사용하지 않는다.

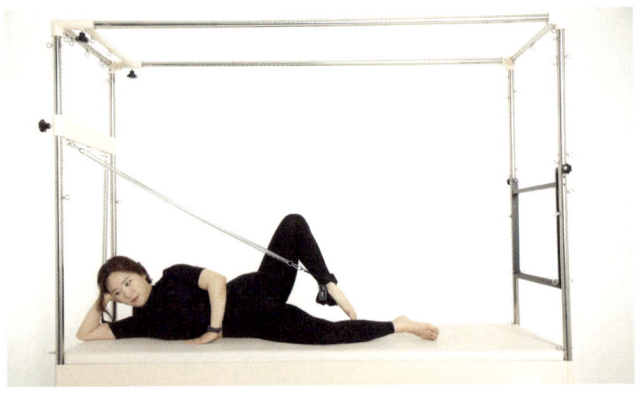

마시면서-척추와 골반의 중립을 유지하여 무릎을 구부려 주며 외회전한다.

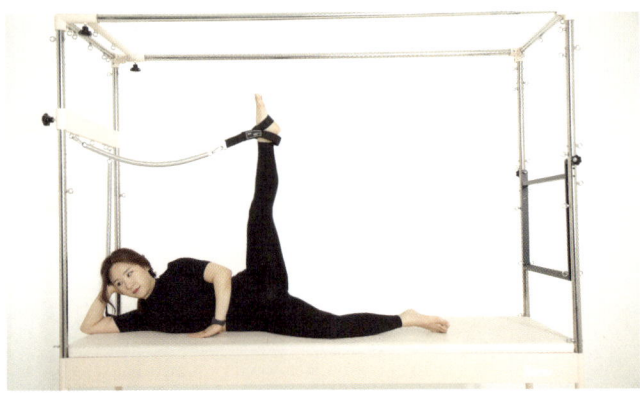

내쉬면서-외회전 상태를 유지하며 무릎을 편다.

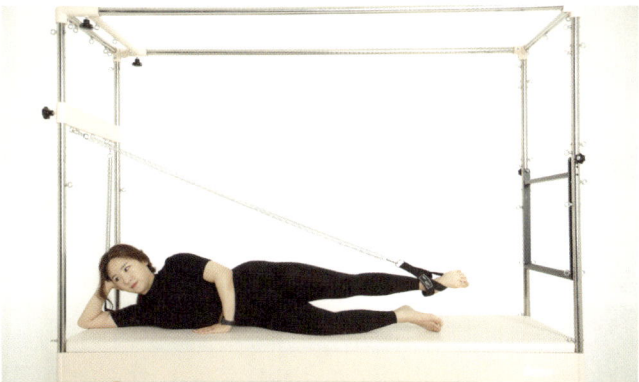

계속 내쉬면서-다리를 길게 뻗어내며 제자리로 돌아온다.

타겟머슬
pelvic floor muscle (골반 기저근 / 골반밑근)
Transverse abdomonis (복횡근 / 배가로근)
obliques (복사근 / 배빗근)
deep spinal muscles (심부 척추 안정근 / 깊은 척추 안정근)
Gluteus maximus (대둔근 / 큰엉덩이근)

Up
Hip adductor muscles (고관절 내전근 / 고관절 모음근)
신장성수축

Down
Hip adductor muscles (고관절 내전근 / 고관절 모음근) 단축성 수축
Scapula stabilizer (견갑골안정화 근육)

Image cue
발끝으로 무지개를 그려낸다.

Spotting
을 부드럽게 잡아당겨 가이드를 한다.
골반이 뒤로 넘어가지 않도록 지지한다.

주의사항
고관절의 문제를 주의한다.

NOTE

Leg spring exercise

Standing abduction / adduction extension

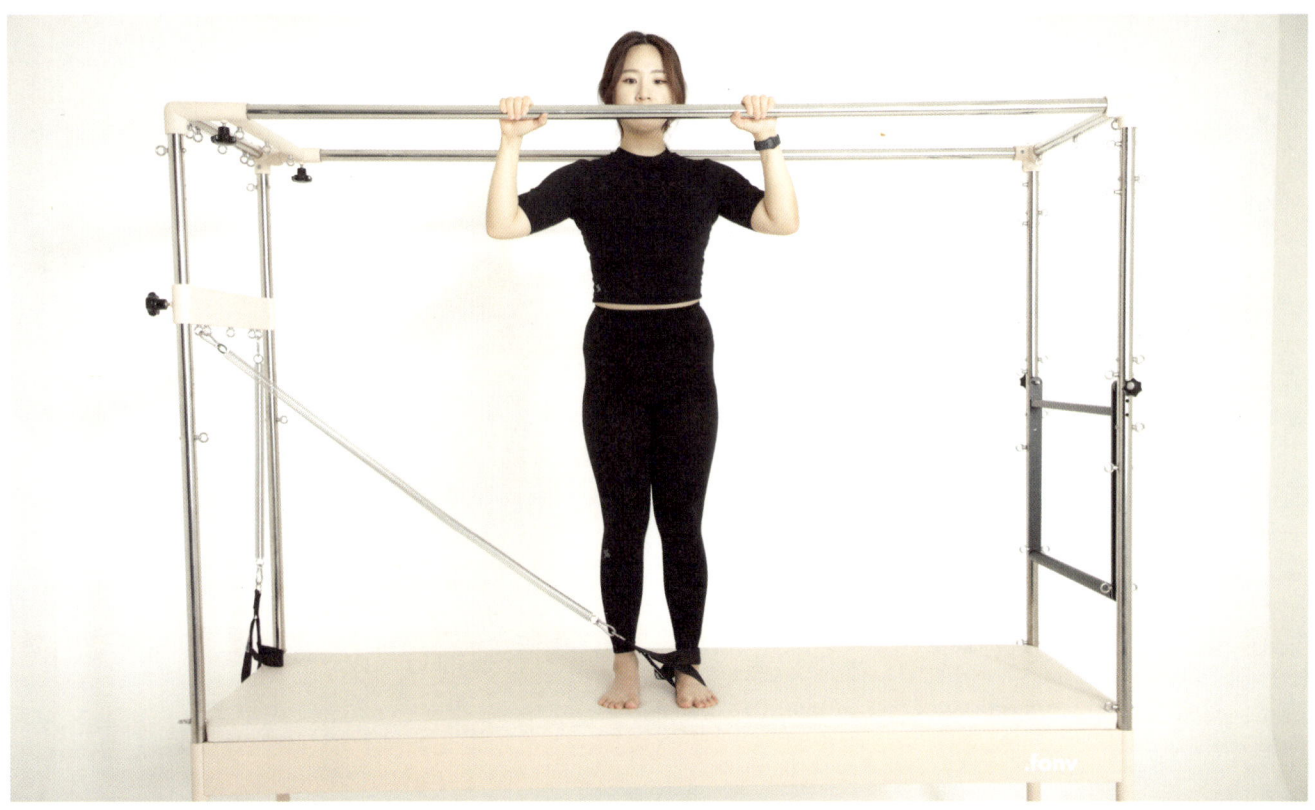

운동목적
난이도 하/ 8-10rep

파워하우스 강화 / 하체 안정성 향상 / 고관절 움직임 향상 / 고관절 기능 향상 / 체간 안정화 / 견갑골 안정화

캐딜락 배드 위에 바르게 서서 풋스트랩을 발목에 걸고 발목은 당겨 자세를 유지한다.
두손을 수평타워바를 잡고 척추와 골반의 중립을 유지한다.

Modification+Variation
박스 위에 서서 진행한다.
발목과 수평이 되는 곳에 스프링을 걸고 진행한다.

Teaching Tip
몸을 올리고 내릴 때 몸통이 앞뒤로 흔들리지 않도록 동작을 조절한다.
어깨와 목에 과도한 긴장이 생기지 않도록 한다.

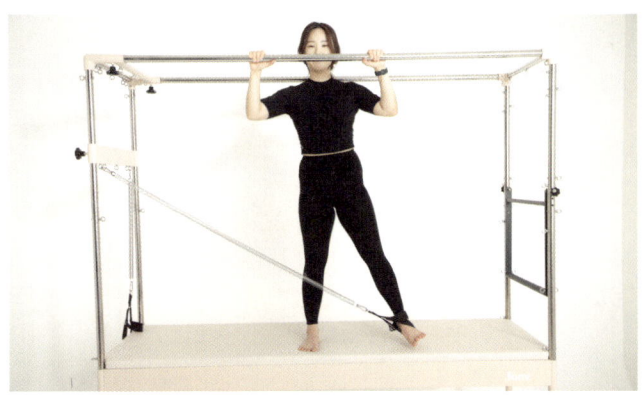

내쉬면서-척추와 골반의 중립을 유지하여 고관절을 외전한다.

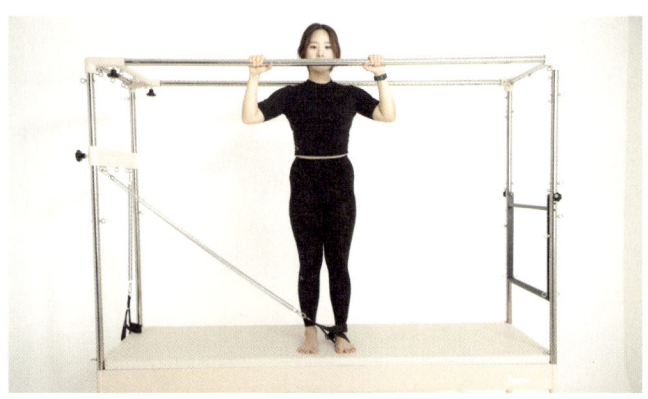

마시면서-저항을 느끼며 천천히 돌아온다.

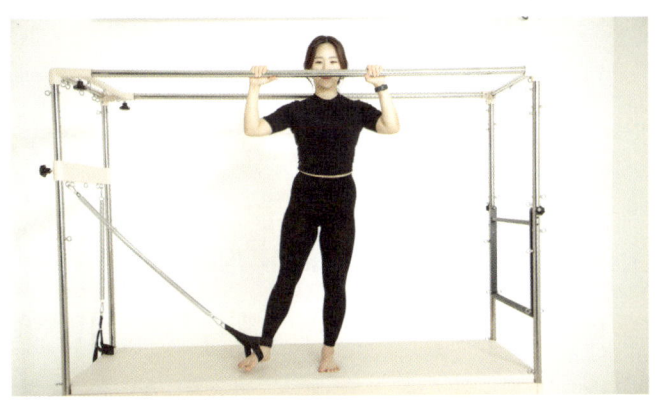

마시면서-저항을 반대쪽에 걸어주고 척추와 골반을 중립 상태로 유지한다.

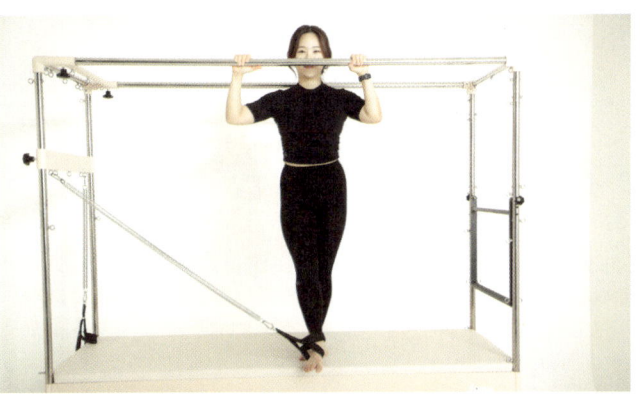

내쉬면서-척추와 골반의 중립을 유지하여 고관절을 내전시켜준다.

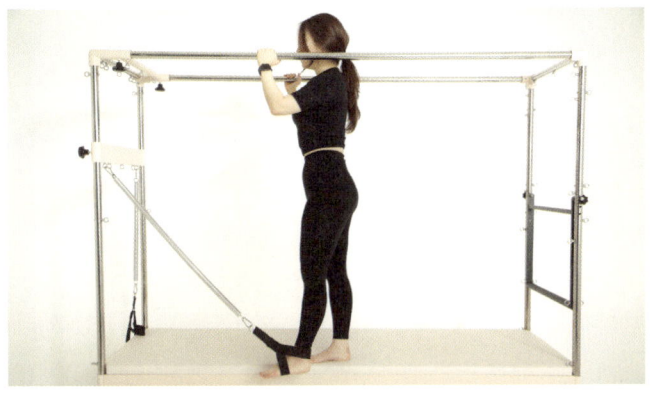

마시면서-수직 타워바를 바라보며 한쪽 다리에 풋스트랩을 걸고 자세를 유지한다.

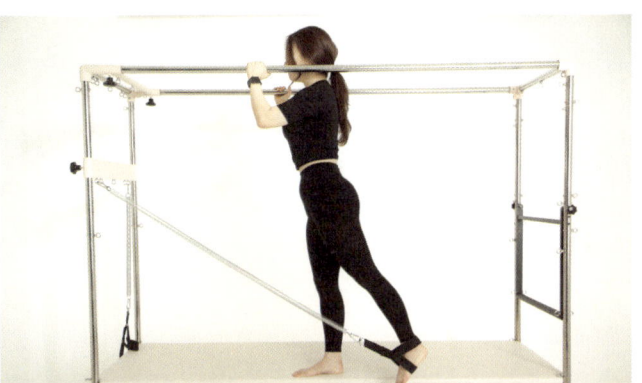

내쉬면서-척추와 골반의 중립을 유지하여 척추를 길게 하며 고관절을 신전한다.

타겟머슬

pelvic floor muscle (골반 기저근 / 골반밑근)
Transverse abdomonis (복횡근 / 배가로근)
obliques (복사근 / 배빗근)
deep spinal muscles (심부 척추 안정근 / 깊은척 추안정근)
Gluteus maximus (대둔근 / 큰엉덩이근)

back kick
hip extensor muscles (고관절 신전근 / 엉덩관절 폄근)의 단축성 수축

Side kick
Hip abductor muscles (고관절 외전근 / 엉덩관절 벌림근)의 단축성 수축

Front kick
hip flexor muscles (고관절 굴곡근 / 엉덩관절 굽힘근)
단축성 수축 Scapula stabilizer (견갑골 안정화 근육)

Image cue
다리가 고무줄처럼 길어지며 움직인다.

Spotting
골반을 잡고 고정한다.

주의사항
스트랩이 발목에서 빠지지 않도록 주의한다.

Trapeze

Trapeze

Push up

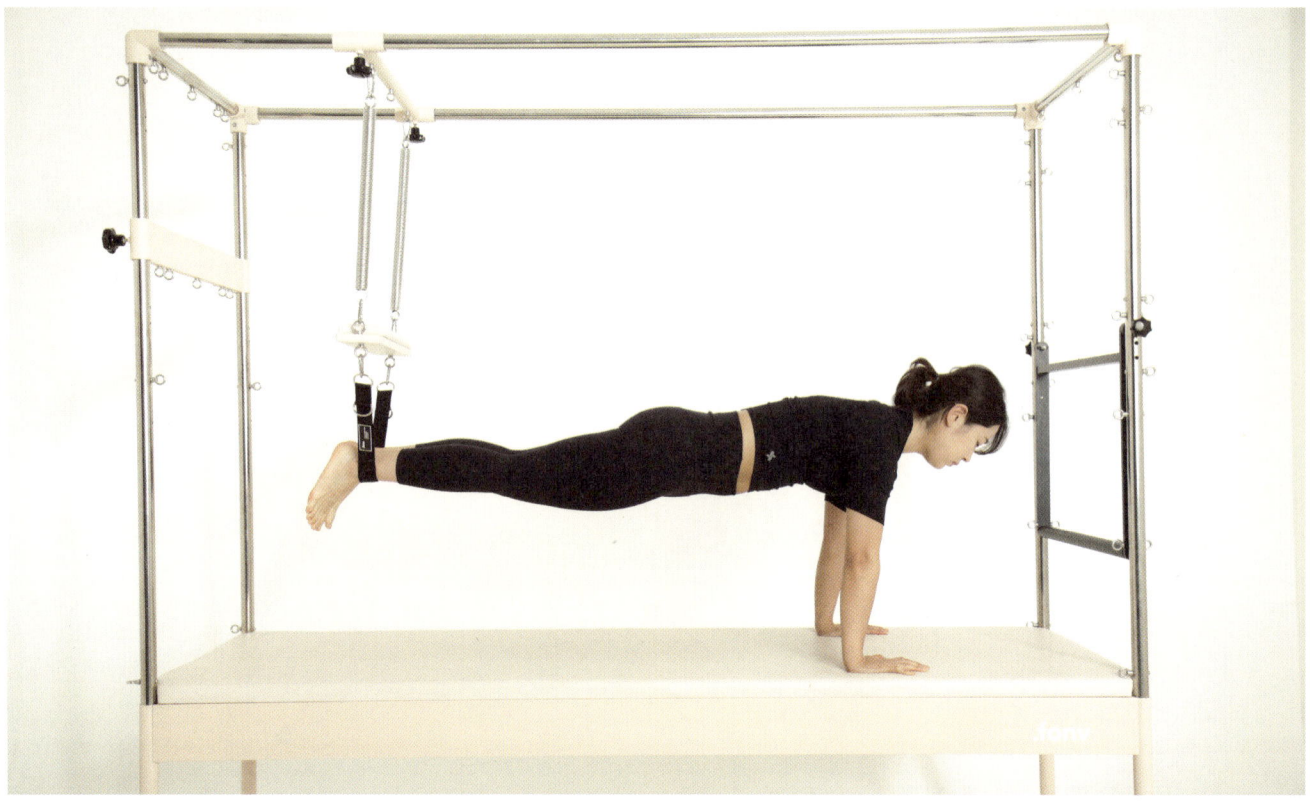

운동목적
난이도 상 / 8-10rep

주관절 굴곡근 강화 / 상완골 신전근 강화 / 견갑골 안정화 / 파워하우스 강화 / 척추 분절기능 향상 / 체간 굴곡근 강화

어깨 위에 손목이 오도록 수평바를 한 쪽씩 잡고 매달려 두 발뒤꿈치를 trapeze에 올려 두어 발목의 중립을 만든다. 두 다리로 스프링을 눌러내며 척추와 골반의 중립을 유지하면서 최대한 고관절을 굴곡하여 hinge하고 견갑골의 중립도 유지한다.

Modification+Variation
Push up prep자세를 선행한다.
다리를 내리고 진행한다.
Short box를 사용하여 견갑의 움직임을 인지 시킨다.

Teaching Tip
어깨와 손이 일직선이 되도록 유지한다.
견갑골을 안정화하고 팔꿈치를 굽히는 동안 골반과 척추의 중립을 유지한다.
Upper trapezius가 과도하게 압박 되지 않도록 한다.
척추의 articulate에 집중한다.
시선은 발끝을 보며 경추의 과한 굴곡을 피한다.

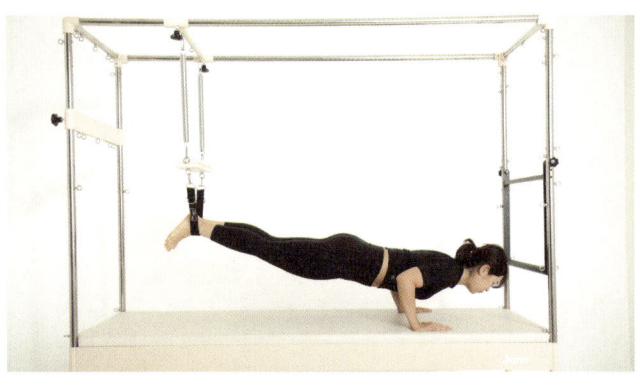

마시면서-척추와 골반의 중립을 유지하여 팔꿈치를 구부려 아래로 내려간다.

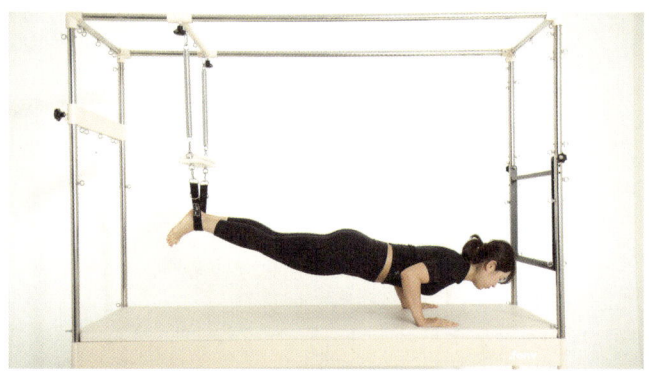

내쉬면서-척추와 골반의 중립을 유지하여 팔을 펴 제자리로 돌아온다.

타겟머슬

pelvic floor muscle (골반 기저근 / 골반밑근)
Transverse abdomonis (복횡근 / 배가로근)
obliques (복사근 / 배빗근)
deep spinal muscles (심부 척추 안정근 / 깊은 척추 안정근)
Gluteus maximus (대둔근 / 큰엉덩이근)

Articulation
rectus abdominis (복직근 / 배곧은근)과
oblique (복사근 / 배빗근) 단축성 수축

Pull up
Biceps brachii (상완이두근 / 위팔두갈래근)
latissimus dorsi (광배근 / 넓은등근) 단축성 수축
Scapula stabilizer (견갑골안정화 근육)

Image cue
거대한 파도가 치는것처럼 분절하며 진행한다.

Spotting
Trapeze spring에 다리를 걸 때 안전하게 걸 수 있도록 도와준다.
움직임에 방해가 되지 않도록 과한 spotting은 피한다.

주의사항
손잡이와 Trapeze spring안전을 확보 후 진행한다.

NOTE

Trapeze

Pull up

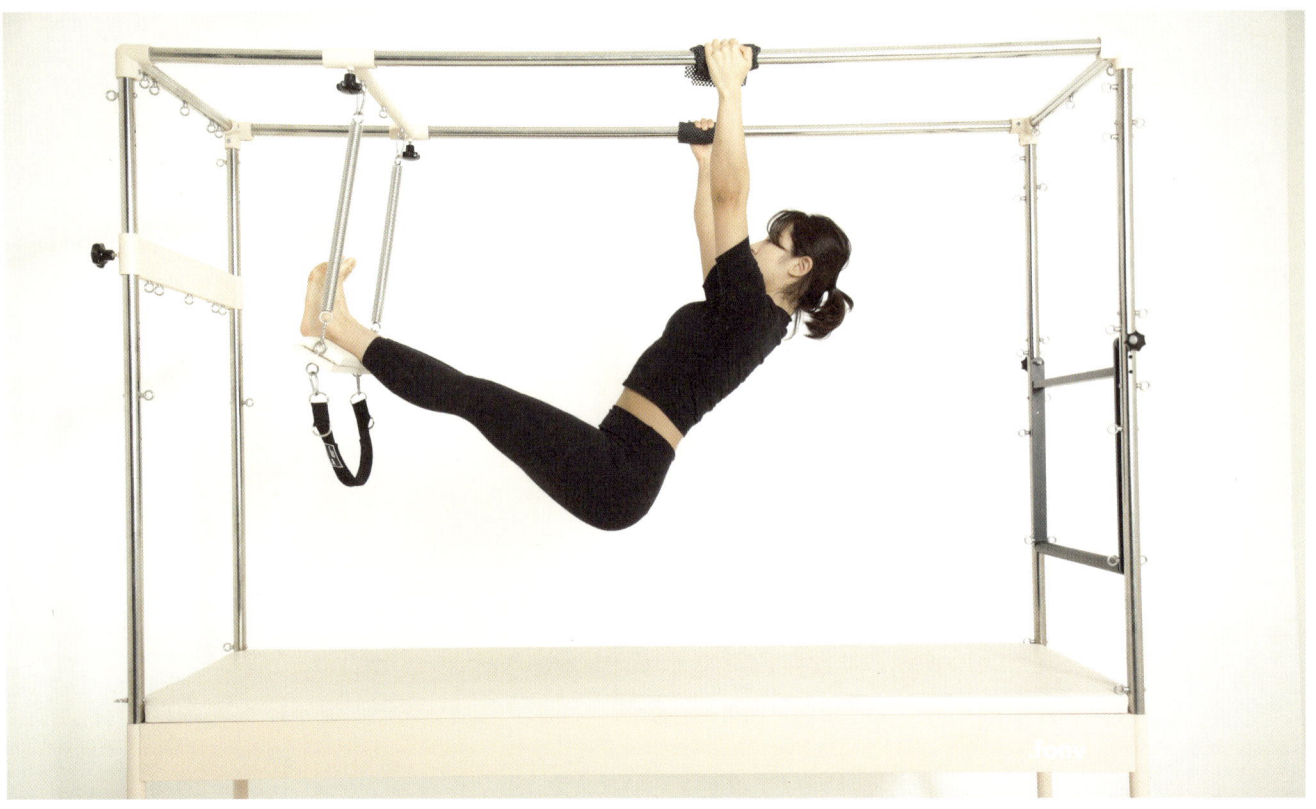

운동목적
난이도 하 / 8-10rep

체간 안정화 / 고관절 안정화 / 협응력 향상 / 등과 어깨를 강화 / 파워하우스 강화

발등을 trapeze strap에 걸고 어깨 밑에 손목이 오는 위치 에서 스프링을 눌러내며 척추와 골반을 중립으로 만든다. 두 손으로 지면을 밀어내어 견갑골의 안정화를 도와 준다.

Modification+Variation
호흡을 반대로 진행한다.
Trapeze spring에서 먼저 진행한다.

Teaching Tip
힙은 바닥과 수평 상태로 유지하여, 골반이 앞이나 뒤로 굴러 넘어가지 않도록 주의한다.
Upper trapezius가 과도하게 압박 되지 않도록 한다.
척추의 측굴이 일어나지 않도록 주의한다.
척추가 굽거나 신전되지 않도록 유지한다.
무릎의 과신전을 주의한다.

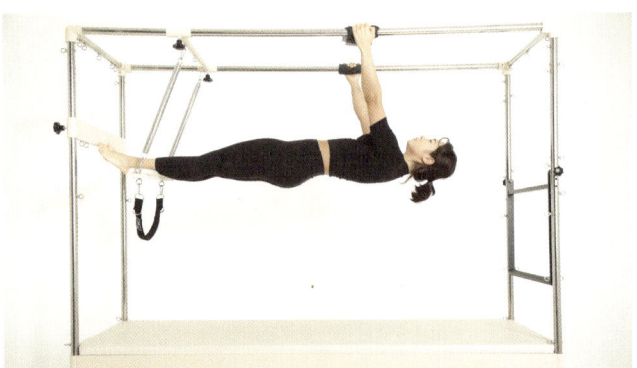

내쉬면서-척추를 분절 하여 올라와 발끝부터 머리까지 한선을 유지한다.

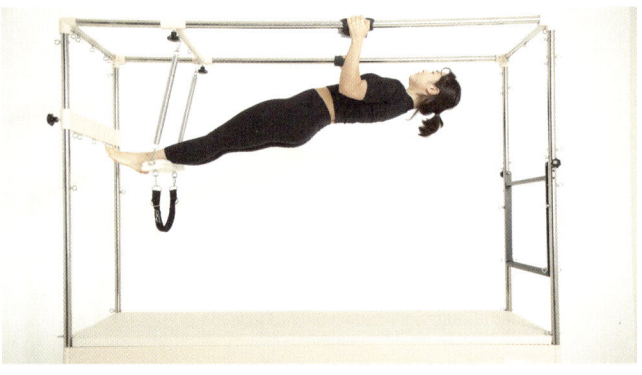

마시면서-척추와 골반의 중립을 유지하여 팔꿈치를 구부려 상체를 올려준다.

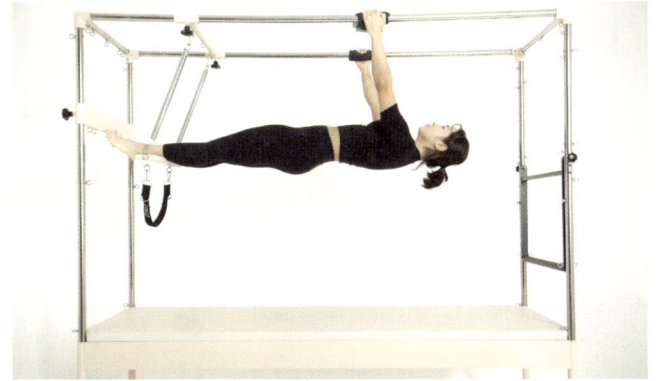
내쉬면서–팔을 펴 제자리로 돌아온다.

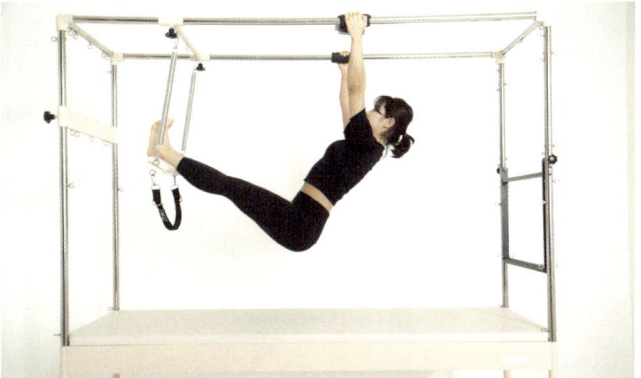
마시고 내쉬면서–척추를 분절하여 hinge상태로 돌아온다.

타겟머슬
pelvic floor muscle (골반 기저근 / 골반밑근)
Transverse abdomonis (복횡근 / 배가로근)
obliques (복사근 / 배빗근)
deep spinal muscles (심부 척추 안정근 / 깊은 척추 안정근)
Gluteus maximus (대둔근 / 큰엉덩이근)

Push up
Pectoralis major (대흉근 / 큰가슴근),
anterior deltoid (전면삼각근 / 앞어깨세모근)
triceps brachii (상완삼두근 / 윗팔세갈래근) 단축성 수축
Scapula stabilizer (견갑골 안정화 근육)

Image cue
몸 전체가 나무처럼 단단하게 움직인다.

Spotting
과하게 허리가 꺾일 상황에 대비해
복부를 받쳐 준다.

주의사항
견갑의 문제를 주의한다.

NOTE

Trapeze

Hanging up

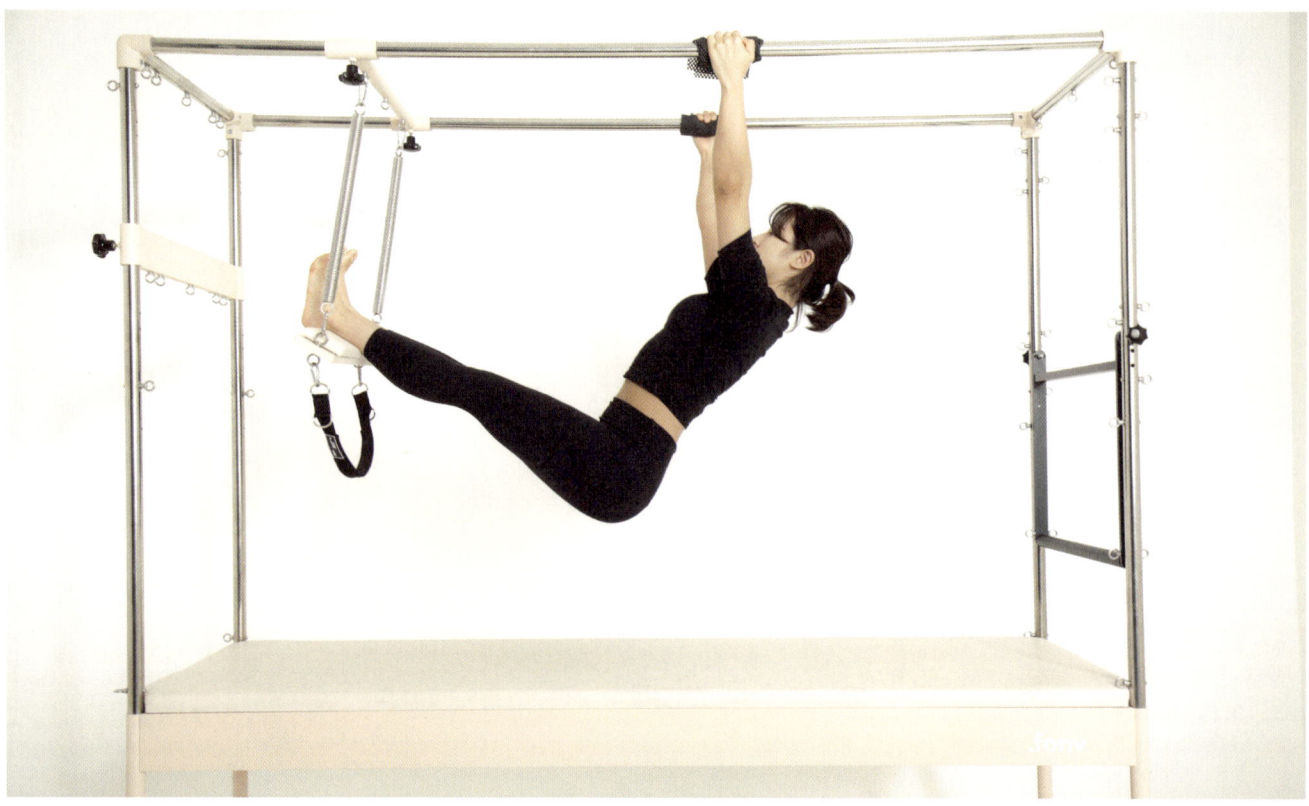

운동목적
난이도 하 / 8-10rep

견갑골안정화/ 파우하우스강화/ 척추분절기능향상 / 척추신전근강화

어깨위에 손목이 오도록 수평바를 한 쪽씩 잡고 매달려 두 발뒤꿈치를 trapeze에 올려 두어 발목의 중립을 만든다. 두 다리로 스프링을 눌러내며 척추와 골반의 중립을 유지하면서 최대한 고관절을 굴곡하여 hinge하고 견갑골의 중립도 유지한다.

Modification+Variation
호흡을 반대로 진행한다.
Trapeze spring에서 먼저 진행한다.

Teaching Tip
힙은 바닥과 수평 상태로 유지하여, 골반이 앞이나 뒤로 굴러 넘어가지 않도록 주의한다.
Upper trapezius가 과도하게 압박 되지 않도록 한다.
척추의 측굴이 일어나지 않도록 주의한다.
척추가 굽거나 신전되지 않도록 유지한다 무릎의 과신전을 주의한다.

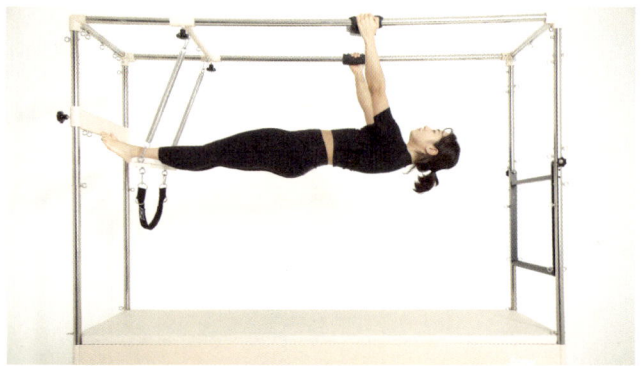

내쉬면서–척추를 분절 하여 올라와 발끝부터 머리까지 한선을 유지한다.

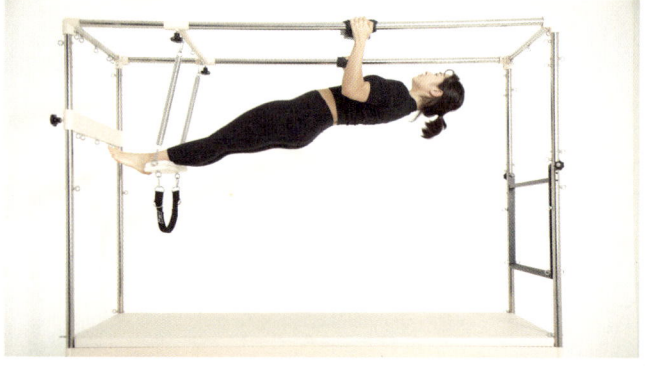

마시면서–척추와 골반의 중립을 유지하여 팔꿈치를 구부려 상체를 올려준다.

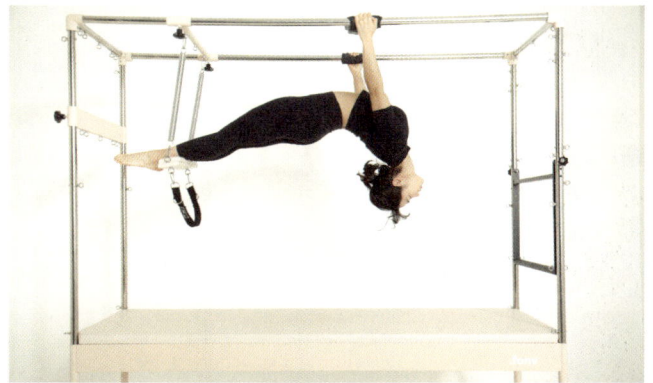
내쉬면서-천천히 팔을 피며 흉추와 경추를 신전 시켜 준다.

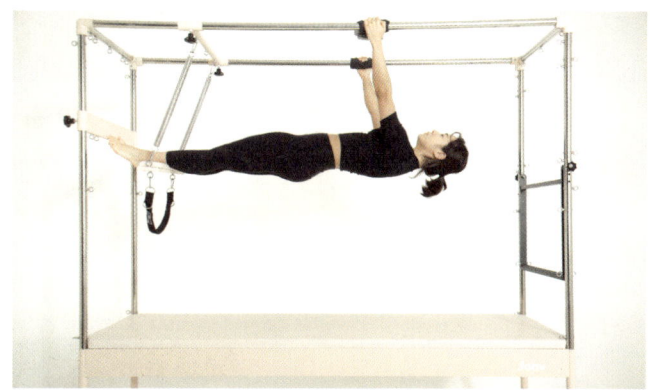
내쉬면서-팔을 펴 제자리로 돌아온다.

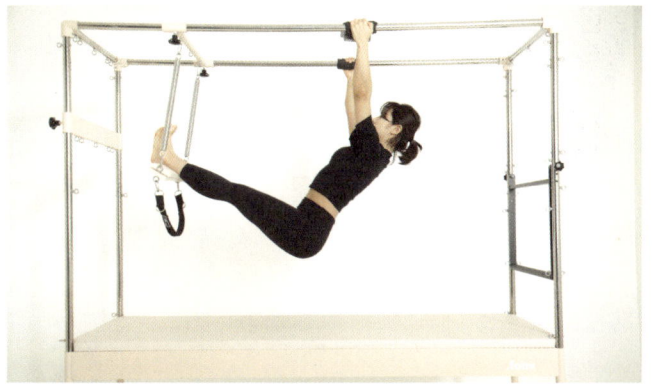
마시고 내쉬면서-척추를 분절하여 hinge상태로 돌아온다.

타겟머슬
pelvic floor muscle (골반 기저근 / 골반밑근)
Transverse abdomonis (복횡근 / 배가로근)
obliques (복사근 / 배빗근)
deep spinal muscles (심부 척추 안정근 / 깊은 척추 안정근)
Gluteus maximus (대둔근 / 큰엉덩이근)

Push up
Pectoralis major (대흉근 / 큰가슴근), anterior deltoid (전면삼각근 / 앞어깨세모근), triceps brachii (상완삼두근 / 윗팔 세갈래근) 단축성 수축

Articulation
rectus abdominis (복직근 / 배곧은근)과 oblique (복사근 / 배빗근) 단축성 수축 S

pine extension
erector spinae (척추기립근 / 척추세움근), gluteus maximus (대둔근 / 큰엉덩이근) 단축성 수축
Scapula stabilizer(견갑골안정화 근육)

Image cue
독수리 처럼 가슴을 활짝 열어준다.

Spotting
Trapeze spring에 다리를 걸 때 안전하게 걸 수 있도록 도와준다. 움직임에 방해가 되지 않도록 과한 spotting은 피한다.

주의사항
손잡이와 Trapeze spring 안전을 확보 후 진행한다.

Trapeze

Ballet stretch-forward

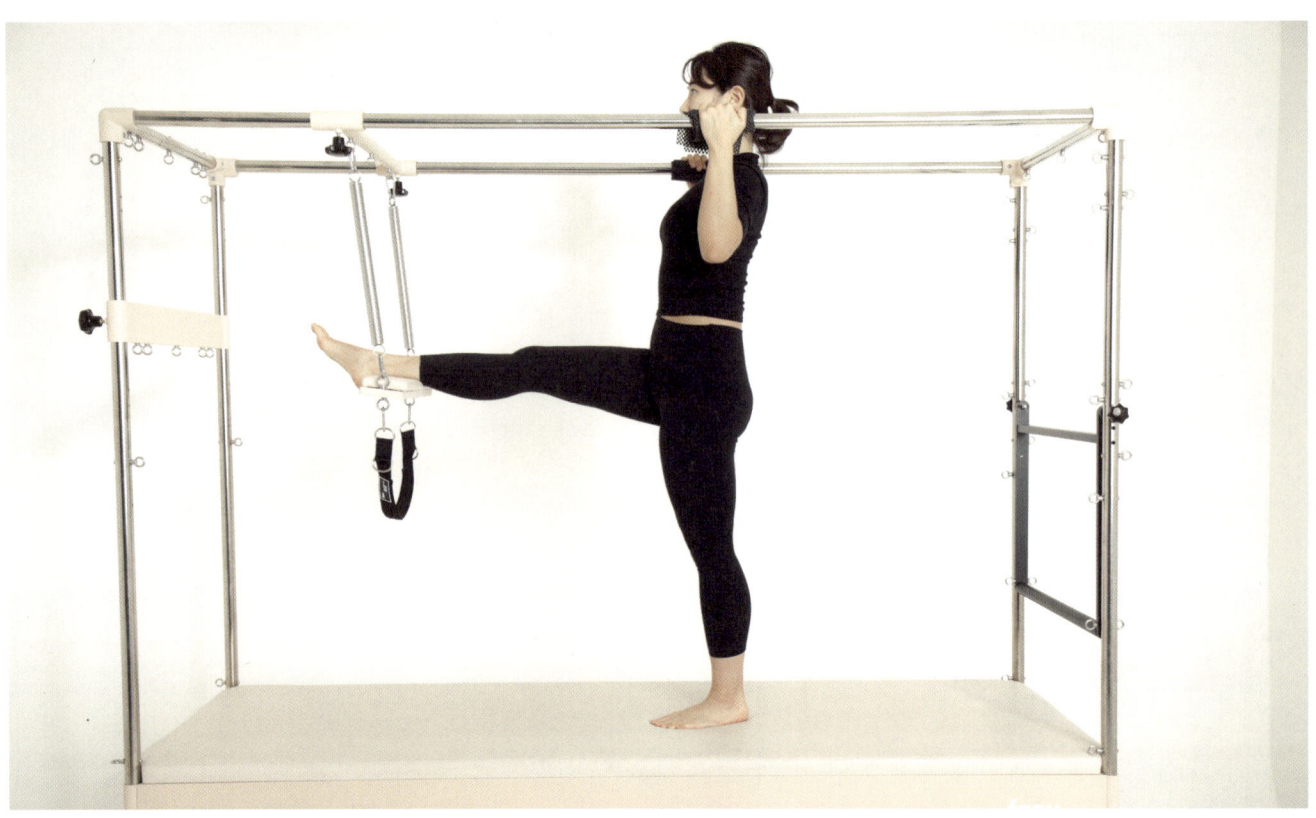

운동목적
난이도 하 / 8-10rep

체간 안정성 향상 / 견갑골 안정화 / 고관절 신전근 스트레칭

Trapeze를 바라보며 수평바를 잡고 한 다리는 골반 밑에 내려놓고 반대쪽 다리는 앞으로 길게 뻗어 trapeze strap에 걸어준다. 견갑골과 골반, 척추의 중립을 신경쓰며 자세를 유지한다.

Modification+Variation
척추의 굴곡과 신전 동작을 추가 한다.
발목을 Dorsi flexion, Plantar flexion움직임을 진행한다.

Teaching Tip
골반과 척추를 중립으로 유지한다.
골반은 최대한 수직과 수평을 유지한다.
팔은 수평바를 잡고 견갑골을 안정화 한다.

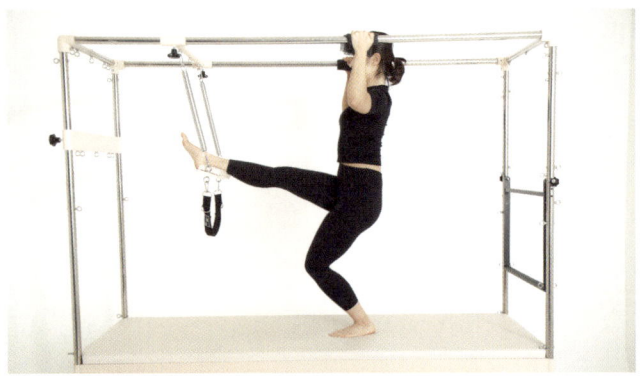

마시면서-척추와 골반의 중립을 유지하여 바닥에 있는 다리를 구부려 준다.

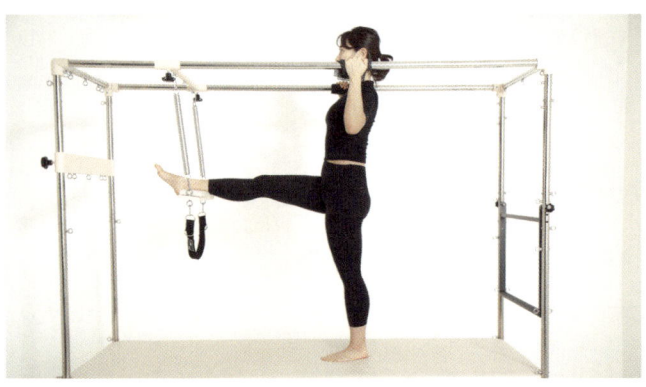

내쉬면서-제자리로 돌아온다.

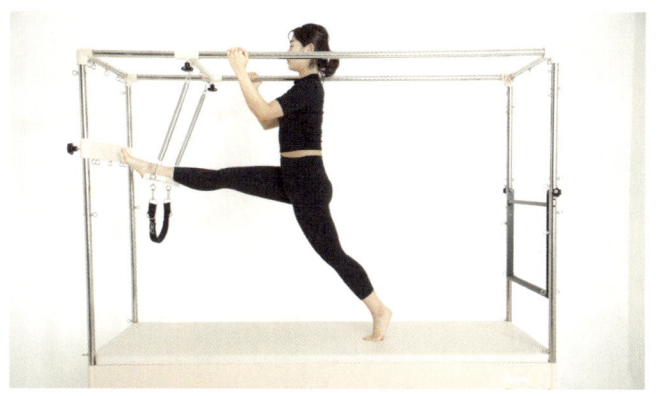
마시면서–발뒤꿈치를 들며 수평바를 트라페즈를 앞으로 밀어 스트레칭 한다.

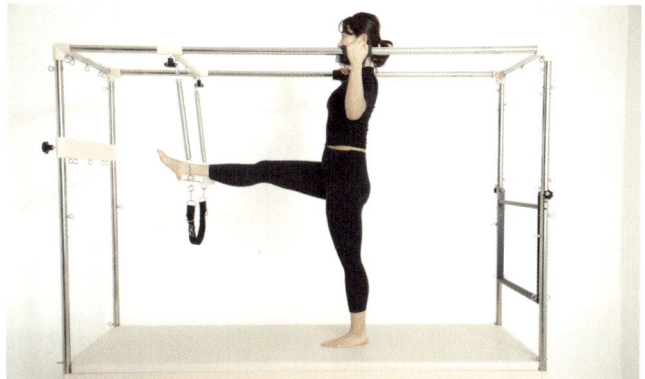
내쉬면서–제자리로 돌아온다.

타겟머슬

pelvic floor muscle (골반 기저근 / 골반밑근)
Transverse abdomonis (복횡근 / 배가로근)
obliques (복사근 / 배빗근)
deep spinal muscles (심부 척추 안정근 / 깊은 척추 안정근)
Gluteus maximus (대둔근 / 큰엉덩이근)

Push up

Pectoralis major (대흉근 / 큰가슴근),
anterior deltoid (전면삼각근 / 앞어깨세모근)
triceps brachiii (상완삼두근 / 윗팔세갈래근) 단축성 수축
Trapeze leg Hamstring (슬곡근 / 뒤넓다리근) stretch
standing leg iliopsoas (장요근 / 엉덩허리근) stretch
Scapula stabilizer (견갑골 안정화 근육)

Image cue

발끝이 1센티 더 길어진다고 상상한다.
우아한 발레리나가 되었다고 상상한다.

Spotting

Trapeze spring에 다리를 걸 때 안전하게 걸 수 있도록 도와준다. 움직임에 방해가 되지 않도록 과한 spotting은 피한다.

주의사항

관절 가동범위 내에서 스트레칭을 진행한다.

NOTE

Trapeze

Ballet stretch-side

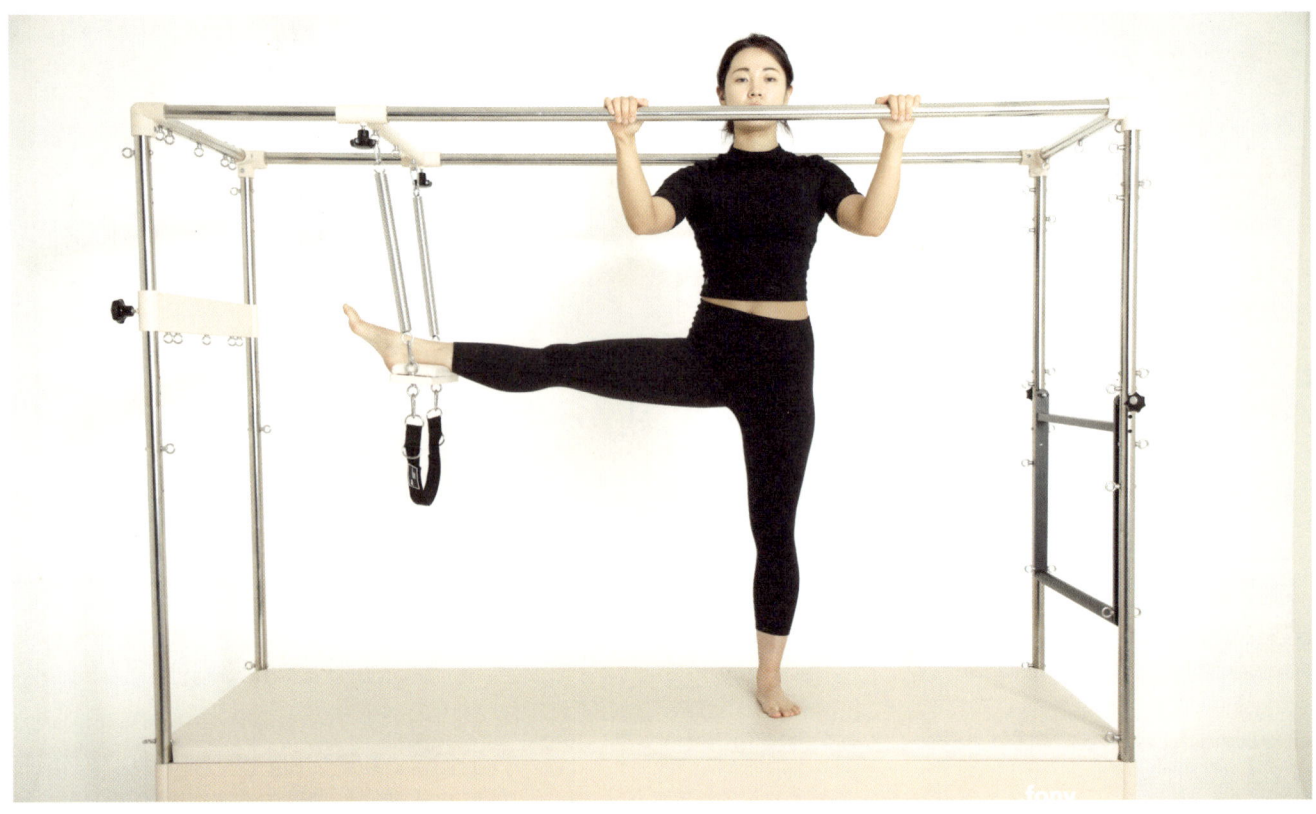

운동목적
난이도 하 / 8-10rep

체간 안정성 향상 / 견갑골 안정화 / 고관절 내전근 스트레칭

Trapeze를 바라보며 수평바를 잡고 한 다리는 골반 밑에 내려놓고 반대쪽 다리는 옆으로 길게 뻗어 trapeze strap에 걸어준다. 견갑골과 골반, 척추의 중립을 신경쓰며 자세를 유지한다.

Modification+Variation
척추의 굴곡과 신전 동작을 추가 한다. 발목을 Dorsi flexion, Plantar flexion 움직임을 진행한다.

Teaching Tip
반과 척추를 중립으로 유지한다. 골반은 최대한 수직과 수평을 유지한다. 팔은 수평바를 잡고 견갑골을 안정화 한다. 다리를 hip보다 약간 앞에 놓아 진행한다.

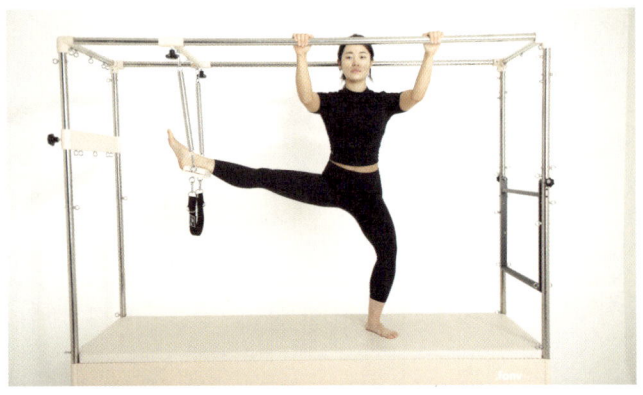

마시면서-척추와 골반의 중립을 유지하며 바닥에 내려 놓은 다리를 구부려 준다

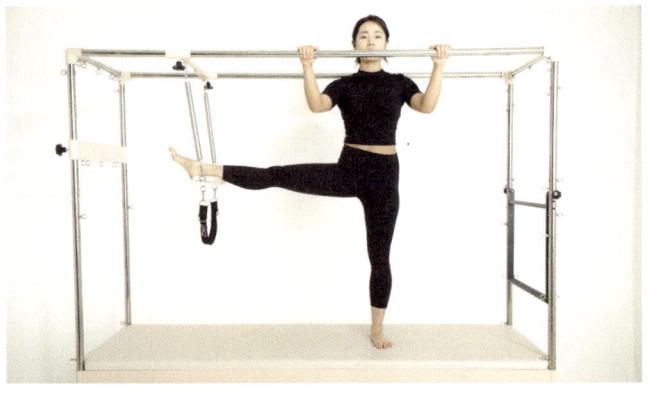

내쉬면서-제자리로 돌아온다.

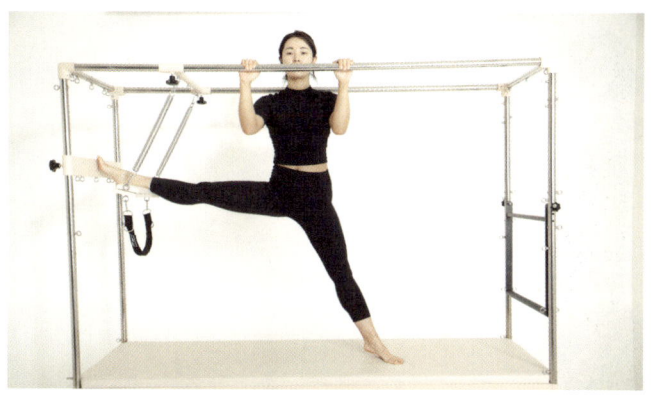
마시면서-발뒤꿈치를 들고 트라페즈를 멀리 밀어내 스트레칭 한다.

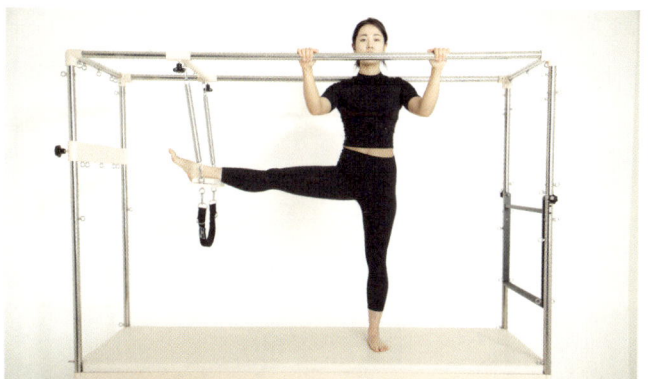
내쉬면서-제자리로 돌아온다.

타겟머슬
pelvic floor muscle (골반 기저근 / 골반밑근)
Transverse abdomonis (복횡근 / 배가로근)
obliques (복사근 / 배빗근)
deep spinal muscles (심부 척추 안정근 / 깊은 척추 안정근)
Gluteus maximus (대둔근 / 큰엉덩이근)
Push up Pectoralis major(대흉근 / 큰가슴근)
anterior deltoid(전면삼각근 / 앞어깨세모근)
triceps brachii(상완삼두근 / 윗팔세갈래근) 단축성 수축
adductor muscles (고관절 내전근 / 고관절모음근)

stretch
Scapula stabilizer(견갑골 안정화 근육)

Image cue
발끝이 1센티 더 길어진다고 상상한다.
우아한 발레리나가 되었다고 상상한다.

Spotting
Trapeze spring에 다리를 걸 때 안전하게 걸 수 있도록 도와준다. 움직임에 방해가 되지 않도록 과한 spotting은 피한다.

주의사항
관절 가동범위 내에서 스트레칭을 진행한다.

NOTE

Trapeze

Ballet stretch-backward

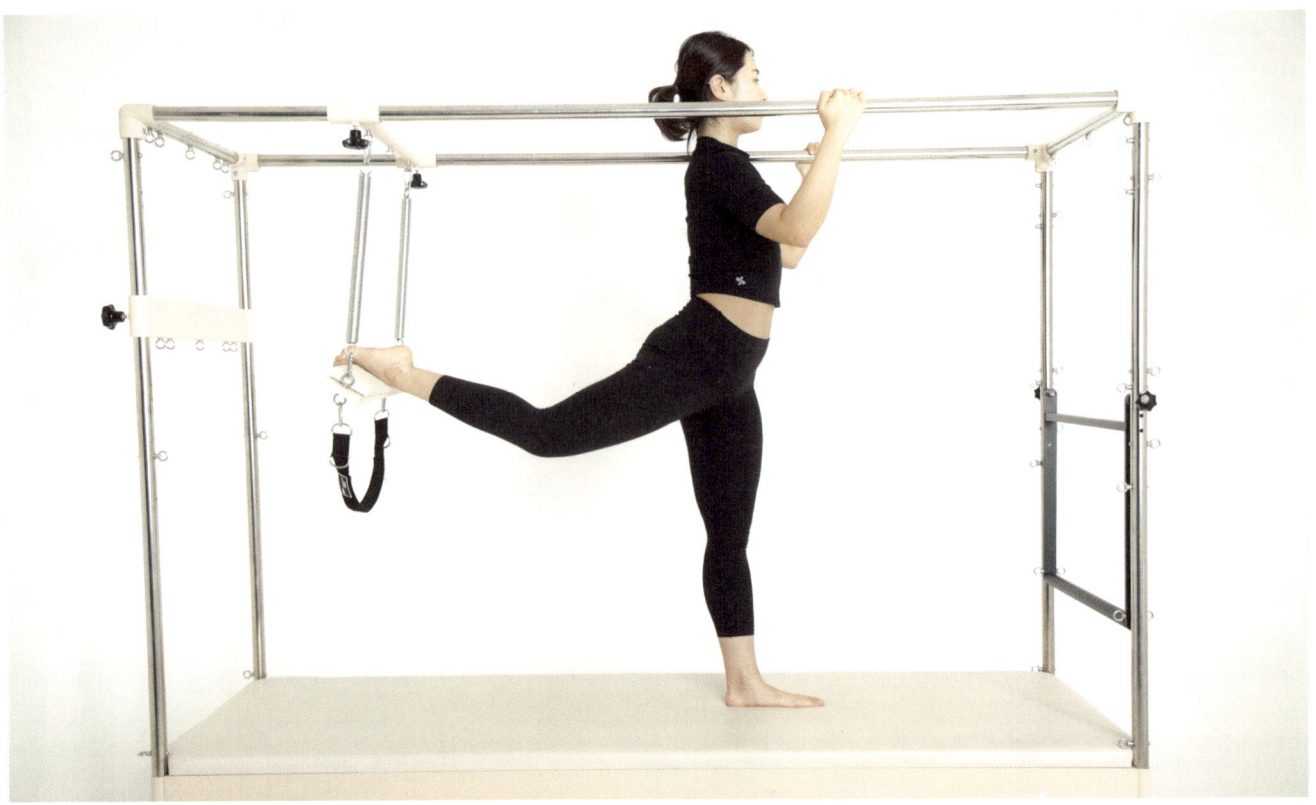

운동목적
난이도 하 / 8-10rep

체간 안정성 향상 / 견갑골 안정화 / 고관절 굴곡근 스트레칭

Trapeze를 바라보며 수평바를 잡고 한 다리는 골반 밑에 내려놓고 반대쪽 다리는 뒤쪽으로 길게 뻗어 trapeze trapeze strap strap에 걸어준다. 견갑골과 골반, 척추의 중립을 신경쓰며 자세를 유지한다.

Modification+Variation
척추의 굴곡과 신전 동작을 추가 한다.

Teaching Tip
골반과 척추를 중립으로 유지한다. 골반은 최대한 수직과 수평을 유지한다. 팔은 수평바를 잡고 견갑골을 안정화 한다. 다리를 hip보다 약간 앞에 놓아 진행한다.

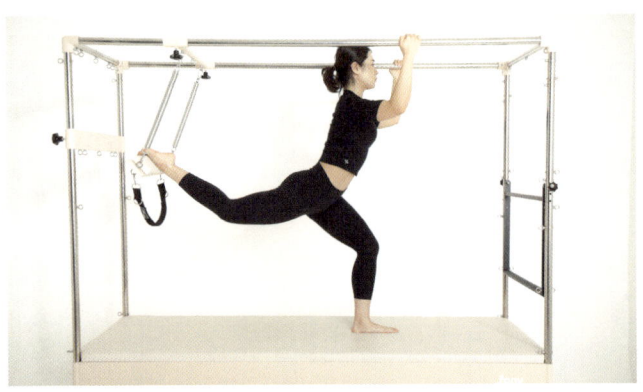

마시면서-척추와 골반의 중립을 유지하여 바닥에 있는 다리를 구부려 준다.

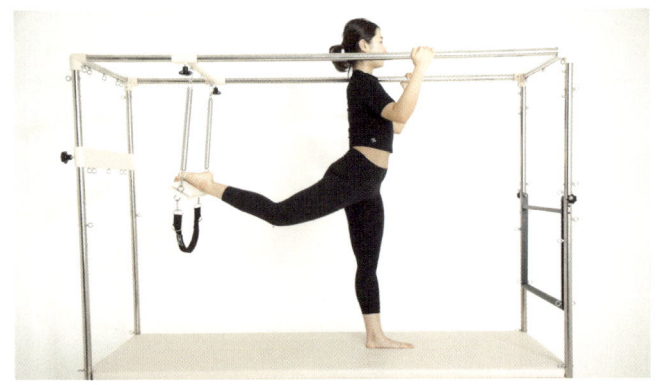

내쉬면서-제자리로 돌아온다.

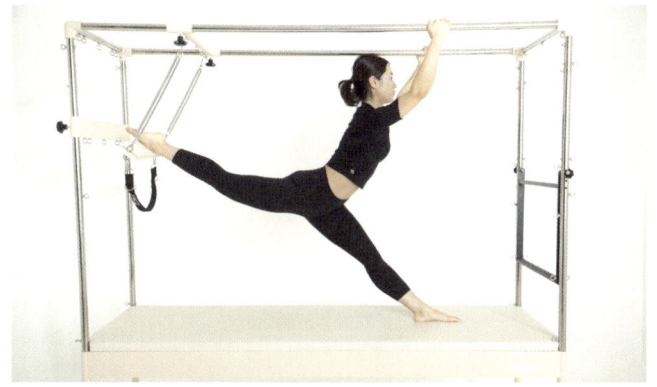
마시면서-트라페즈를 멀리 밀어내 스트레칭한다.

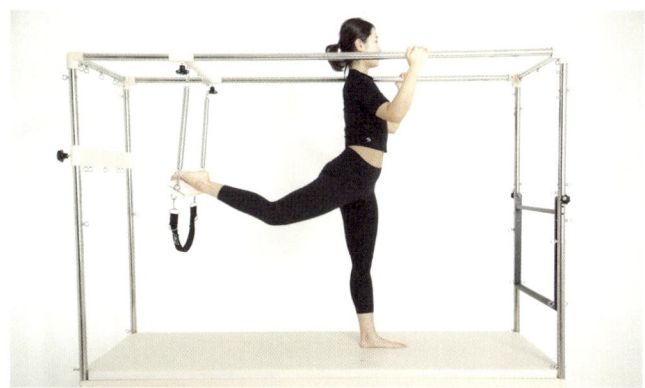
내쉬면서-제자리로 돌아온다.

타겟머슬

pelvic floor muscle (골반 기저근 / 골반밑근)
Transverse abdomonis (복횡근 / 배가로근) obliques (복사근 / 배빗근) deep spinal muscles (심부 척추 안정근 / 깊은 척추 안정근) Gluteus maximus (대둔근 / 큰엉덩이근)
Push up Pectoralis major(대흉근 / 큰가슴근), anterior deltoid(전면삼각근 / 앞어깨세모근), triceps brachii(상완삼두근/윗팔세갈래근) 단축성 수축
adductor muscles (고관절 내전근/고관절모음근) stretch
Scapula stabilizer(견갑골안정화 근육)

Image cue

발끝이 1센티 더 길어진다고 상상한다.
우아한 발레리나가 되었다고 상상한다.

Spotting

Trapeze spring에 다리를 걸 때 안전하게 걸 수 있도록 도와준다. 움직임에 방해가 되지 않도록 과한 spotting은 피한다.

주의사항

관절 가동범위 내에서 스트레칭을 진행한다.

NOTE

Fuzzy

Fuzzy

Hanging half

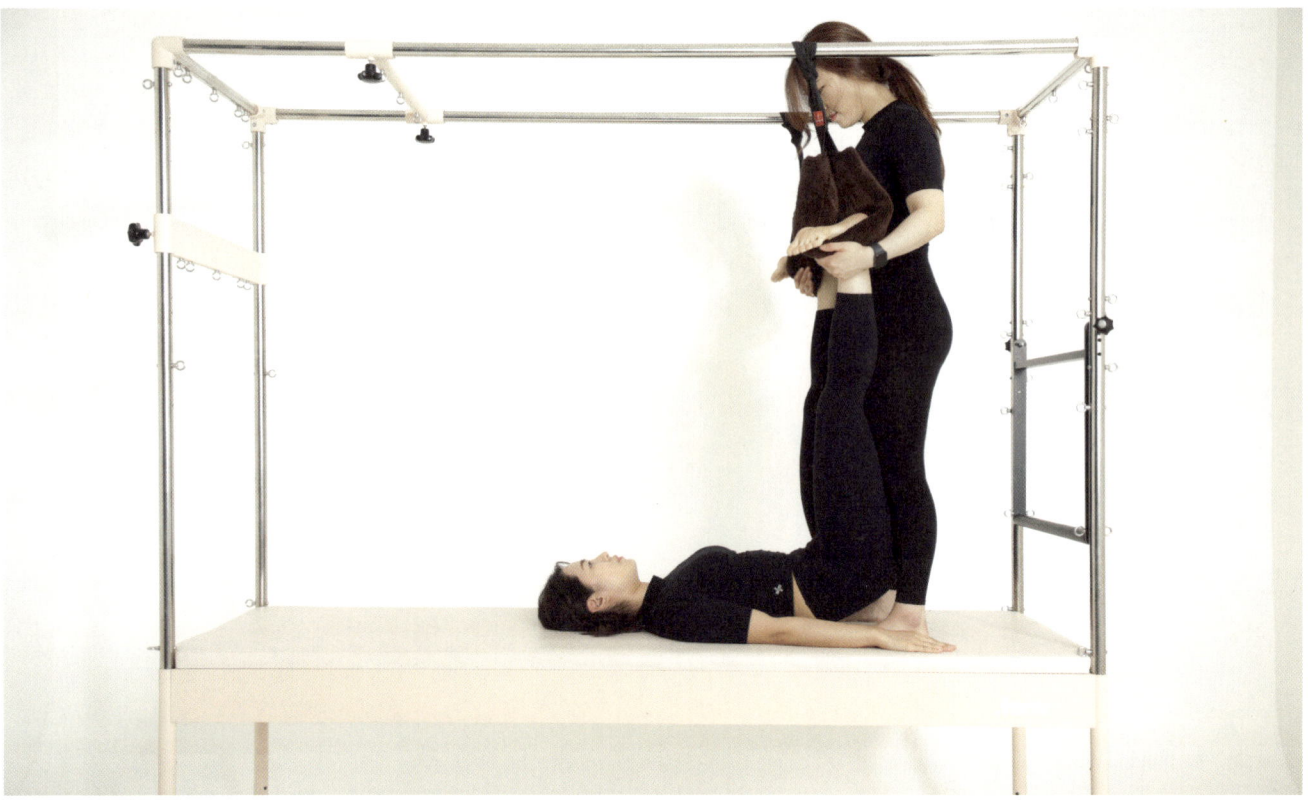

운동목적
난이도 하 / 1분 유지

고관절 움직임 향상/ 척추 안정화

Fuzzy strap에 한 다리씩 걸고 베드에 흉추를 대고 베드에 눕는다.
두 팔을 길게 아래로 뻗어 견갑골을 안정화 시켜준다.

Modification+Variation

Teaching Tip
규칙적으로 호흡을 유지하며 자연스럽게 매달린다.
가슴 윗부분은 매트에 내려놓고 1분은 넘기지 않는다.
근육을 편하게 풀고 힙과 척추의 근육을 이완하도록 한다.

타겟머슬
Hip joint mobilization (고관절 가동술).
Lumbar spine traction (요추견인)

Image cue

Spotting
Fuzzy hanging strap을 단단히 고정한다.

주의사항
스트랩에서 안전을 확인한다. 발이 빠지는 것을 방지 하기 위해 Dorsi flexion을 유지한다.

Fuzzy

Abdominal curl

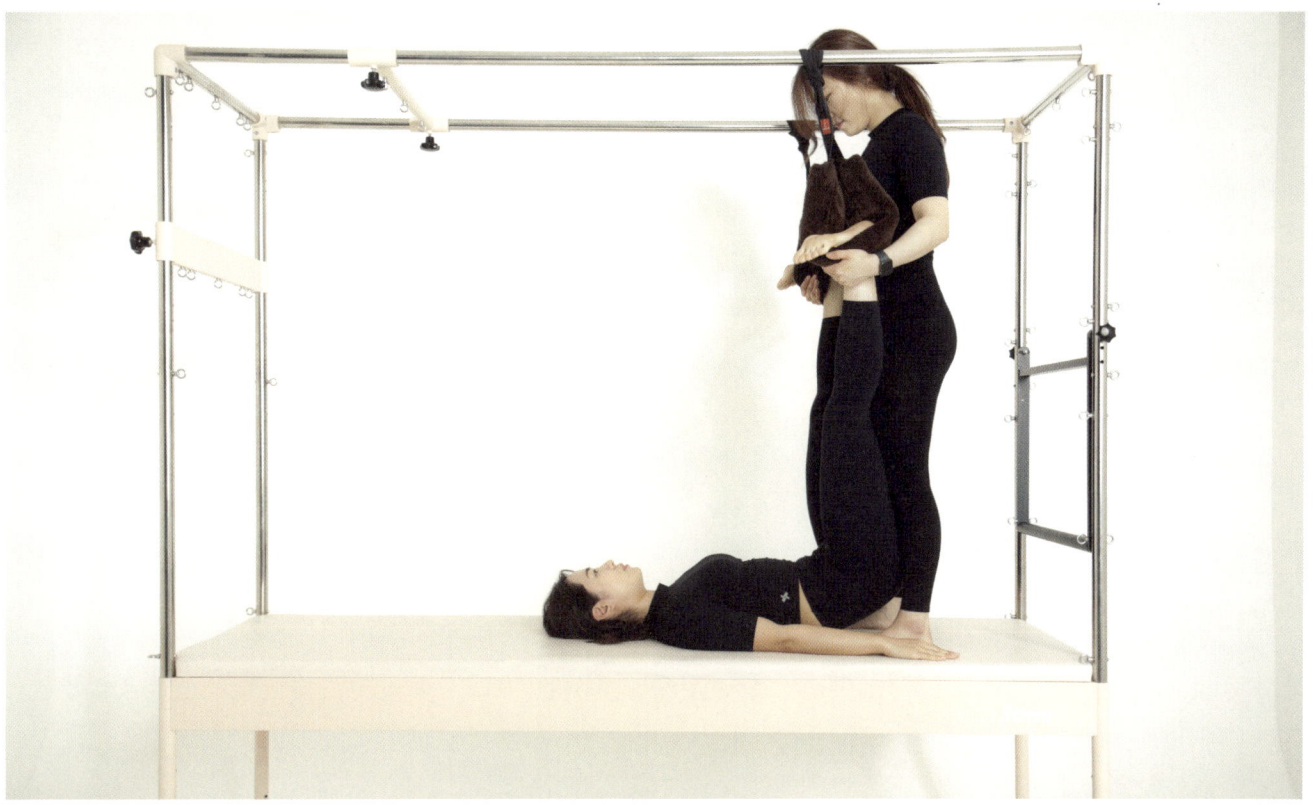

운동목적
난이도 하 / 8-10rep

고관절 굴곡근 강화 / 체간 굴곡근 강화 / 파워하우스 강화

Fuzzy strap에 한 다리씩 걸고 베드에 흉추를 대고 베드에 눕는다.
두 팔을 길게 아래로 뻗어 견갑골을 안정화 시켜준다.

Modification+Variation

Teaching Tip
몸을 올리고 내릴 때 몸통이 앞뒤로 흔들리지 않도록 동작을 조절한다. 어깨와 목에 과도한 긴장이 생기지 않도록 한다.
상체를 들어 올리는 동안 복부를 납작하게 유지한다.

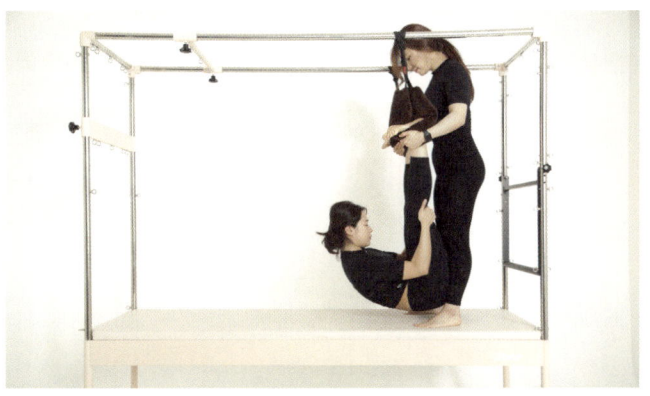

내쉬면서-두손을 허벅지 뒤로 가져와 상체를 일으킨다

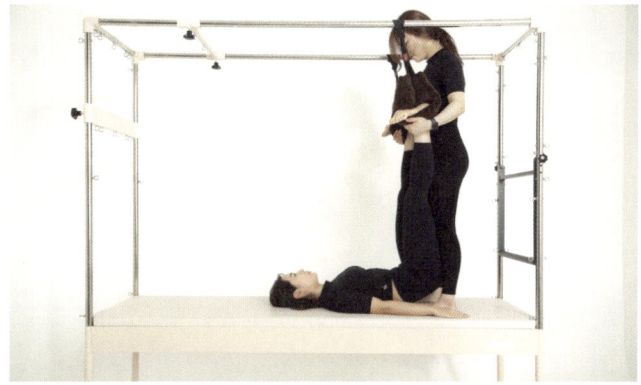

마시면서-천천히 제자리로 돌아간다.

타겟머슬
pelvic floor muscle (골반 기저근 / 골반밑근)
Transverse abdomonis (복횡근 / 배가로근)
obliques (복사근 / 배빗근)
deep spinal muscles (심부 척추 안정근 / 깊은 척추 안정근)
deep neck flexor muscles (경추 심부 굴곡근 / 목뼈깊은 굽힘근)
Rectus abdominis (복직근 / 배곧은근)
oblique (복사근 / 배빗근)
hip flexor muscles (고관절굴곡근 / 엉덩관절굽힘근) 단축성 수축

Image cue

Spotting
Fuzzy hanging strap을 단단히 고정한다.

주의사항
스트랩에서 안전을 확인한다. 발이 빠지는 것을 방지 하기 위해 Dorsi flexion을 유지한다.

NOTE

필라테스 지도자와 교습생을 위한 교과서

체어
Chair

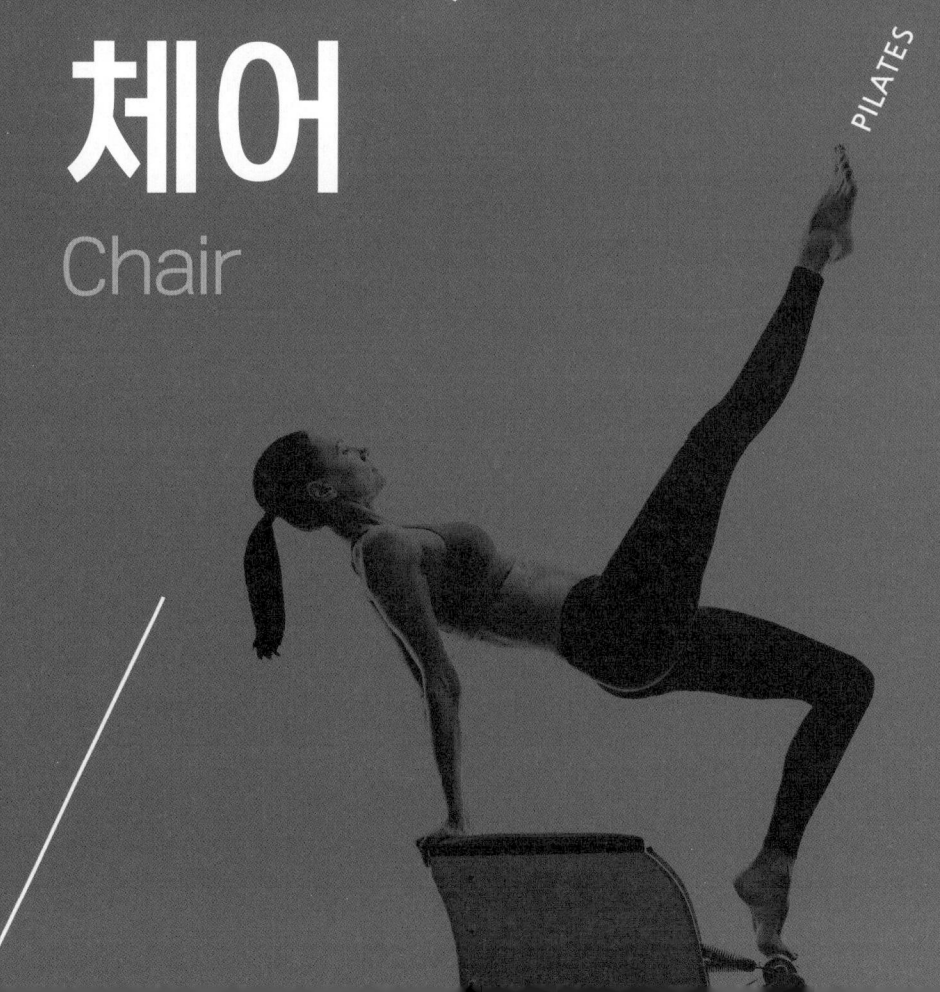

목차 체어

1. Double Leg Pumps
2. Single Leg Pumps
3. Double Leg Pumps Up & Down
4. Side Lying Leg Pumps
5. Lying Leg Pumps
6. Lying Leg Pumps With Articulation
7. One Arm Push Up Hand On Floor
8. Spine Stretch Forward
9. Jack-Knife From Floor
10. Swan From Floor
11. Prone Scapular Movement
12. One Arm Push Up Lying Prone
13. Grasshopper
14. Side Bend
15. Rotation Prone
16. Seated Mermaid
17. Lean
18. Standing Cat Front
19. Standing Cat Side
20. Standing Up & Down
21. Standing Leg Pump Front
22. Standing Leg Pump Side
23. Standing Leg Pump Crossover
24. Leg Pump On Box
25. Spine Wave
26. Forward Lunge
27. Side Lunge
28. Pull-Up
29. Knee Bend & Reach
30. Knee Lift With Twist
31. Heel Claps
32. Standing Scapular Movement
33. Triceps Press Up

Chair

Double leg pumps

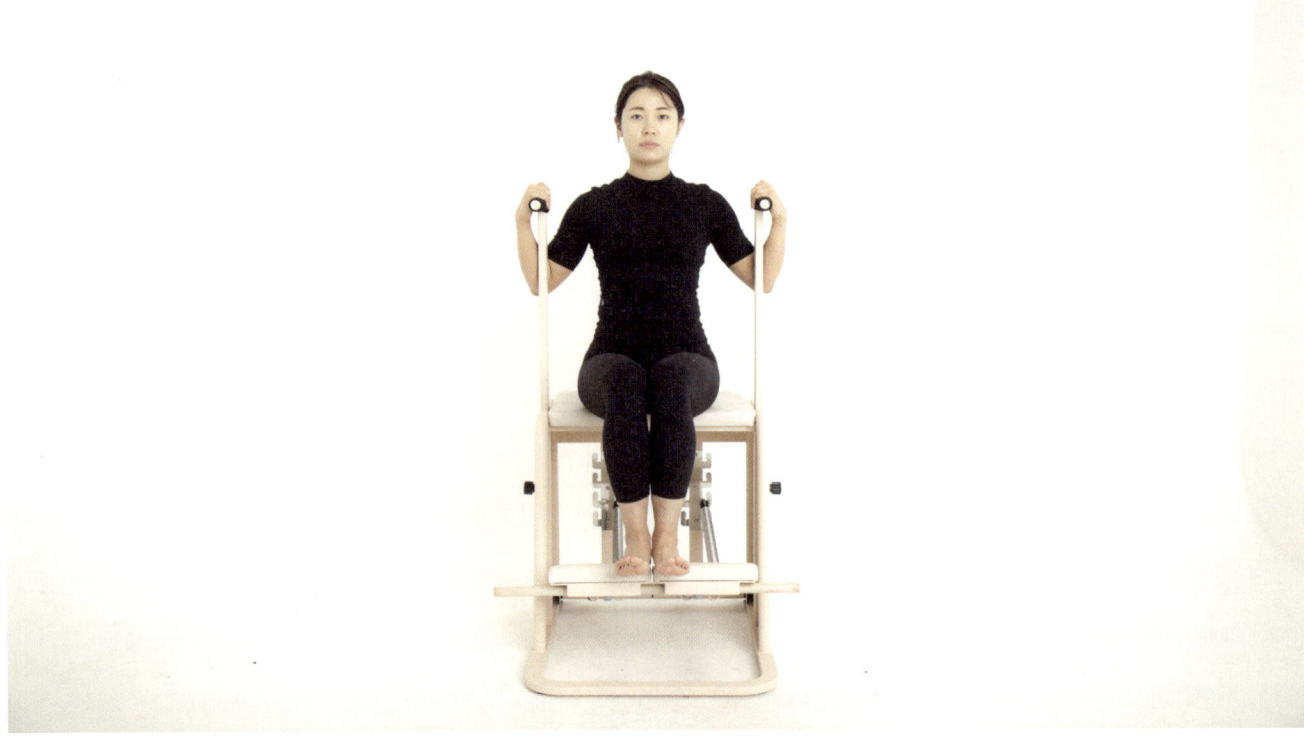

운동목적	파워하우스 강화 / 고관절 굴곡근 강화 / 고관절 신전근 강화 / 고과절 기능 향상 / 견갑골 안정화	
기구세팅	2H2, 2L1	난이도 하 / 10–20rep

척추와 골반을 중립으로 체어의 앞쪽에 앉아서 팔꿈치를 굽혀 핸들을 잡고 무릎을 구부려모으고 발뒤꿈치를 페달에 둔다.

Modification+Variation
벽, 쿠션, 박스 아크배럴 등 뒤쪽에 두어 몸통의 안정을 돕는다.
페달을 아래로 끝까지 밀고, 약간만 당긴 후 내쉬는 호흡에 페달을 밀어 내며, 작은 범위의 움직임을 통해 안정성에 도전한다.
다리를 외전하여 진행한다.
고무 패드, 폼 쿠션, 작은 공을 무릎이나 발목에 끼워 다리와 발목의 인지, Adductors의 활성을 돕는다.
밴드로 허벅지 둘레에 묶어 Abductors의 활성화를 도와 무릎이 안으로 쏠리는 것을 방지한다.
핸들을 팔로 감싸거나, 체어의 옆 또는 앞쪽을 우른다.
어깨 높이에서 전완을 겹쳐놓은 Genie arms을 하고 진행한다.
팔을 가슴 앞에 크로스 하여 진행하면 어깨와 목의 긴장을 줄일 수 있다.
스프링을 낮춰 움직임의 범위를 조절하거나, 움직임의 리듬을 조절한다.

Teaching Tip
팔에 의존하지 않고, 파워하우스의 힘으로 척추를 지탱한다. 골반이 전방이나 후방으로 기울어지지 않고 중립을 유지한다.
페달을 누를 때 체어의 전반부에 최대한 가깝게 앉도록 한다.
목과 어깨의 긴장이 없도록 한다.
엉덩이 바로 위에 어깨가 위치하도록 몸통의 정렬을 중립으로 유지한다.
발의 가운데와 무릎이 같은 방향을 보도록 다리의 정렬을 유지한다.
두 다리는 동일하게 움직여야 한다.
뒤꿈치를 붙이는 것을 유지하고, 발목이 움직이지 않도록 주의한다 (heel squeeze). 다리의 외회전을 항상 유지하요 진행한다 (heel squeeze).

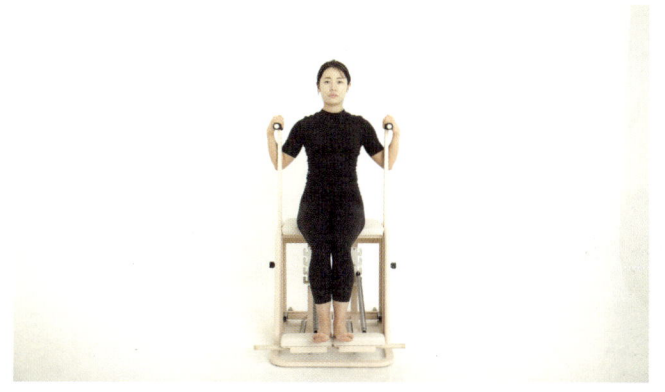

내쉬면서-발목 각도와 골반의 중립을 유지하며 가능한 만큼 무릎을 펴 페달을 누른다.

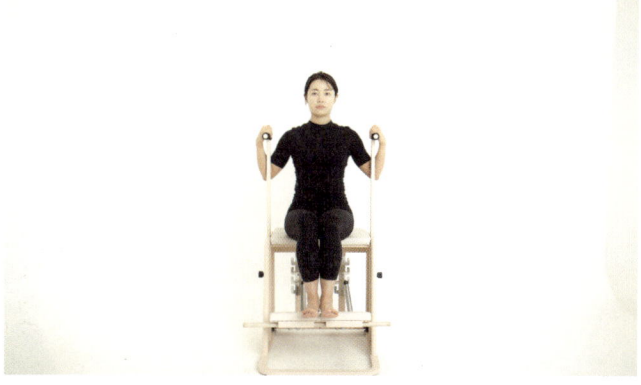

마시면서-무릎을 굽혀 스프링에 저항하며 처음 위치로 돌아온다.

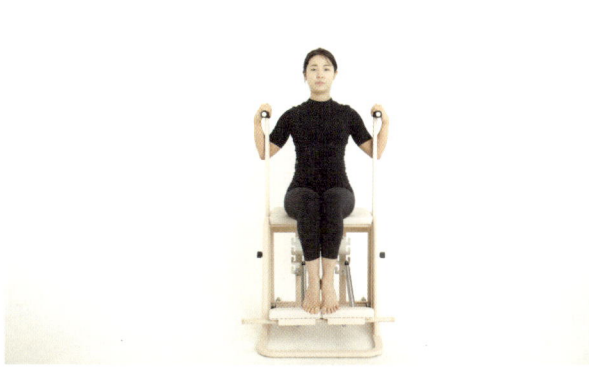

Toe position으로도 진행한다.

타겟머슬

pelvic floor muscle (골반 기저근 / 골반밑근)
abdominal muscle group (복부근육군)
Deep neck flexors (경추 심부 굴곡근 / 깊은 목뼈 굽힘근) 경추 안정화
deep spinal muscles (심부 척추 안정근 / 깊은 척추 안정근)
serratus anterior (전거근 / 앞톱니근)
latissimus dorsi (광배근 / 넓은등근) /
lower trapezius (중, 하부승모근 / 아래등세모근) 견갑골 안정화 근육
Deep neck flexor muscle (경추 심부 굴곡근 / 깊은목뼈 굽힘근) 경추 안정화
Dorsiflexors (배측굴근 / 발등 굽힙근) 등척성 발목 모양 유지
Hip adductors (고관절 내전근 / 엉덩 관절 모음근) 다리 평행 내전 유지

Pedal press
Hip extensors (고관절 신전근 / 엉덩관절폄근),
qudriceps (대퇴사두근 / 넙다리네갈래근) 단축성 수축

Return
Hip extensors (고관절 신전근 / 엉덩관절폄근),
qudriceps (대퇴사두근 / 넙다리네갈래근) 신장성 수축

Image cue
가상의 바닥이 있는 것처럼 발바닥을 유지한다. 엉덩이가 구름 위에 뜨는 느낌으로 진행한다.

Spotting
측면에 서서 발을 페달 위에 올려놓고 리듬과 템포를 가이드한다.

주의사항
안전을 위해서 항상 페달 위에 한 발을 올려두도록 한다.

Chair

Single leg pumps

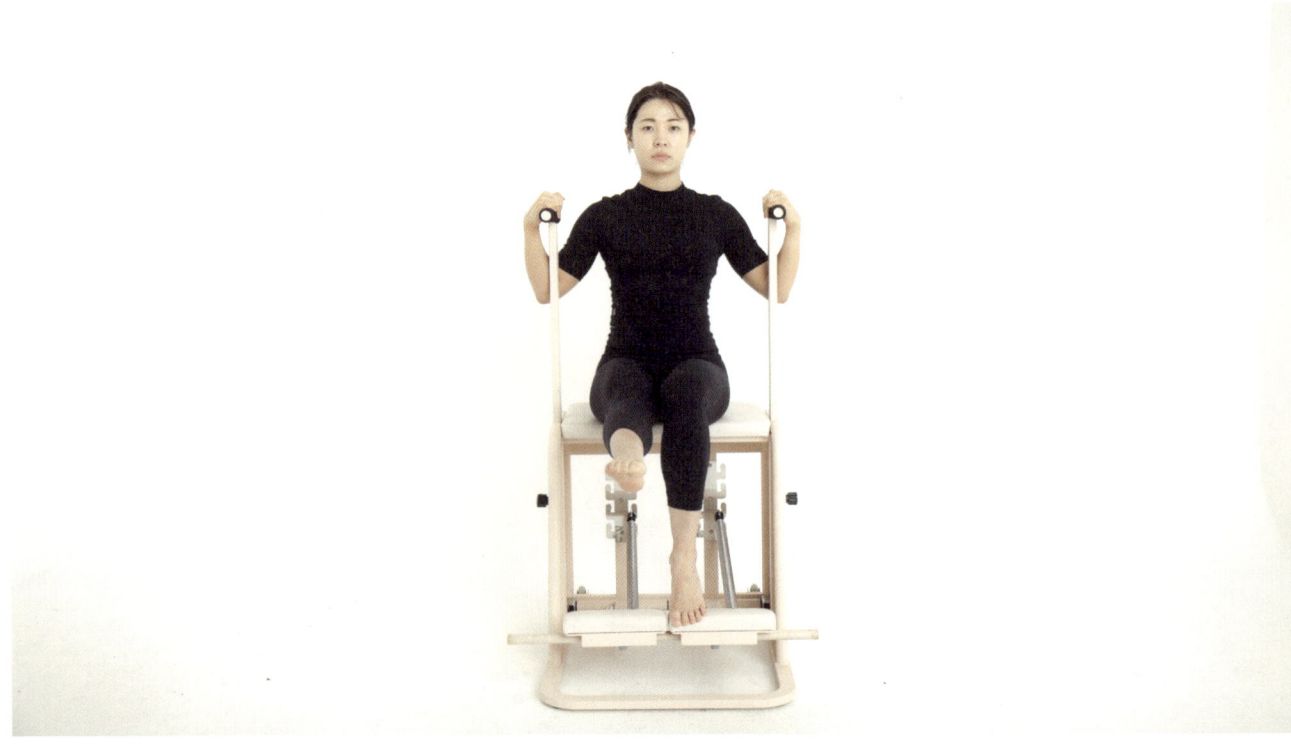

운동목적	파워하우스 강화 / 고관절 굴곡근 강화 / 고관절 신전근 강화 / 고괴절 기능 향상 / 견갑골 안정화	
기구세팅	2H2, 2L1	난이도 중 / 좌우10rep

척추와 골반을 중심으로 체어의 앞쪽에 앉아 팔꿈치를 굽혀 핸들을 잡는다. 한쪽 무릎은 굽혀서 발뒤꿈치를 페달에 두고 반대쪽 다리는 엉덩이 높이만큼 들어 앞으로 길게 뻗는다.

Modification+Variation
벽, 쿠션, 박스 아크배럴 등 뒤쪽에 두어 몸통의 안정을 돕는다.
페달을 아래로 끝까지 밀고, 약간만 당긴 후 내쉬는 호흡에 페달을 밀어 내며, 작은 범위의 움직임을
통해 안정성에 도전한다.
핸들을 팔로 감싸거나, 체어의 옆 또는 앞쪽을 우른다.
어깨 높이에서 전완을 겹쳐놓은 Genie arms을 하고 진행한다.
팔을 가슴 앞에 크로스 하여 진행하며 어깨와 목의 기장을 줄일 수 있다.
스프링을 낮춰 움직임의 범위를 조절하거나, 움직임의 리듬을 조절한다.

Teaching Tip
팔에 의존하지 않고, 파워하우스의 힘으로 척추를 지탱한다. 골반이 전방이나 후방으로 기울어지지
않고 중립을 유지한다. 페달을 누를 때 체어의 전반부에 최대한 가깝게 앉도록 한다.
목과 어깨의 긴장이 없도록 한다.
엉덩이 바로 위에 어깨가 위치하도록 몸통의 정렬을 중립으로 유지한다.
다리를 펌핑 하면서 들고 있는 다리는 균일하게 유지한다.
들고 있는 다리와 페달을 누르는 다리의 발목의 자세를 유지한다.

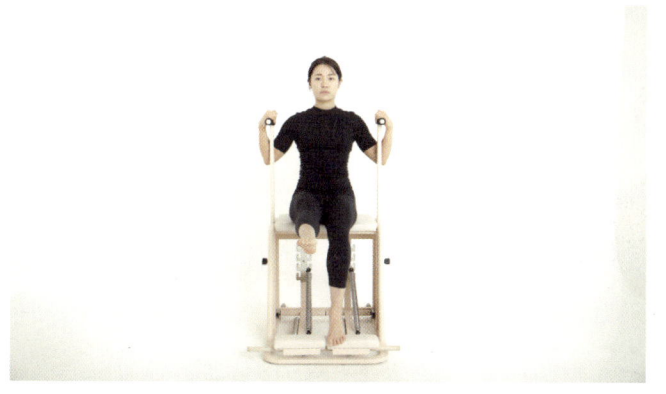
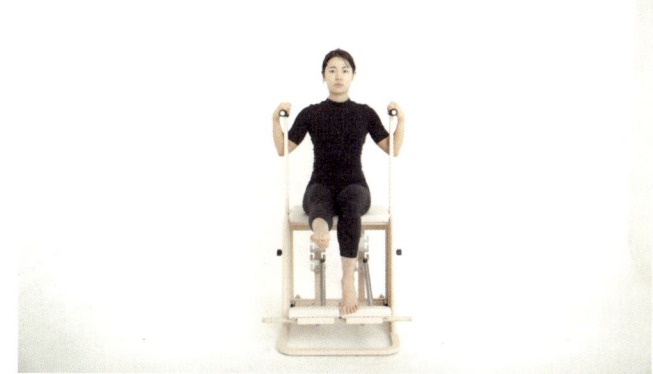

내쉬면서-뻗은 다리와 골반의 중립을 유지하며 heel로 가능한 만큼 페달을 누른다.

마시면서-스프링에 저항하며 페달을 처음 위치로 가져온다.

타겟머슬

pelvic floor muscle (골반 기저근 / 골반밑근)
abdominal muscle group (복부근육군)
Deep neck flexors (경추 심부 굴곡근 / 깊은 목뼈 굽힘근) 경추 안정화
deep spinal muscles (심부 척추 안정근 / 깊은 척추 안정근)
serratus anterior (전거근 / 앞톱니근)
latissimus dorsi (광배근 / 넓은등근) /
lower trapezius (하부승모근 / 아래등세모근) 견갑골 안정화 근육
Deep neck flexor muscle (경추 심부 굴곡근 / 깊은목뼈 굽힘근) 경추 안정화
Dorsiflexors (배측굴근 / 발등 굽힙근) 등척성 발목 모양 유지
Hip adductors (고관절 내전근 / 엉덩 관절 모음근) 다리 평행 내전 유지

Pedal on leg press
Hip extensors (고관절 신전근 / 엉덩관절폄근),
qudriceps (대퇴사두근 / 넙다리네갈래근) 단축성 수축

Return
Hip extensors (고관절 신전근 / 엉덩관절폄근),
qudriceps (대퇴사두근 / 넙다리네갈래근) 신장성 수축

Lying leg
qudriceps (대퇴사두근 / 넙다리 네갈래근) 무릎 신전 유지
hip flexor muscles (고관절굴곡근 / 엉덩관절굽힘근) 다리 높이 유지

Image cue
가상의 바닥이 있는 것처럼 발바닥을 유지한다. 엉덩이가 구름 위에 뜨는 느낌으로 진행한다.

Spotting
측면에 서서 발을 페달 위에 올려놓고 리듬과 템포를 가이드한다.

주의사항
안전을 위해서 항상 페달 위에 한 발을 올려두도록 한다.

NOTE

Chair

Double Leg Pumps Up & Down

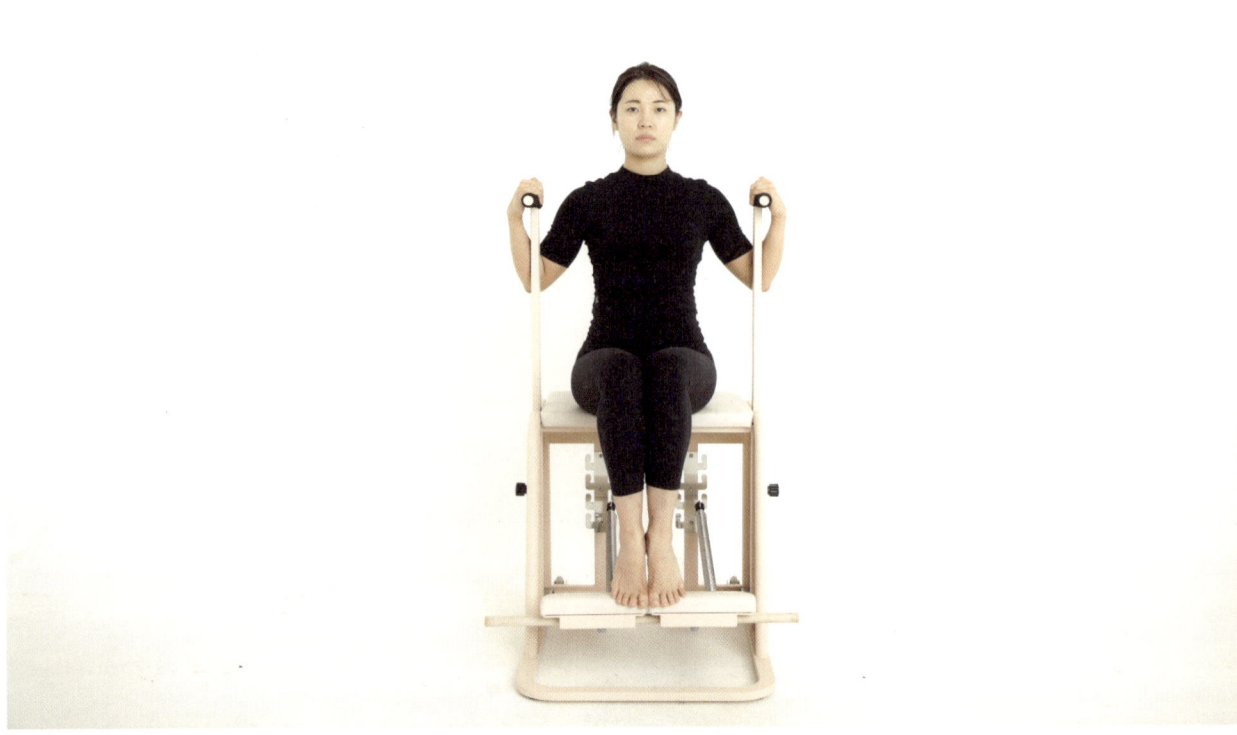

운동목적	파워하우스 강화 / 고관절 굴곡근 강화 / 고관절 신전근 강화 / 고과절 기능 향상 / 견갑골 안정화	
기구세팅	2H2, 2L1	난이도 하 / 10-20rep

척추와 골반을 중립으로 체어의 앞쪽에 앉아 팔꿈치를 굽혀 핸들을 잡는다 두 다리를 모아 발 볼을 페달에 놓고 plantar flexion을 유지한다.

Modification+Variation
벽, 쿠션, 박스, 아크배럴 등 뒤쪽에 두어 몸통의 안정을 돕는다.
페달을 아래로 끝까지 밀고, 약간만 당긴 후 내쉬는 호흡에 페달을 밀어 내며, 작은 범위의 움직임을 통해 안정성에 도전한다.
다리를 외전 하여 진행한다.
고무 패드, 폼 쿠션, 작은 공을 무릎이나 발목에 끼워 다리와 발목의 인지, Adductors 의 활성을 돕는다.
밴드로 허벅지 둘레에 묶어 Abductors의 활성화를 도와 무릎이 안으로 쏠리는 것을 방지한다.
핸들을 팔로 감싸거나, 체어의 옆 또는 앞쪽을 누른다.
어깨 높이에서 전완을 겹쳐놓은 Genie arms Genie arms 을 하고 진행한다.
팔을 가슴 앞에 크로스 하여 진행하면 어깨와 목의 긴장을 줄일 수 있다.
스프링을 낮춰 움직임의 범위를 조절하거나, 움직임의 리듬을 조절한다.

Teaching Tip
팔에 의존하지 않고, 파워하우스의 힘으로 척추를 지탱한다 골반이 전방 이나 후방으로 기울어지지 않고 중립을 유지한다.
페달을 누를 때 체어의 전반부에 최대한 가깝게 앉도록 한다 목과 어깨의 긴장이 없도록 한다.
엉덩이 바로 위에 어깨가 위치하도록 몸통의 정렬을 중립으로 유지한다.
발의 가운데와 무릎이 같은 방향을 보도록 다리의 정렬을 유지한다.
두 다리는 동일하게 움직여야 한다 뒤꿈치를 붙이는 것을 유지하고, 발목이 움직이지 않도록 주의한다 (heel squeeze).
다리의 외회전을 항상 유지하여 진행한다 (heel squeeze).

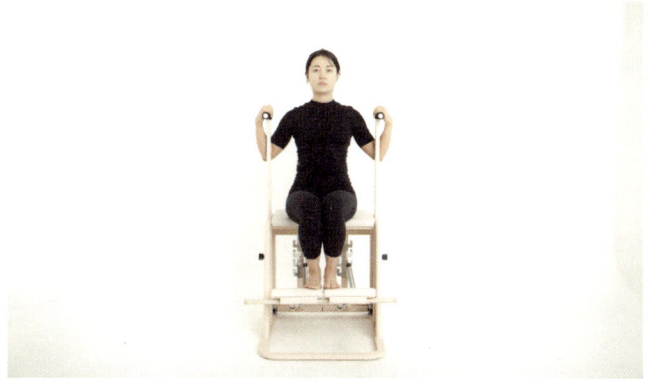
마시면서-허벅지의 높이를 고정시키고 발목을 dorsi으로 바꾸면서 페달을 들어올린다.

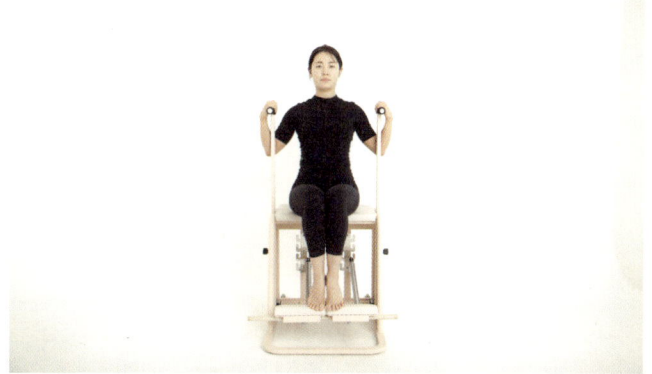
내쉬면서-허벅지의 높이를 고정시키고 발목을 plantar flexion으로 바꾸면서 페달을 누른다.

타겟머슬

pelvic floor muscle (골반 기저근 / 골반밑근)
abdominal muscle group (복부근육군)
Deep neck flexors (경추 심부 굴곡근 / 깊은 목뼈 굽힘근) 경추 안정화 deep spinal muscles (심부 척추 안정근 / 깊은 척추 안정근) 척추 회전 방지 serratus anterior (전거근 / 앞톱니근) I
atissimus dorsi (광배근 / 넓은등근) /
lower trapezius (하부승모근 / 아래등세모근) 견갑골 안정화 근육
Deep neck flexor muscle (경추 심부 굴곡근 / 깊은목뼈 굽힘근) 경추 안정화
Dorsiflexors (배측굴근 / 발등 굽힙근) 등척성 발목 모양 유지
Hip adductors (고관절 내전근 / 엉덩 관절 모음근) 다리 평행 내전 유지
qudriceps (대퇴사두근 / 넙다리 네갈래근) 허벅지 높이 유지
Hip extensors (고관절 신전근 / 엉덩관절폄근),
qudriceps (대퇴사두근 / 넙다리네갈래근)페달을 내릴 때 신장성

Planta
Gastrocnemius (비복근/장딴지근), soleus (가자미근/ 넙치근) 단축성 수축

Dorsi
Gastrocnemius (비복근/장딴지근), soleus (가자미근/ 넙치근) 신장성조절

Image cue
가상의 바닥이 있는 것처럼 발바닥을 유지한다. 엉덩이가 구름 위에 뜨는 느낌으로 진행한다.

Spotting
측면에 서서 발을 페달 위에 올려놓고 리듬과 템포를 가이드한다.

주의사항
안전을 위해서 항상 페달 위에 한 발을 올려두도록 한다.

NOTE

Chair

Side Lying Leg Pumps

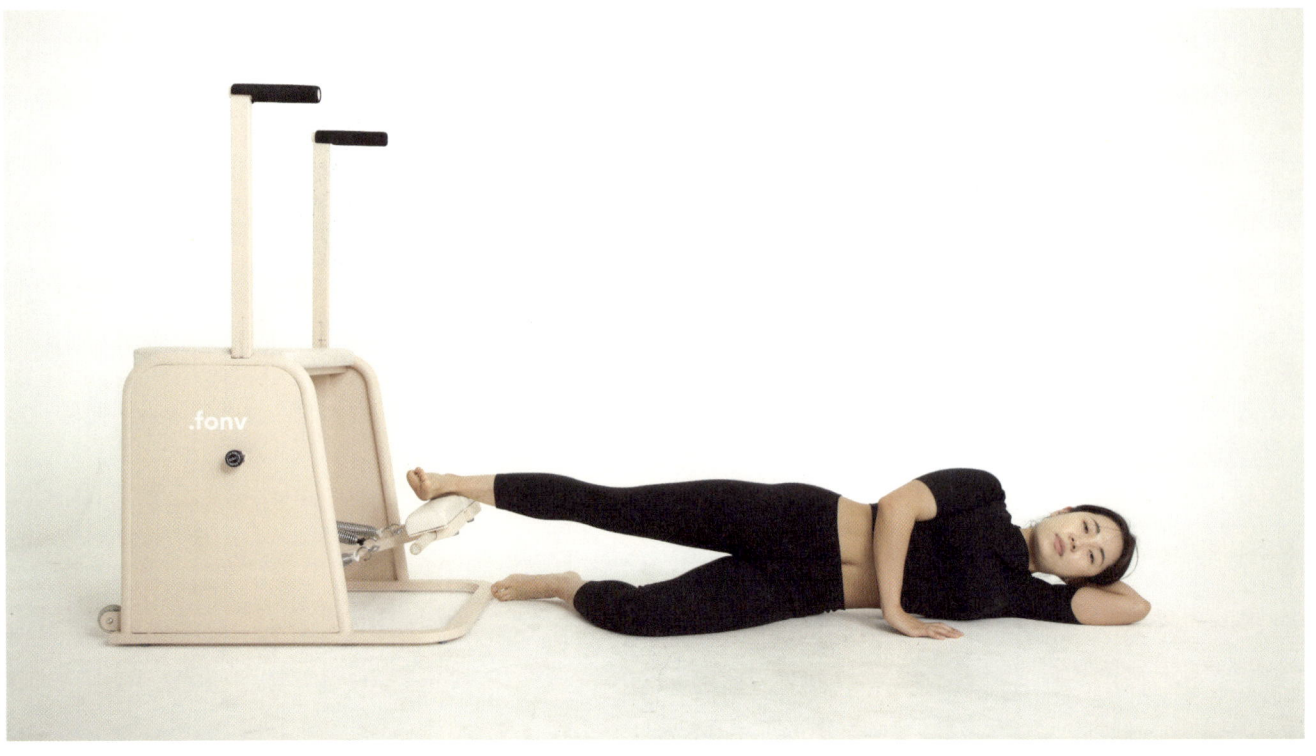

운동목적	체간 안정화 / 견갑골 안정화 / 고관절 내전근 강화 / 체간 측면 굴곡근 강화 / 파워 하우스 강화
기구세팅	2L2 난이도 중 / 10rep

Side lying 으로 중립을 맞추고 위쪽 다리를 뻗어 페달 위에 놓는다. 아래쪽 다리는 구부려서 편하게 두고 위쪽 팔은 견갑의 안정화를 위해 바닥에 두고 밀어낸다.

Modification+Variation
페달을 아래로 끝까지 밀고, 약간만 당긴 후 내쉬는 호흡에 페달을 밀어내, 작은 범위의 움직임을
통해 안정성에 도전한다.
스프링을 낮춰 움직임의 범위를 조절하거나, 움직임의 리듬을 조절한다.

Teaching Tip
골반과 척추의 중립을 유지하며 동작을 진행한다.
페달을 위쪽으로 들어 올릴 때 골반이 회전하지 않도록 주의한다.
페달을 높이 드는 것 보다, 몸통의 안정성에 목적을 두고 진행한다.
내전 하는 동 안 위쪽 다리의 무릎이 과신전 되지 않도록 주의한다.

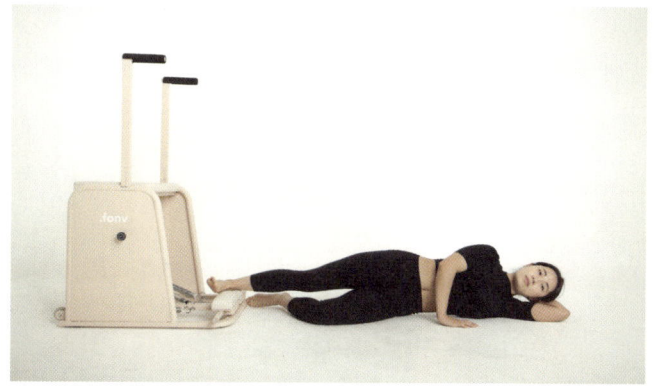
내쉬면서-골반의 중립이 깨지지 않을 만큼 페달을 눌러 고관절을 내전한다.

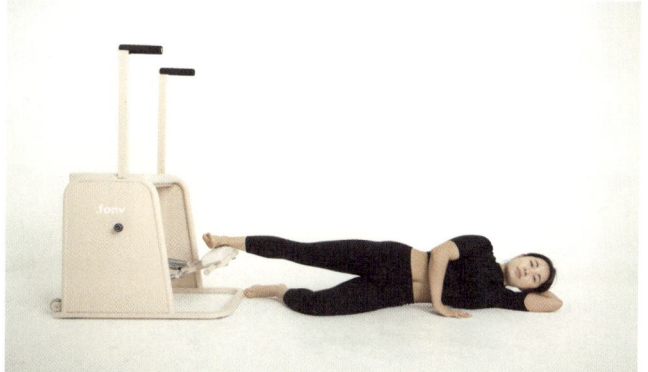
마시면서-스프링에 저항하며 처음 위치로 돌아온다.

타겟머슬

pelvic floor muscle (골반 기저근 / 골반밑근)
abdominal muscle group (복부근육군)
Deep neck flexors (경추 심부 굴곡근 / 깊은 목뼈 굽힘근) 경추 안정화
deep spinal muscles (심부 척추 안정근 / 깊은 척추 안정근) 척추 회전 방지
serratus anterior (전거근 / 앞톱니근)
latissimus dorsi (광배근 / 넓은등근)
lower trapezius (하부승모근 / 아래등세모근) 견갑골 안정화 근육
Deep neck flexor muscle (경추 심부 굴곡근 / 깊은목뼈 굽힘근) 경추 안정화
Dorsiflexors (배측굴근 / 발등굽 힙근) 등척성 발목 모양 유지

press
Hip adductors (고관절 내전근/ 엉덩관절 모음근) 다리 내릴 때 단축성 수축, 돌아올 때 신장성수축

Image cue
허벅지 사이에 공을 조인다는 느낌으로 진행한다. 허벅지 안쪽 지퍼를 단단하게 채운다고 상상한다.

Spotting
몸통의 안정성을 위해 천골과 힙 뒤쪽을 지지한다. 측면에 서서 발을 페달 위에 올려놓고 리듬과 템포를 가이드 한다.

주의사항
안전을 위해서 항상 페달 위에 한 발을 올려두도록 한다.

NOTE

Chair

Lying Leg Pumps

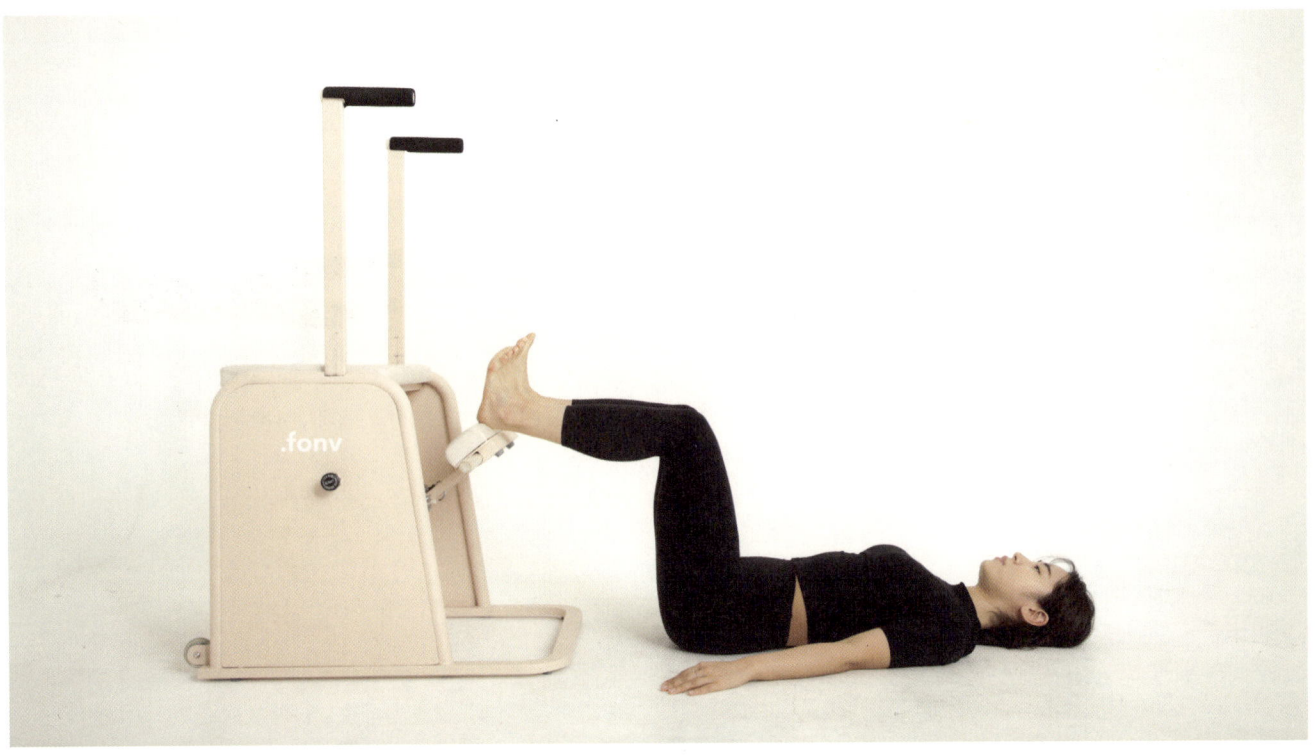

운동목적	파워하우스 강화 / 족관절 기능 향상 / 고관절 기능 향상 / 견갑골 안정화	
기구세팅	2H2	난이도 하 / 10rep

Supine으로 중립을 맞춰 누워 뒤꿈치를 페달에 parallel로 놓고 무릎을 골반 넓이로 벌려서 직각으로 구부린다.

Modification+Variation
발 위치를 변경하여 진행한다.
한 다리는 Leg top Leg top 자세 혹은 길게 뻗어내고, 한 다리로만 동작을 진행한다.
페달을 누르는 범위를 줄여 무릎을 구부리는 것에 집중한다.
페달을 아래로 끝까지 밀고, 약간만 당긴 후 내쉬는 호흡에 페달을 밀어 내며, 작은 범위의 움직임을
통해 안정성에 도전한다.
작은 범위로 3번에 나누어 페달을 누르고 마시는 숨에 되돌린다.

Teaching Tip
골반이 전방 또는 후방으로 기울여지거나, 회전되지 않도록 중립을 유지 한다.
어깨와 목이 긴장하지 않도록 주의한다.
다리의 정렬을 센터라인으로 유지하여 진행한다.
무릎을 구부리는 것으로 페달을 아래로 누르기 시작하고, 그 후 고관절을 신전하여 움직임을 진행한다.

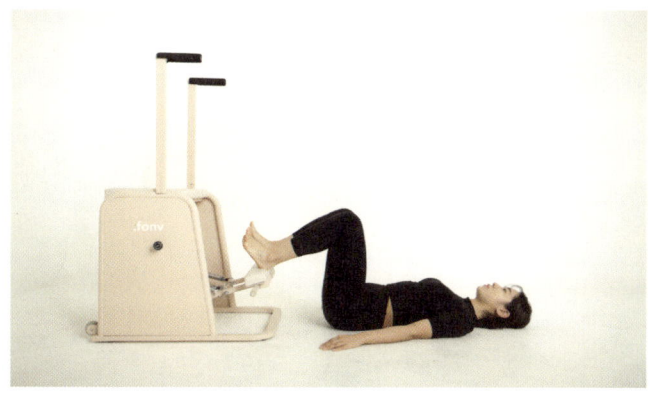

내쉬면서-척추와 골반을 중립으로 유지하고 무릎을 굽혀 페달을 누르기 시작한다 (knee flexion).

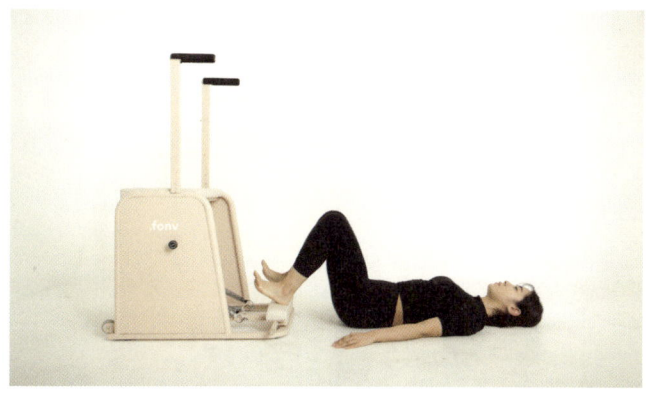

내쉬면서-고관절을 신전하여 페달이 바닥에 닿기 직전까지 누른다 (hip extension).

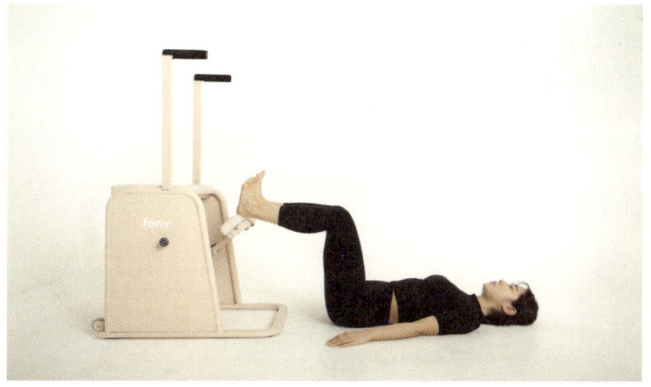

마시면서-스프링에 저항하며 고관절을 먼저 굴곡한 다음 무릎을 신전하여 페달을 시작 위치로 들어올린다.

타겟머슬

pelvic floor muscle (골반 기저근 / 골반밑근)
abdominal muscle group (복부근육군)
Deep neck flexors (경추 심부 굴곡근 / 깊은 목뼈 굽힘근) 경추 안정화
deep spinal muscles (심부 척추 안정근 / 깊은 척추 안정근) 척추 회전 방지
serratus anterior (전거근 / 앞톱니근)
latissimus dorsi (광배근 / 넓은등근) /
lower trapezius (하부승모근 / 아래등세모근) 견갑골 안정화 근육
Deep neck flexor muscle (경추 심부 굴곡근 / 깊은목뼈 굽힘근) 경추 안정화

Pedal press
Gluteus maximus (대둔근 / 큰볼기근), hamstrings (슬곡근 / 뒤넙다리근) 단축성 수축

Return
Hip extensors (고관절 신전근 / 엉덩관절 폄근), qudriceps (대퇴사두근 / 넙다리 네갈래근) 신장성 수축

Image cue

Spotting
척추가 편평한지, 갈비뼈의 뒤쪽이 매트 속으로 눌러지고 있는지 만져보고 확인해본다 측면에 서서 발을 페달 위에 올려놓고 리듬과 템포를 가이드한다.

주의사항
안전을 위해서 항상 페달 위에 한 발을 올려두도록 한다.

Chair

Lying Leg Pumps With Articulation

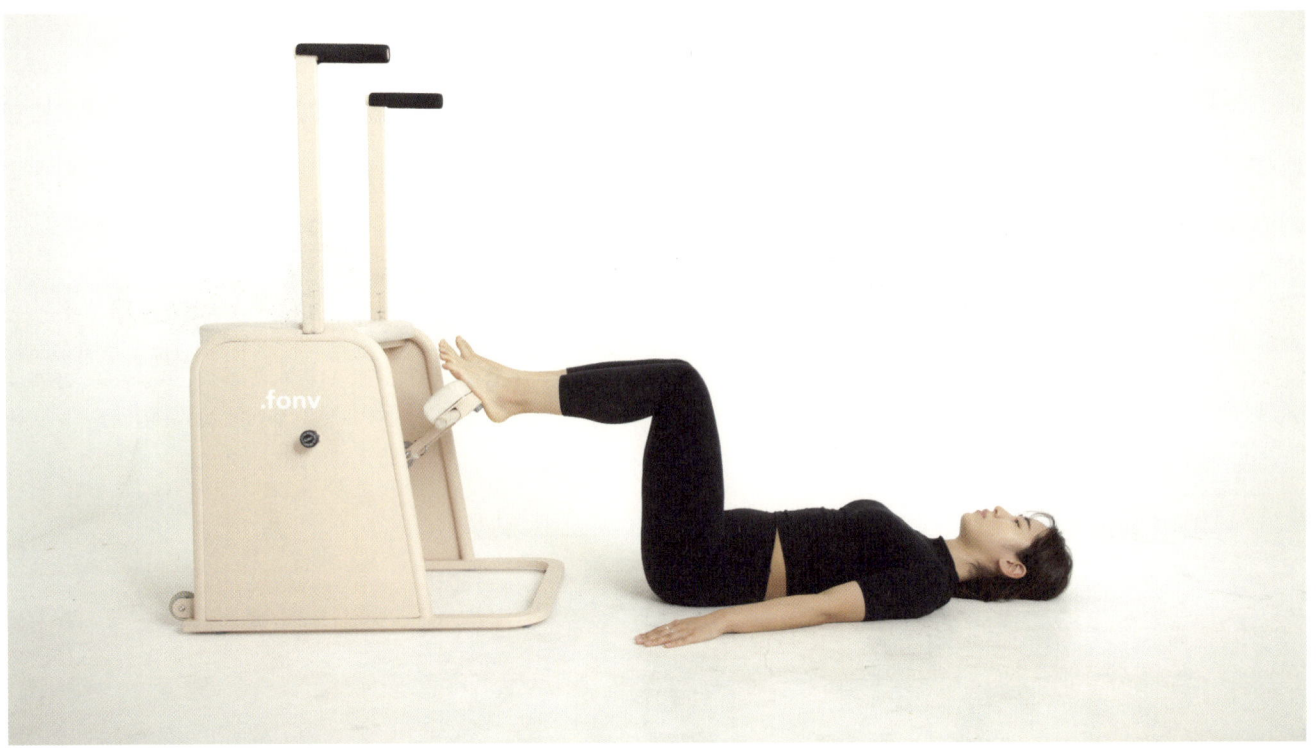

운동목적	파워하우스 강화 / 고관절 신전근 강화 / 슬관절 굴곡근 강화 / 견갑골 안정화	
기구세팅	2H2 or 2H3	난이도 중상 / 5-10rep

Supine으로 중립을 맞추고 누워 팔을 몸통 옆에 길게 놓는다. 다리를 골반 넓이로 벌려 발바닥 아치부분을 페달에 parallel로 놓고 무릎을 구부린다.

Modification+Variation
페달에서 한 다리를 들어 천장쪽으로 뻗는다.
페달을 분리하여 양측 운동을 진행한다.
페달을 분리하여 한쪽 운동을 한다.
페달을 분리하여 상호 교환 운동을 한다.

Teaching Tip
Roll up/down하는 동안 각각의 척추를 분리하여 하나씩 들어올리고, 순차적으로 바닥에 내려놓는다.
요추의 과신전을 방지하기 위하여 복근의 연결을 유지한다. 흉추 상부까지만 Roll up한다.
발의 바깥쪽으로 체중이 기울지 않도록 주의하며 다리의 정렬을 평행하게 유지한다.

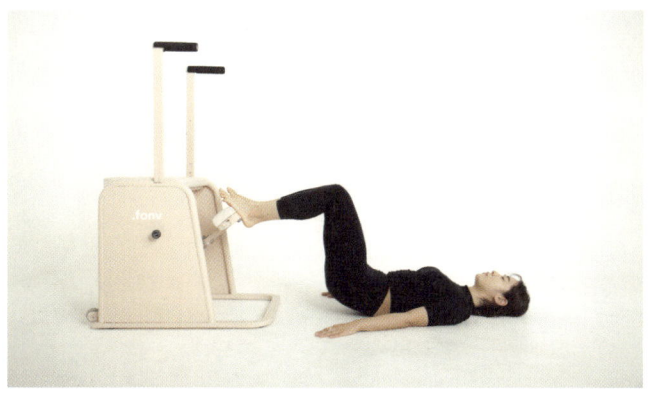
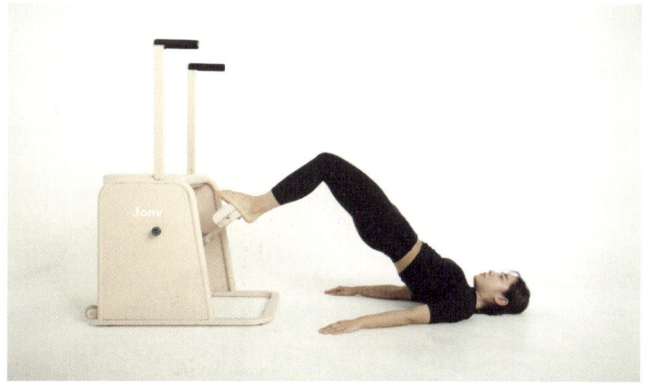

내쉬면서-페달을 누르지 않고 매트에서 꼬리뼈부터 articulation하여 roll up한다.

내쉬면서-페달을 누르지않고 날개뼈까지 roll up한다.

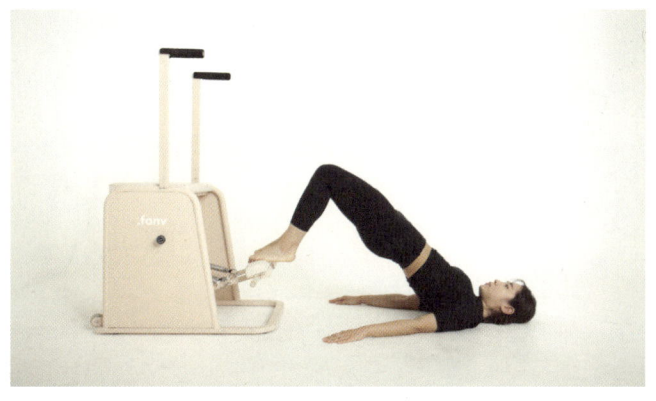
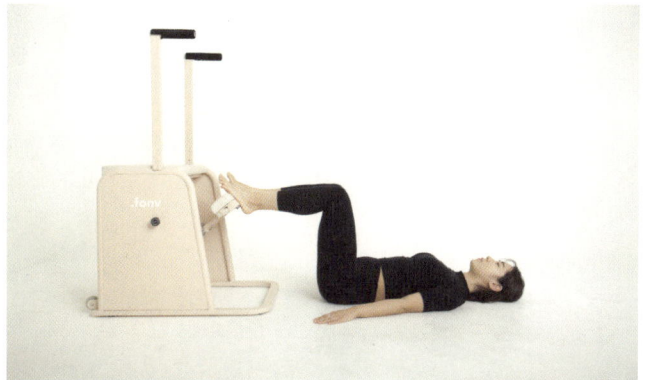

마시고 내쉬면서-페달을 들어올릴 수 있을 때까지 무릎을 굽혔다 편다.

마시면서-흉추부터 매트에 순차적으로 articulation 하여 roll down 한다.

타겟머슬
pelvic floor muscle (골반 기저근 / 골반밑근)
abdominal muscle group (복부근육군)
Deep neck flexors (경추 심부 굴곡근 / 깊은 목뼈 굽힘근) 경추 안정화
deep spinal muscles (심부 척추 안정근 / 깊은 척추 안정근) 척추 회전 방지
serratus anterior (전거근 / 앞톱니근)
latissimus dorsi (광배근 / 넓은등근) /
lower trapezius (하부승모근 / 아래등세모근) 견갑골 안정화 근육
Deep neck flexor muscle (경추 심부 굴곡근 / 깊은목뼈 굽힘근) 경추 안정화

Roll up
Gluteus maximus (대둔근/ 큰볼기근), hamstrings (슬곡근 / 뒤넙다리근) 단축성 수축

Roll down
Gluteus maximus (대둔근 / 큰볼기근), hamstrings (슬곡근 / 뒤넙다리근) 신장성 수축

Pedal push
hamstrings (슬곡근 / 뒤넙다리근)단축성 수축, 돌아올 때 신장성 수축

Image cue

Spotting
골반에 손을 얹고 골반의 중립을 돕는다.

주의사항
안전을 위해서 항상 페달 위에 한 발을 올려두도록 한다.

Chair

One Arm Push Up Hand On Floor

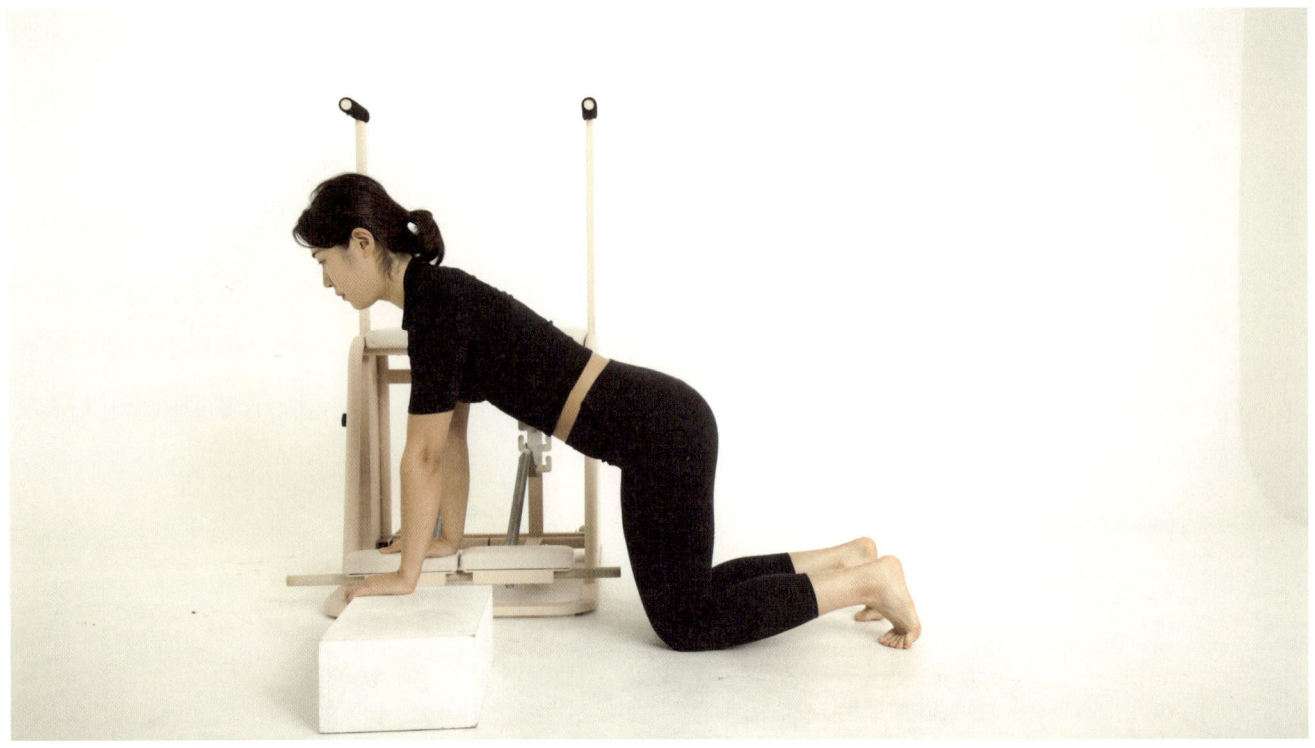

운동목적	파워하우스 강화 / 견갑골 안정화 / 체간 신전근 강화 / 견갑골 움직임 향상 / 상완골 신전근 강화	
기구세팅	2H2 or 2L3	난이도 중 / 좌우 10rep

체어 옆에 4point 자세로 한 손은 페달 중앙에 다른 한 손은 블록 위에 두고 척추와 견갑골의 중립을 만든다.

Modification+Variation
팔꿈치의 각도를 조절하여 진행한다.
한 다리를 뻗고 진행한다.
두 무릎을 바닥에서 띄워 진행한다.

Teaching Tip
페달을 누루면서 몸통이 회전하지 않도록 주의한다.
운동하는 동안 견갑골의 안정화를 유지한다.
손목의 꺾임과 통증에 주의한다.
목의 과도한 긴장을 피하고, 정렬을 유지한다.
한쪽에 체중이 쏠리지 않게 한다.

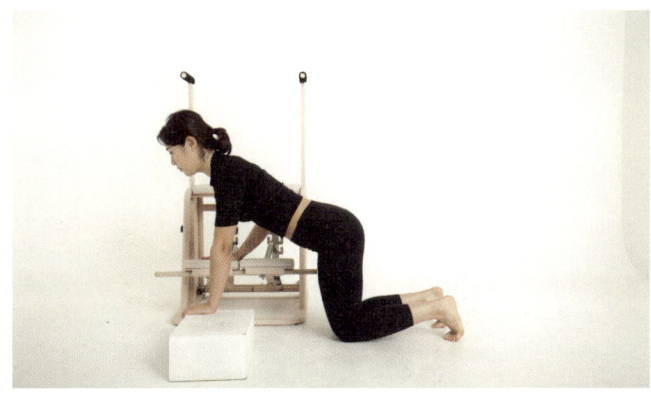
마시면서-견갑골과 몸통의 중립을 유지하면서 페달 쪽 팔꿈치를 구부려 페달을 올린다.

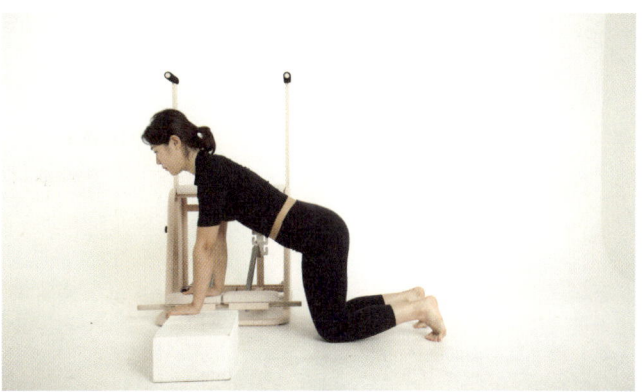
내쉬면서-페달 쪽 팔꿈치를 펴서 페달을 내리며 처음 자세로 돌아온다.

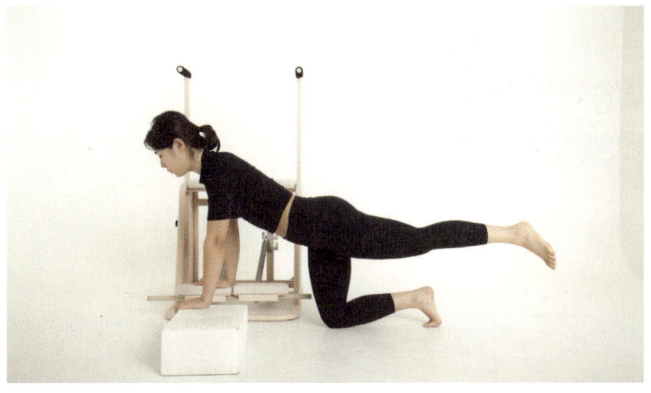
한 다리를 뻗고 진행한다.

타겟머슬

pelvic floor muscle (골반 기저근 / 골반밑근)
abdominal muscle group (복부근육군)
Deep neck flexors (경추 심부 굴곡근 / 깊은 목뼈 굽힘근) 경추 안정화
deep spinal muscles (심부 척추 안정근 / 깊은 척추 안정근) 척추 회전 방지
serratus anterior (전거근 / 앞톱니근) latissimus dorsi (광배근 / 넓은등근) / lower trapezius (하부승모근 / 아래등세모근) 견갑골 안정화 근육
Erector spinae (척추기립근 / 척추세움근), obliques (복사근 / 배빗근) 등척성 수축

Pedal arm press
Triceps (삼두근 / 위팔세갈래근), pectoralis major (대흉근 / 큰가슴근) 단축성 수축

Return
Triceps (삼두근 / 위팔세갈래근), pectoralis major (대흉근 / 큰가슴근) 신장성 수축

Image cue
늘어난 만큼 폐가 확장된다고 생각한다. 몸통이 얼음이 되었다고 생각하며 진행한다. 견갑골이 저울이라 생각하고 양쪽 수평을 맞추며 진행 한다.

Spotting
안전을 위해 가까운 곳에 위치한다. 견갑골에 손을 올려 움직임을 체크한다.

주의사항
손목의 통증을 주의한다.

Chair

Spine Stretch Forward

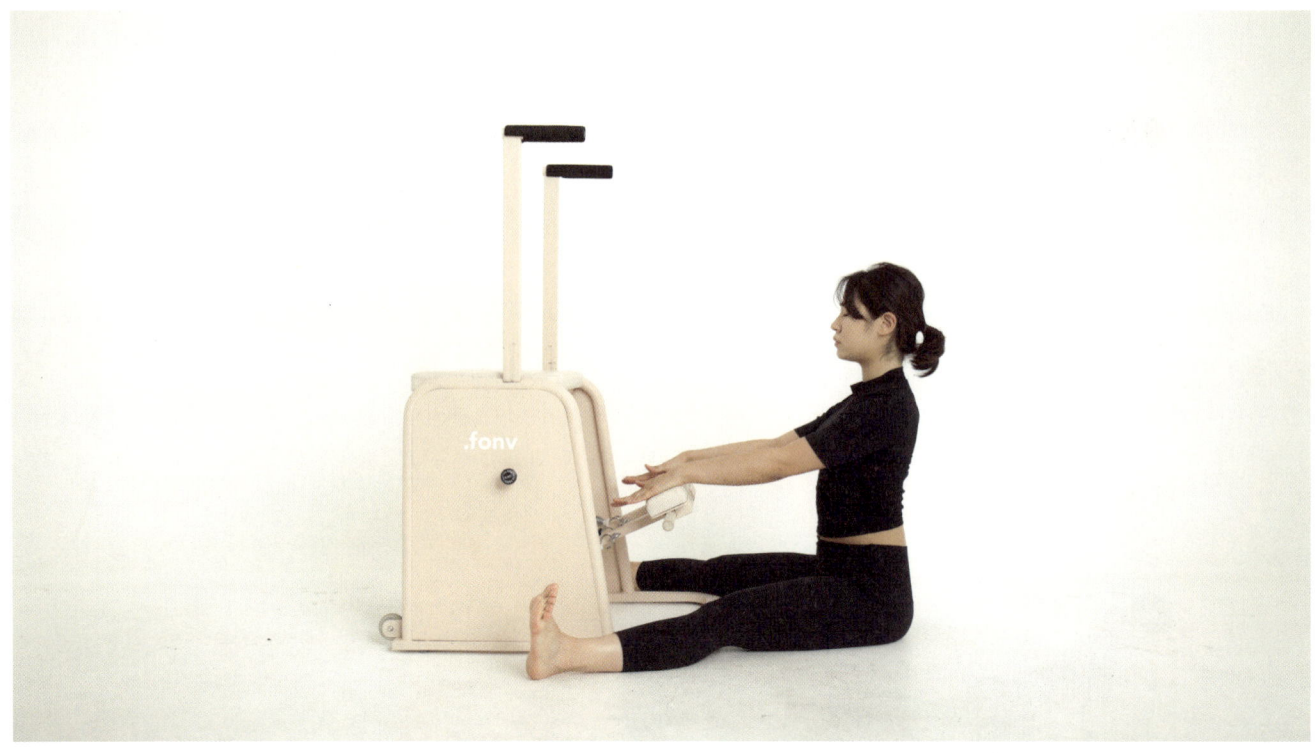

운동목적	파워하우스 강화 / 체간 안정화 / 견갑골 안정화 / 체간 굴곡근 강 화 / 견갑 안정화 / 척추 분절 기능 향상	
기구세팅	2L3	난이도 하 / 5-8rep

페달을 바라보고 중립으로 앉아 다리를 벌리고 무릎을 편다. 손은 페달 위에 얹어 견갑골의 안정화를 위해 페달을 살짝 누른다.

Modification+Variation
척추의 굴곡을 생략하고 팔의 움직임만 진행한다.
무릎을 살짝 구부리거나, 약간 높은 곳에 앉아서 진행한다.
페달을 분리시켜 양측 운동, 한쪽 운동, 상호교환 운동을 한다.
호흡 패턴을 변경하여 진행한다.

Teaching Tip
골반은 바닥과 수직인 상태를 유지한다.
일정한 척추 관절의 움직임으로 척추를 굴곡하고 신전한다.
팔을 사용하는 것이 아니라 복부의 수축으로 척추를 구부리며 페달을 누른다.
몸통과 팔을 연결하여 어깨의 안정화를 유지하며 동작을 진행한다.

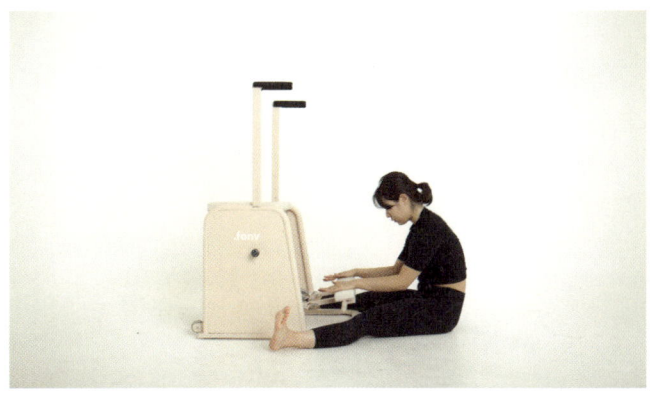
내쉬면서-경추부터 articulation하여 roll down하는 동시에 손으로 페달을 누르며 깊은 c-curve를 만든다.

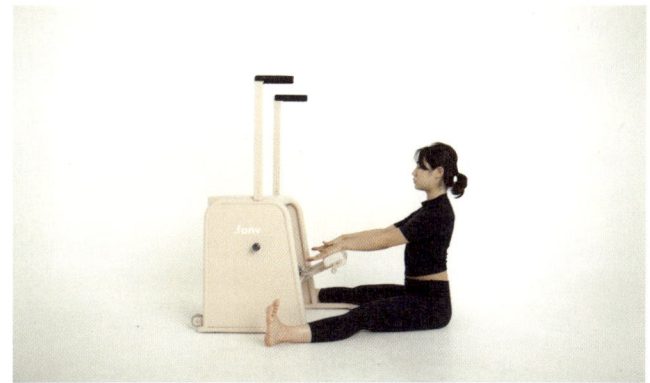
마시면서-페달을 천천히 풀어주면서 꼬리뼈부터 순차적으로 articulation하여 시작 자세로 앉는다.

타겟머슬

pelvic floor muscle (골반 기저근 / 골반밑근)
abdominal muscle group (복부근육군)
Deep neck flexors (경추 심부 굴곡근 / 깊은 목뼈 굽힘근) 경추 안정화
deep spinal muscles (심부 척추 안정근 / 깊은 척추 안정근) 척추 회전 방지
serratus anterior (전거근 / 앞톱니근) latissimus dorsi (광배근 / 넓은등근)
lower trapezius (하부승모근 / 아래등세모근) 견갑골 안정화 근육
latissimus dorsi (광배근 / 넓은등근), teres major (대원근 / 큰원근), Triceps (삼두근 / 위팔세갈래근) 팔자세유지

Torso Flexion
Rectus abdominis (복직근 / 배곧은근), obliques (복사근 / 배빗근)단축성 수축,
Erector spinae (척추 기립근 / 척추 세움근) 신장성 수축

Return
Rectus abdominis (복직근 / 배곧은근),
obliques (복사근 / 배빗근)신장성수축,
Erector spinae (척추기립근 / 척추세움근) 단축성 수축

Image cue
정수리 위로 물줄기를 뿜어주듯 진행한다.

Spotting
뒤에서 머리가 앞으로 갈 때 갈비뼈와 복부를 뒤쪽으로 가이드 한다.

주의사항
Lower back Lower back에 문제가 있거나, 햄스트링이 타이트한 경우 Building blocks Building blocks를 이용한다.

NOTE

Chair

Jack-Knife From Floor

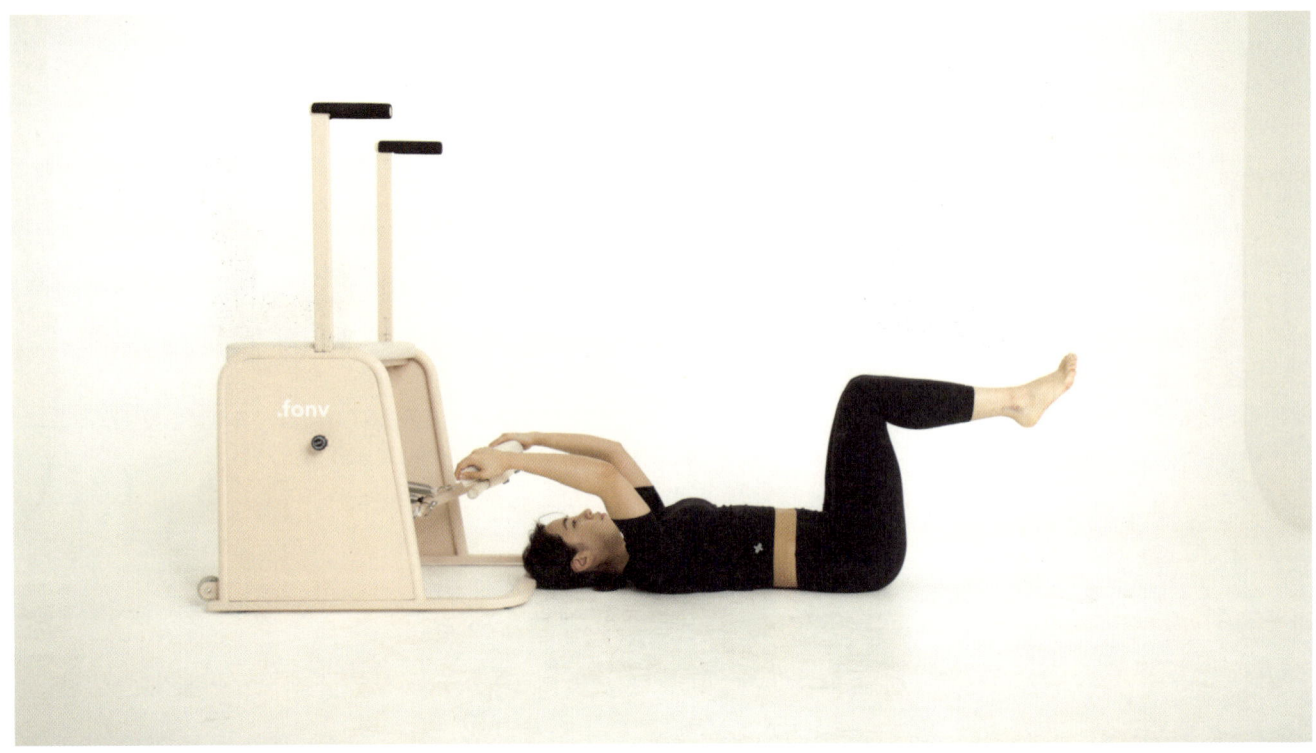

운동목적	파워하우스 강화 / 체간 안정화 / 견갑골 안정화 / 체간 굴곡근 강화 / 견갑 안정화 / 척추 분절 기능 향상	
기구세팅	2H2	난이도 중 / 5rep

머리가 체어를 향하도록 중립을 맞춰 눕고 두 다리는 table top 으로 준비한다. 두손으로 페달의 양끝을 부드럽게 잡는다.

Modification+Variation
한 발씩 천장으로 뻗으며 control balance 를 진행한다.

Teaching Tip
다리를 머리 뒤로 던지는 반동을 사용하지 않는다.
복부의 깊은 수축을 유지하며 진행한다.
흉추 윗부분까지만 Rolling 한다.
목이나 어깨의 긴장을 피하고 어깨의 안정화를 유지한다.

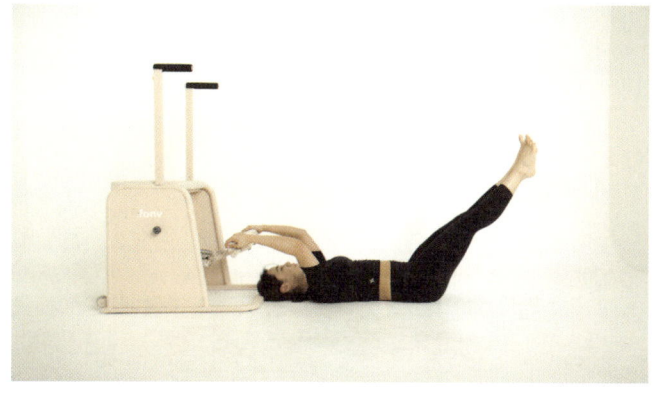

내쉬면서-척추와 골반을 중립으로 유지하며 두 다리를 사선으로 뻗는다.

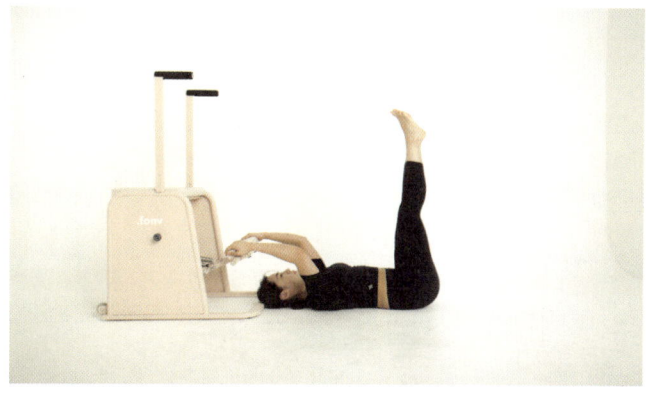

마시면서-골반의 중립을 유지할 수 있을 때까지 고관절을 최대한 굴곡하여 다리를 천장으로 뻗는다.

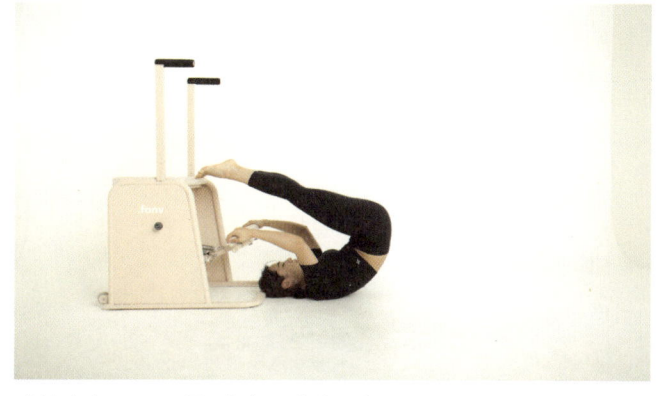

내쉬면서-imprint 를 거쳐 꼬리뼈부터 articulation 하여 척추를 굴곡하고 체어 끝에 발끝을 댄다.

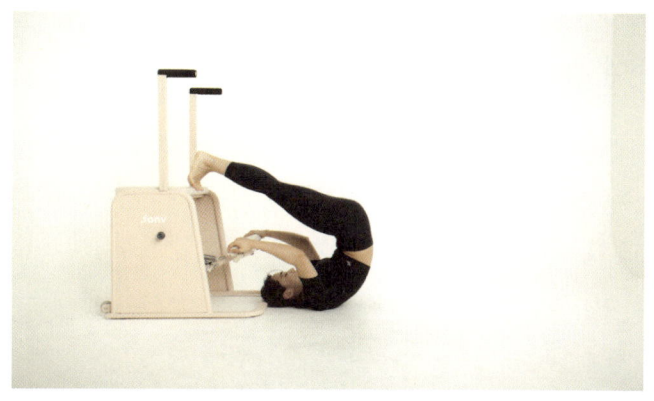

내쉬면서-흉추를 더 굴곡하여 발목을 dorsi flexion 한다.

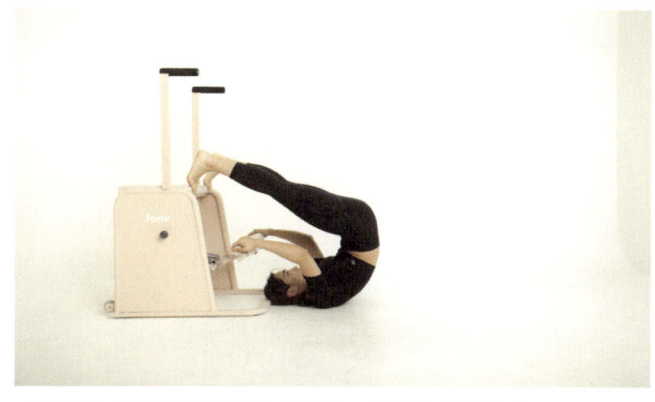

마시면서-발끝으로 체어를 쓸면서 고관절을 외전한다.

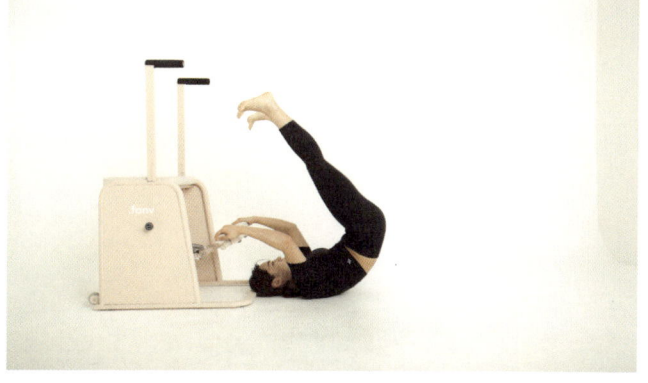

내쉬면서-두 다리를 멀리 뻗어 흉추부터 꼬리뼈까지 articulation 하여 roll down 한다.

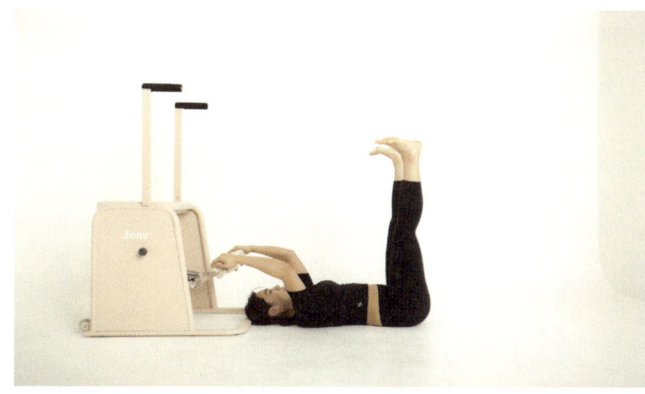

마시면서-두 다리는 내전하고 plantar flexion한다.

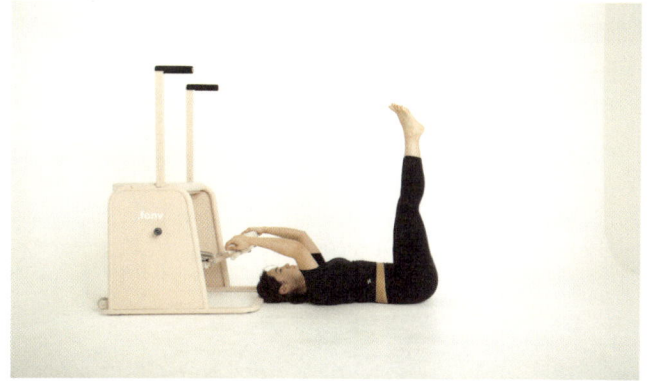

마시면서-다리를 모아 table top 자세로 돌아온다.

타겟머슬

pelvic floor muscle (골반 기저근 / 골반밑근)
abdominal muscle group (복부근육군)
Deep neck flexors (경추 심부 굴곡근 / 깊은 목뼈 굽힘근) 경추 안정화
deep spinal muscles (심부 척추 안정근 / 깊은 척추 안정근)척추 회전 방지
serratus anterior (전거근 / 앞톱니근)
latissimus dorsi (광배근 / 넓은등근)
lower trapezius (하부승모근 / 아래등세모근) 견갑골 안정화 근육
Posterior shoulder muscles (어깨 후면 근육근)
Hipflexsors (고관절굴곡근 / 엉덩관절굽힘근) 다리 접을때 단축성 수축, 펼 때 신장성 수축

Roll over
Rectus abdominis (복직근 / 배곧은근), obliques (복사근 / 배빗근) 단축성 수축

Roll down
Rectus abdominis (복직근 / 배곧은근), obliques (복사근 / 배빗근) 신장성 수축

Image cue
Roll over 할 때, 각각의 척추가 바닥에서 하나씩 벗겨지 듯이 순차적으로 움직인다.

Spotting
발을 살짝 밀어 흉추의 굴곡을 증가 시킨다.

주의사항
눈과 고혈압, 심각한 목과 등의 문제를 조심한다. 목에 부하가 없이 동작을 제어 할 수 있는지 주의하여 관찰한다.

NOTE

Chair

Swan From Floor

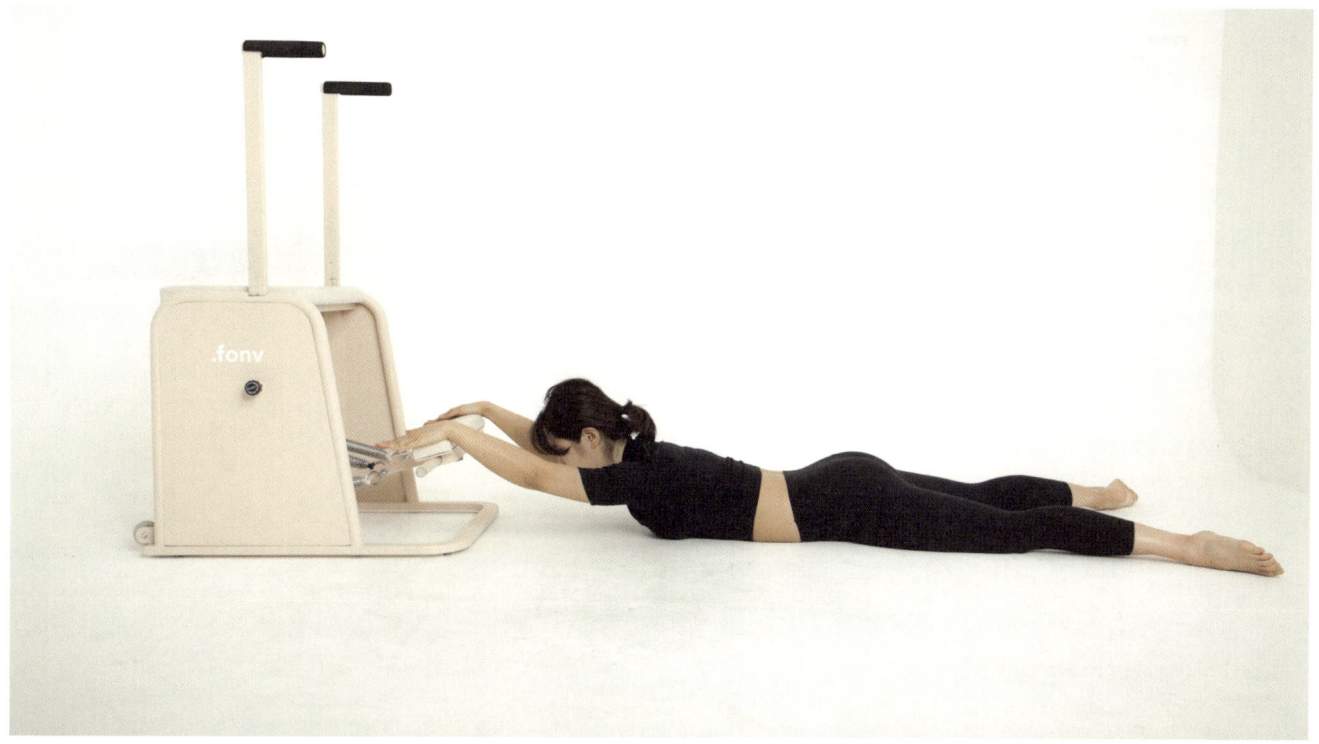

운동목적	파워하우스 강화 / 견갑골 안정화 / 체간 신전근 강화 / 견갑골움직임 향상 / 고관절 신전근 강화	
기구세팅	2H1	난이도 하 / 5-8rep

페달을 향하여 엎드려 골반은 중립으로 유지하고 척추는 약간 extension extension 한다. 다리는 어깨넓이로 벌려 외회전하고 팔은 어깨넓이로 길게 뻗어서 페달을 눌러 페달이 살짝 떠있도록 유지한다.

Modification+Variation
페달을 분리시켜 양측 운동을 진행한다.

Teaching Tip
척추의 윗 부분의 일정한 신전을 느껴야 한다.
견갑골의 안정과 함께 흉추까지만 신전하도록 한다.
경추나 요추가 과도하게 젖혀지지 않도록 한다. 골반의 중립을 계속 유지한다.

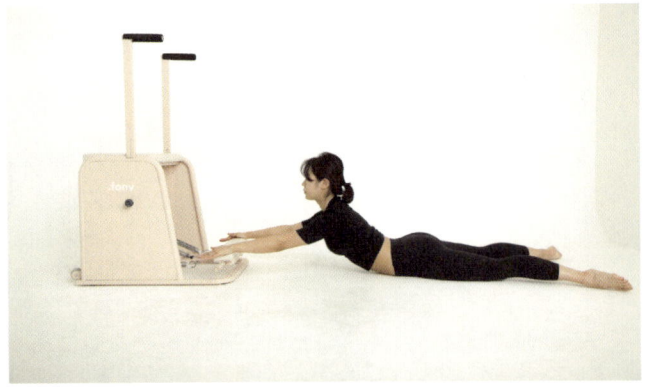
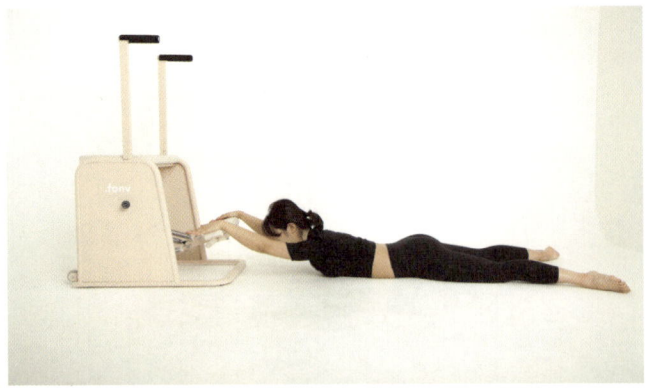

내쉬면서-페달을 살짝 누르며 치골이 떨어지지 않을 정도 까지 척추를 고르게 extension extension 한다.

마시고 내쉬면서-척추를 하나씩 articulation 하여 처음 자세로 돌아온다.

타겟머슬
pelvic floor muscle (골반 기저근 / 골반밑근)
abdominal muscle group (복부근육군)
Deep neck flexors (경추 심부 굴곡근 / 깊은 목뼈 굽힘근) 경추 안정화
deep spinal muscles (심부 척추 안정근 / 깊은 척추 안정근) 척추 회전 방지
serratus anterior (전거근 / 앞톱니근)
latissimus dorsi (광배근 / 넓은등근)
lower trapezius (하부승모근 / 아래 등 세모근) 견갑골 안정화 근육
Gluteus maximus (대둔근 / 큰볼기근),
hamstrings (슬곡근 / 뒤넙다리근),
knee extensors (슬관절 신전근 / 무릎관절 폄근) 등척성 수축

Extension
Erector spinae (척추기립근 / 척추세움근), latissimus dorsi (광배근 / 넓은등근) 단축성 수축

Return
Erector spinae (척추 기립근 / 척추 세움근), latissimus dorsi (광배근 / 넓은등근) 신장성 수축

Image cue
백조라고생각하고목을천장쪽으로길게뻗으며신전 한다.

Spotting
발뒤꿈치를누르고부드럽게반대쪽으로당긴다어깨를 부드럽게뒤로감아준다 정수리를터치해정수리를더길게끌어올리도록유도 한다

주의사항
목, 어깨문제가있으면주의한다산후6-8주까지는금한 다

NOTE

Chair

Prone Scapular Movement

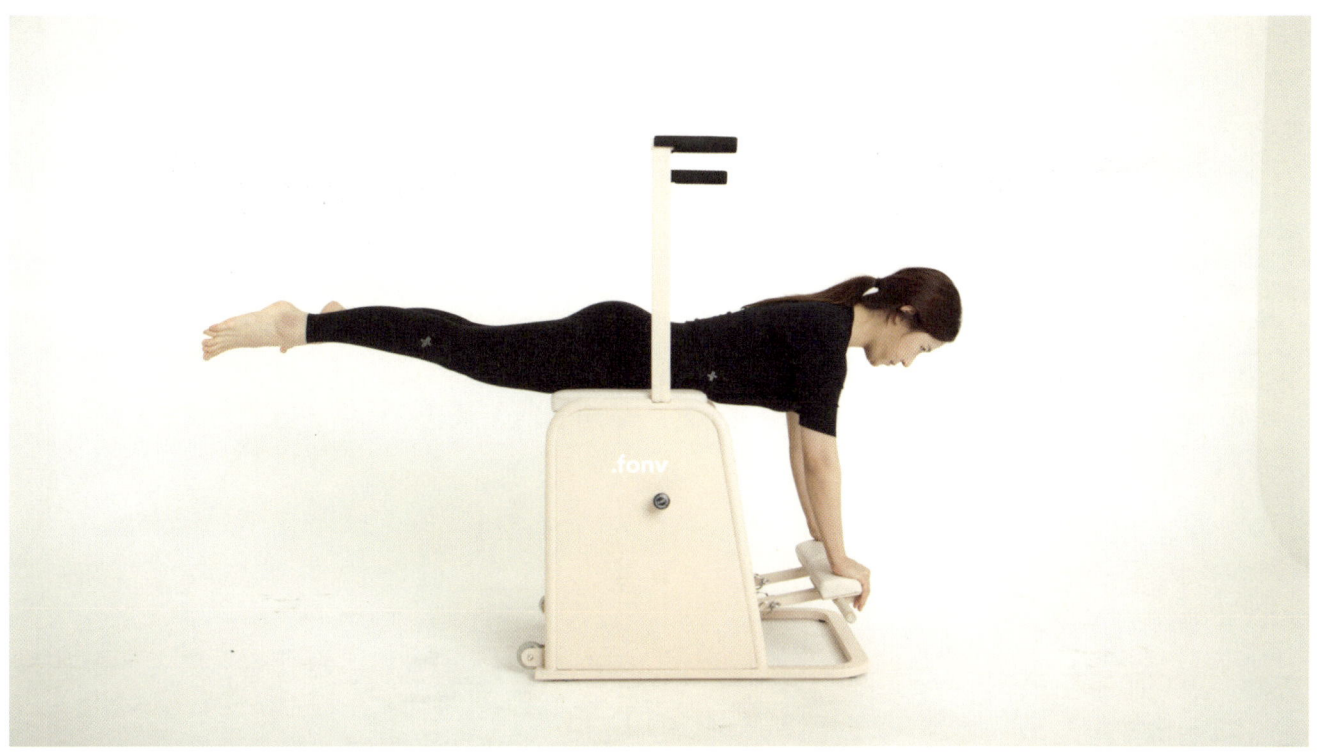

운동목적	파워하우스 강화 / 견갑골 안정화 / 체간 신전근 강화 / 견갑골움직임향상 / 고관절 신전근 강화	
기구세팅	2H1, 2L3	난이도 하 / 5-10rep

머리가 페달을 향하게 엎드려서 손목과 어깨가 일직선이 되게 하고 두 다리는 길게 뻗어준다. 페달은 바닥에서 살짝 띄운다.

Modification+Variation
무릎을 구부리고 진행한다. 한 팔을 페달에서 떼어 이마나 몸통, 허벅지 옆에 놓고 한 팔로 진행한다.
범위를 크게 움직인다.
ASIS 밑에 패드를 깔고 진행한다 다리 아래에 짐볼을 두고 진행한다.

Teaching Tip
견갑골이 Protraction Protraction 과 Retraction Retraction 으로 움직일 때 흉추가 굴곡하거나 신전 하지 않도록 한다.
손목의 꺾임과 통증을 주의한다.
팔꿈치를 구부리지 않도록 주의한다.
척추가 신전 되지 않도록 복부의 힘을 유지하여 진행한다.
움직임이 작음을 미리 언급하고 척추나 팔로 움직임을 만들지 않도록 한다.
목의 과도한 긴장을 피하고, 목의 정렬을 유지한다. 움직임의 속도가 빠르지 않도록 주의한다.

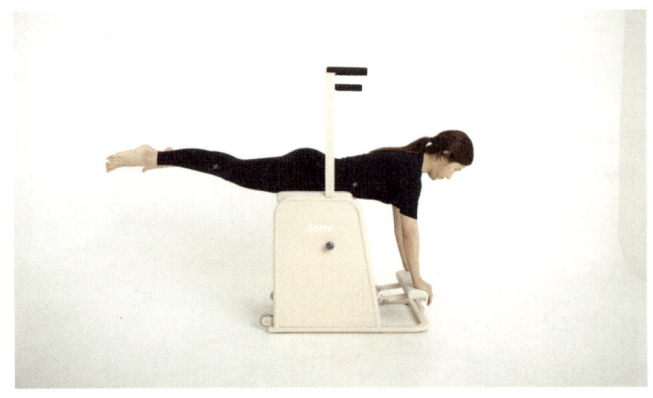 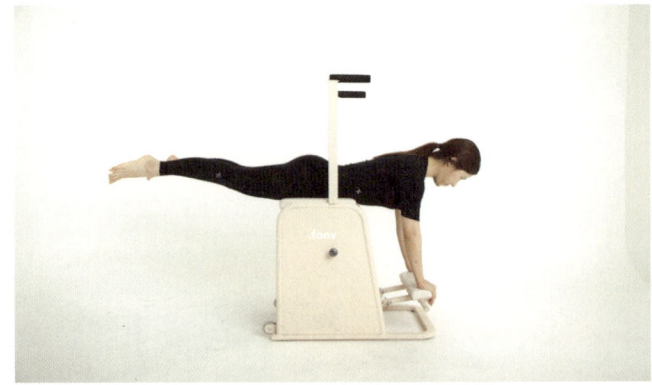

마시면서–몸통과 팔꿈치는 고정하고 견갑골을 retraction 하여 페달을 올린다.

내쉬면서–페달을 아래로 눌러 견갑골의 중립을 거친 후 protraction 한다.

타겟머슬

pelvic floor muscle (골반 기저근 / 골반밑근)
abdominal muscle group (복부근육군)
Deep neck flexors (경추 심부 굴곡근 / 깊은 목뼈 굽힘근) 경추 안정화
deep spinal muscles (심부 척추 안정근 / 깊은 척추 안정근) 척추 회전 방지
Gluteus maximus (대둔근 / 큰볼기근),
hamstrings (슬곡근 / 뒤넙다리근) 골반유지 등척성 수축

Retraction
Middle trapezius (중부 승모근 / 가운데 등 세모근),
rhomboid (능형근 / 마름근) 단축성 수축

Protraction
serratus anterior (전거근 / 앞톱니근) 단축성 수축

Image cue
방울 토마토 한 개 정도의 범위만 움직인다 도토리 한 알 정도의 범위 내에서 움직인다.

Spotting
안전을 위해서 학생의 가까운 곳에 있는다. 견갑골에 손을 올려 움직임을 자극한다.

주의사항
손목의 통증을 주의한다.

NOTE

Chair

One Arm Push Up Lying Prone

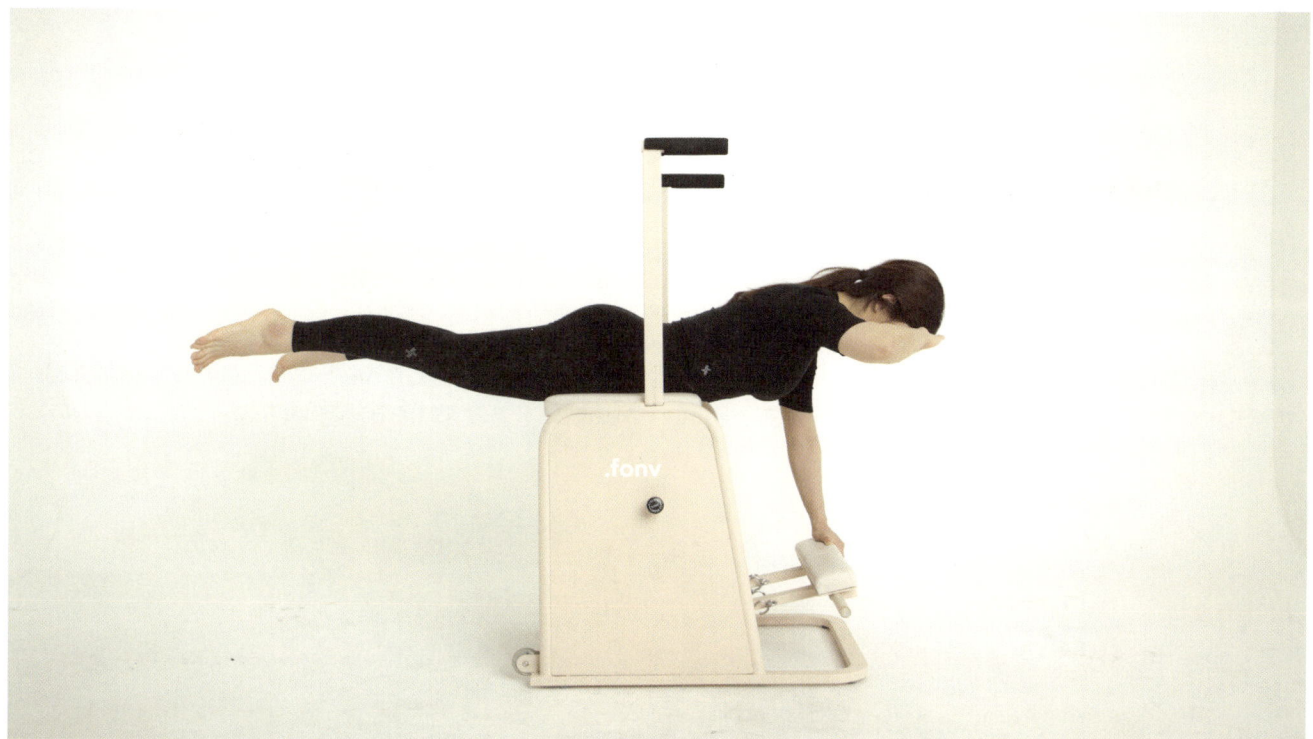

운동목적	파워하우스강화/견갑골안정화/체간신전근강화/견갑골움직임 향상/상완골신전근강화/고관절안정화	
기구세팅	2H1, 2L3	난이도 중 / 10rep

페달 위의 손목이 어깨와 일직선이 되도록 체어에 엎드려 한 손은 페달에 다른 쪽 손은 팔꿈치를 구부려 이마 앞에 놓고 페달은 살짝 들어 올린다.

Modification+Variation
무릎을 구부리고 진행한다 두 팔을 사용한다 (페달을 분리시켜 양측 운동, 한쪽 운동, 상호교환 운동 을 한다).
팔꿈치의 각도를 조절하여 진행한다.
ASIS 밑에 패드를 깔고 진행한다.
다리 아래에 짐볼을 두고 진행한다.

Teaching Tip
페달을 누르면서 몸통이 회전하지 않도록 한다.
손목의 꺾임과 통증을 주의한다.
팔꿈치를 구부리지 않도록 주의한다.
척추가 신전 되지 않도록 복부의 힘을 유지하여 진행한다.
움직임이 작음을 미리 언급하고 척추나 팔로 움직임을 만들지 않도록 한다. 목의 과도한 긴장을 피하고, 목의 정렬을 유지한다.
움직임의 속도가 빠르지 않도록 주의한다.

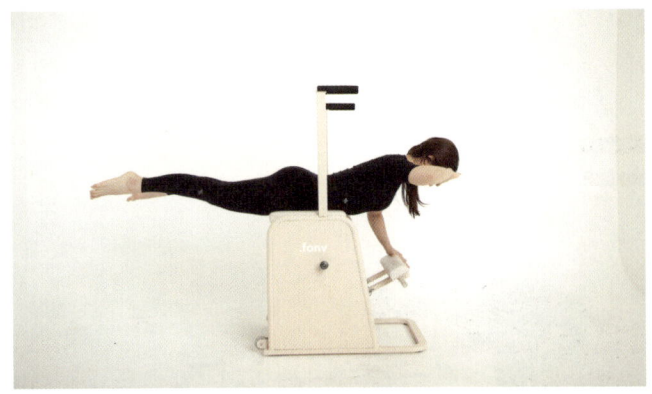 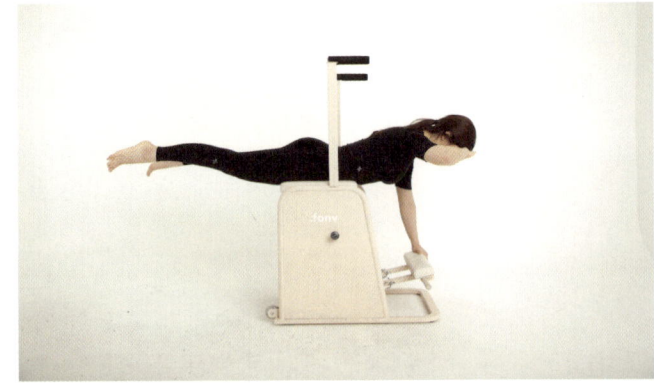

마시면서-페달 쪽 팔꿈치를 사선으로 굽혀 페달을 올린다. 내쉬면서-몸통의 중립을 유지하면서 팔꿈치를 펴 페달을 내린다.

타겟머슬
pelvic floor muscle (골반 기저근 / 골반밑근)
abdominal muscle group (복부근육군)
Deep neck flexors (경추 심부 굴곡근 / 깊은 목뼈 굽힘근) 경추 안정화
deep spinal muscles (심부 척추 안정근 / 깊은 척추 안정근) 척추 회전 방지
serratus anterior (전거근 / 앞톱니근)
latissimus dorsi (광배근 / 넓은등근)
lower trapezius (하부승모근 / 아래등 세모근) 견갑골 안정화 근육
Erector spinae (척추 기립근 / 척추 세움근),
obliques (복사근 / 배빗근) 회전방지 등척성 수축
Gluteus maximus (대둔근 / 큰볼기근),
hamstrings (슬곡근 / 뒤넙다리근) 골반유지 등척성 수축

Pedal one arm press
Triceps (삼두근 / 위팔 세갈래근),
pectoralis major (대흉근 / 큰가슴근) 단축성 수축

Return
Triceps (삼두근 / 위팔세갈래근),
pectoralis major (대흉근 / 큰 가슴근) 신장성 수축

Image cue
방울 토마토 한 개 정도의 범위만 움직인다. 도토리 한 알 정도의 범위 내에서 움직인다.

Spotting
안전을 위해서 학생의 가까운 곳에 있는다. 견갑골에 손 을 올려 움직임을 자극한다.

주의사항
손목의 통증을 주의한다.

NOTE

Chair

Rotation Prone

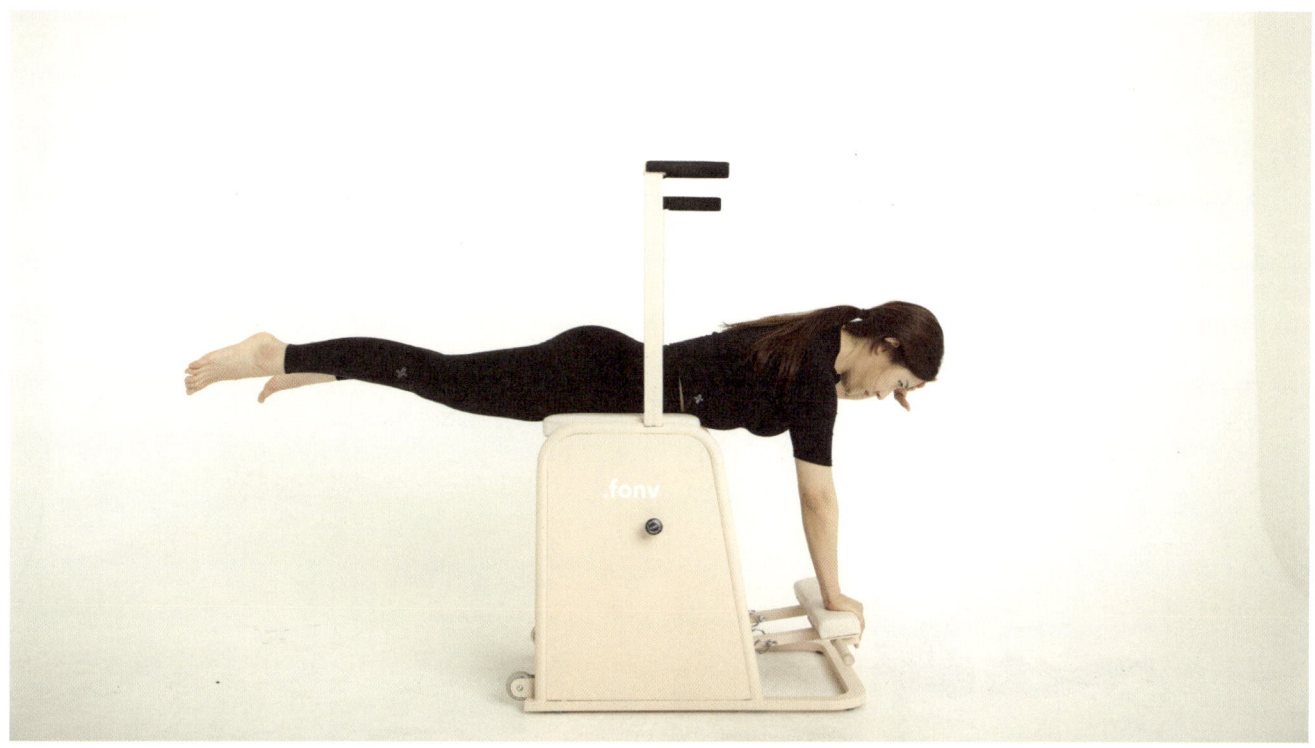

운동목적	파워하우스강화 / 견갑골안정화 / 체간신전근강화 / 견갑골움 직임향상 / 고관절 신전근강화	
기구세팅	2H1, 2L3	난이도 중 / 5-10rep

페달 쪽으로 머리를 두고 체어 위에 중립으로 엎드려 어깨 밑에 손목이 오게 페달을 잡고 한 팔은 구부려 손등을 이마에 댄다. 두 다리는 parallel 로 길게 뻗어 모으거나 골반 넓이로 벌리고 페달 이 바닥에서 살짝 떨어지게 유지한다.

Modification+Variation
무릎을 구부려 진행한다.
팔을 뻗어내서 진행한다.
상체를 신전한다.
두 팔을 사용한다 (페달을 분리시켜 양측 운동, 한쪽 운동, 상호교환 운동을 한다).

Teaching Tip
척추부터 발끝까지 일직선이 유지되도록 유지한다.
몸통이 회전할 때 고관절 앞 쪽을 단단히 고정한다.
회전 시, 척추의 굴곡이나 신전 없이 척추 정렬의 중립을 유지한다.
견갑골을 안정화하여 진행한다. 팔꿈치를 구부리지 않도록 한다.
과도한 회전을 피하고 경추부터 척추를 일정하게 회전한다.

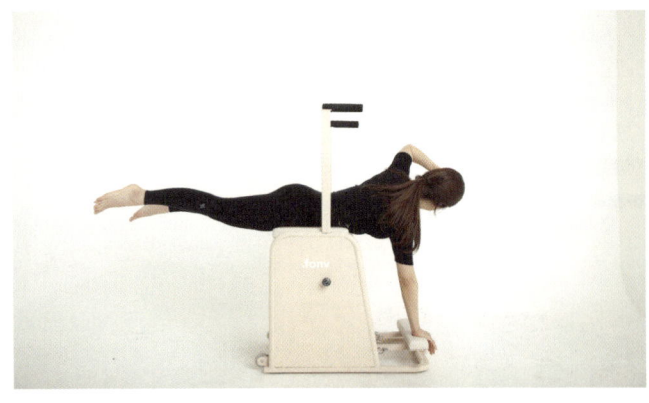 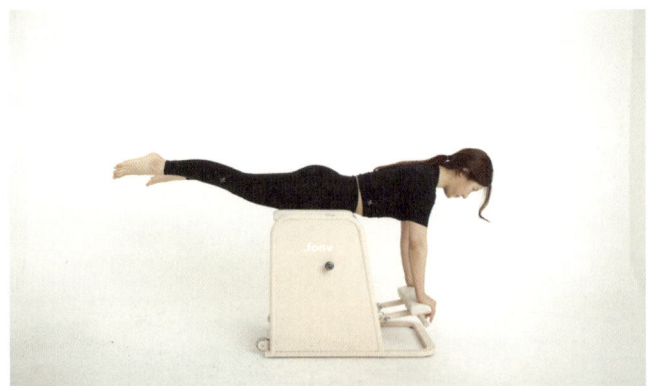

내쉬면서-페달 쪽 견갑을 전인하여 페달을 누르며 흉추를 회전한다.

마시면서 -처음자세로 돌아온다.

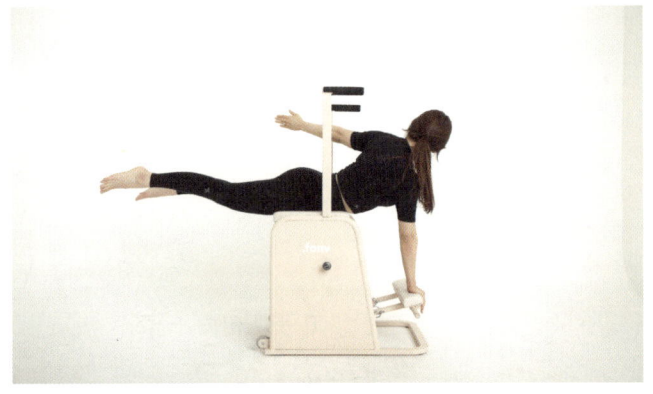

(variation) 내쉬면서-흉추의 회전을 유지하며 사선 아래로 손을 멀리 뻗어 척추를 신전한다.

타겟머슬
pelvic floor muscle (골반 기저근 / 골반밑근)
abdominal muscle group (복부근육군)
Deep neck flexors (경추 심부 굴곡근 / 깊은 목뼈 굽힘근) 경추 안정화
deep spinal muscles (심부 척추 안정근 / 깊은 척추 안정근) 척추 회전 방지
serratus anterior (전거근 / 앞톱니근)
latissimus dorsi (광배근 / 넓은등근)
lower trapezius (하부승모근 / 아래등세모근) 견갑골 안정화 근육
Gluteus maximus (대둔근 / 큰볼기근).
hamstrings (슬괵근 / 뒤넙다리근) 골반안정 등척성 수축
Erector spinae (척추 기립근 / 척추 세움근).
obliques (복사근 / 배빗근) 중립 유지 등척성 수축

Rotation
Internal, external obliques (내, 외복사근 / 속,바깥 배빗근) 반대방향 신장성. 돌아올 때 단축성

Image cue
드라이버로 나사를 돌린다고 상상한다.

Spotting
골반에 손을 얹고 골반의 중립을 돕는다.

주의사항
목의 문제를 주의한다.

Chair

Grasshopper

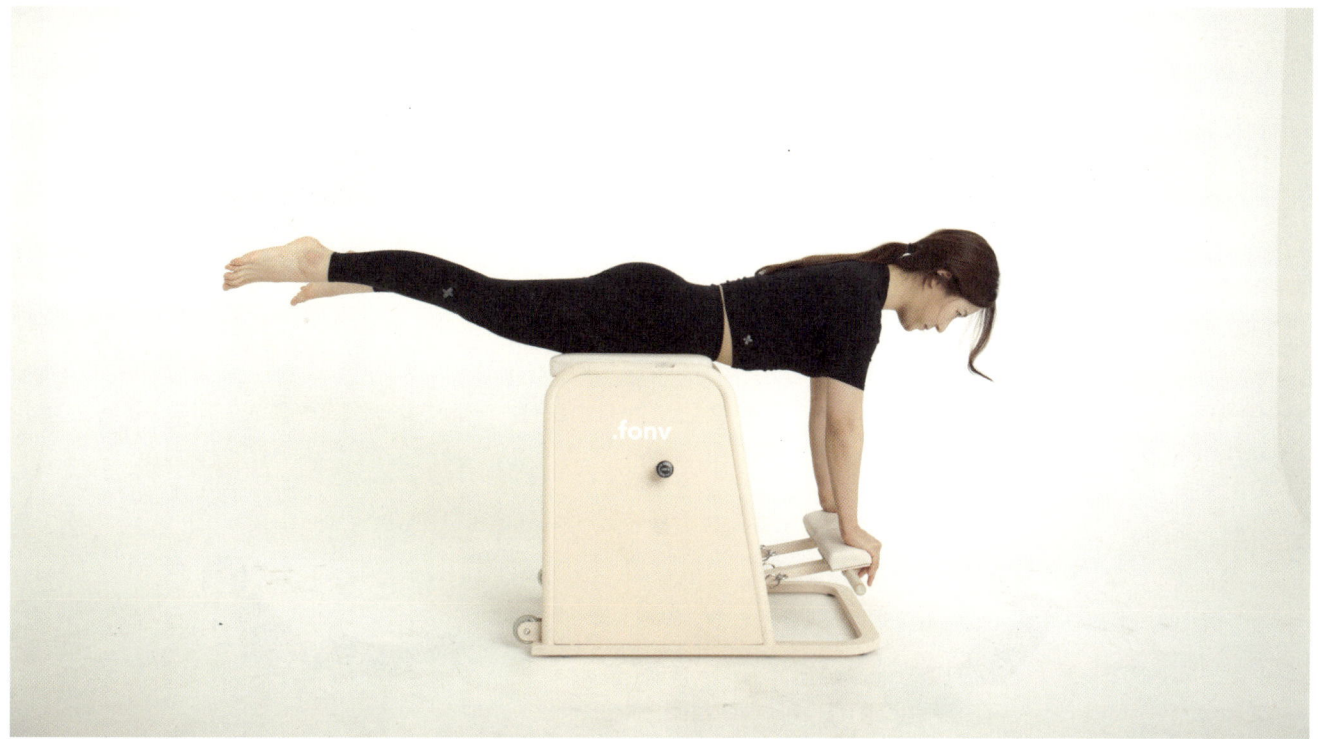

운동목적	파워하우스강화 / 견갑골안정화 / 체간신전근강화 / 견갑골움 직임향상 / 고관절 신전근강화	
기구세팅	2H1, 2L3	난이도 상 / 5rep

체어 위에 골반을 두고 엎드려 어깨 아래에 손이 있게 페달을 짚어 준비한다 . 척추와 골반은 중립으로 두 다리는 어깨 넓이로 벌려서 길게 뻗는다.

Modification+Variation
각각의 동작을 나눠서 진행한다.

Teaching Tip
머리는 목으로부터, 목은 어깨로부터 길어지게 한다 다리는 모으지 않고 길게 뻗는다.
머리와 어깨를 떨어뜨리지 않는다.
경추와 요추가 과신전 되지 않도록 한다.
견갑골을 끌어 내려 흉추의 신전을 하며, 견갑골의 안정화를 운동 하는 내내 유지한다.
복근의 지지와 견갑골의 안정성이 유지될 수 있을 정도까지만 척추의 신전을 한다.
박스가 앞으로 기울어지지 않도록 주의한다.
발목이 교차하는 동안 풋바를 밀지 않고 당기는 느낌으로 수행한다 (grasshopper).
대퇴골의 움직임을 최소화하고 무릎관절에서 움직임이 일어나 발목이 교차하도록 한다 (grasshopper).
발목이 교차하는 동안 페달을 밀지 않고 당기는 느낌으로 수행한다 (grasshopper).

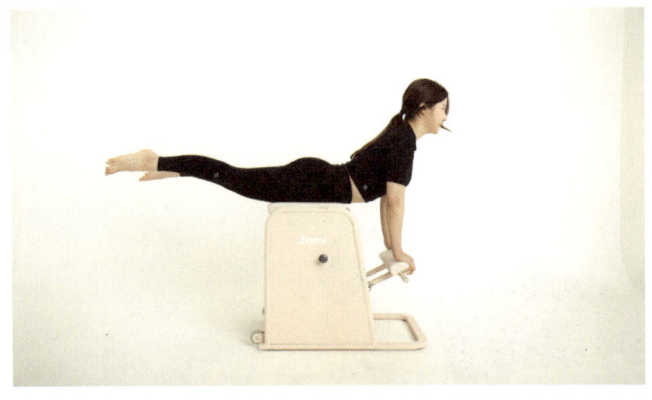

내쉬면서-치골이 체어에 닿을 때까지 경추부터 차례대로 extension 한다.

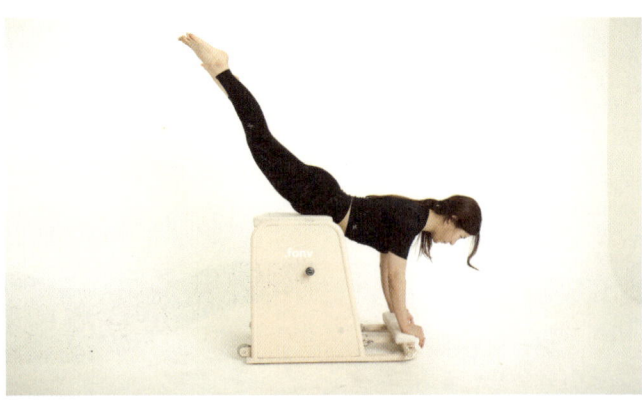

마시고내 쉬면서-페달을 눌러내며 활 모양을 유지하고 고관절을 신전시키면서 다리를 사선으로 뻗어 올린다.

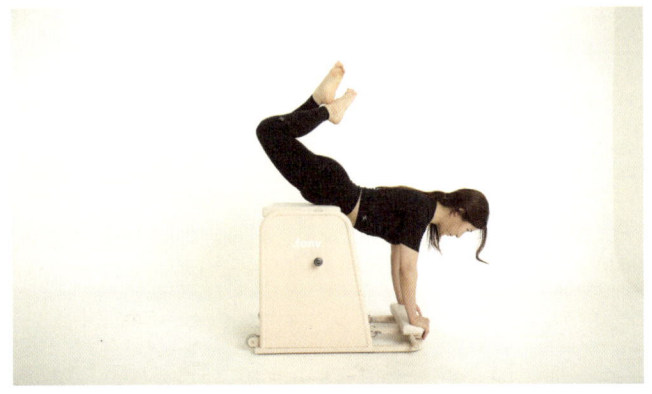

마시고 내쉬면서-Back muscle Back muscle Back muscle의 힘을 유지하며 무릎을 구부린다 (반대편도 진행한다).

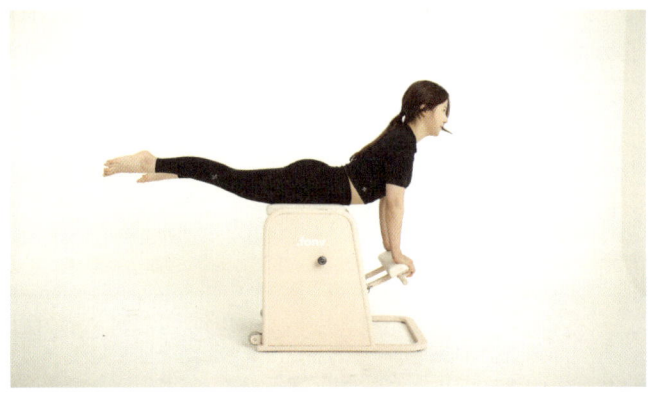

마시고 내쉬면서-두 다리를 길게 뻗고 페달을 들어올리며 활 모양으로 extension한다.

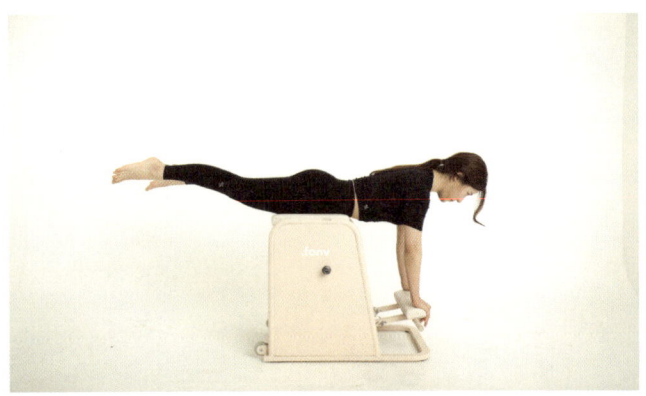

내쉬면서-경추부터 articulation하여 페달이 바닥에 닿지 않게 눌러내며 중립으로 돌아온다.

타겟머슬

pelvic floor muscle (골반 기저근 / 골반밑근)
abdominal muscle group (복부근육군)
deep spinal muscles (심부 척추 안정근 / 깊은척추 안정근) 척추 회전 방지
serratus anterior (전거근 / 앞톱니근)
latissimus dorsi (광배근 / 넓은등근)
lower trapezius (하부승모근 / 아래등세모근) 견갑골 안정화 근육
Erector spinae (척추기립근 / 척추세움근),
Gluteus maximus (대둔근 / 큰볼기근),
hamstrings (슬곡근 / 뒤넙다리근),
knee extensors (슬관절신전근 / 무릎관절폄근) 등척성 수축 신전 유지
obliques (복사근 / 배빗근) 신전시 요추 안정화

Torso Extension
Erector spinae (척추 기립근 / 척추 세움근), latissimus dorsi (광배근 / 넓은등근) 단축성 수축

Return
Erector spinae (척추기립근 / 척추세움근), latissimus dorsi (광배근 / 넓은등근) 신장성수축

Knee Flexion
hamstrings (슬곡근 / 뒤넙다리근) 단축성 수축

Knee extension
qudriceps (대퇴사두근 / 넙다리네갈래근) 단축성 수축

Image cue
심장으로 앞에 있는 벽을 밀어낸다고 상상한다. 하복부 힘으로 목 끝까지 지퍼를 채운다고 상상한다. 바이킹 처럼 움직인다.

Spotting
손으로 어깨를 뒤로 내리도록 가이드 해준다. Lower back Lower back 에 손을 올려 허리가 꺾이지 않도록 한다.

주의사항
목, 어깨 문제가 있으면 주의한다. 산후 6-8주까지는 금한다.

NOTE

Chair

Side Bend

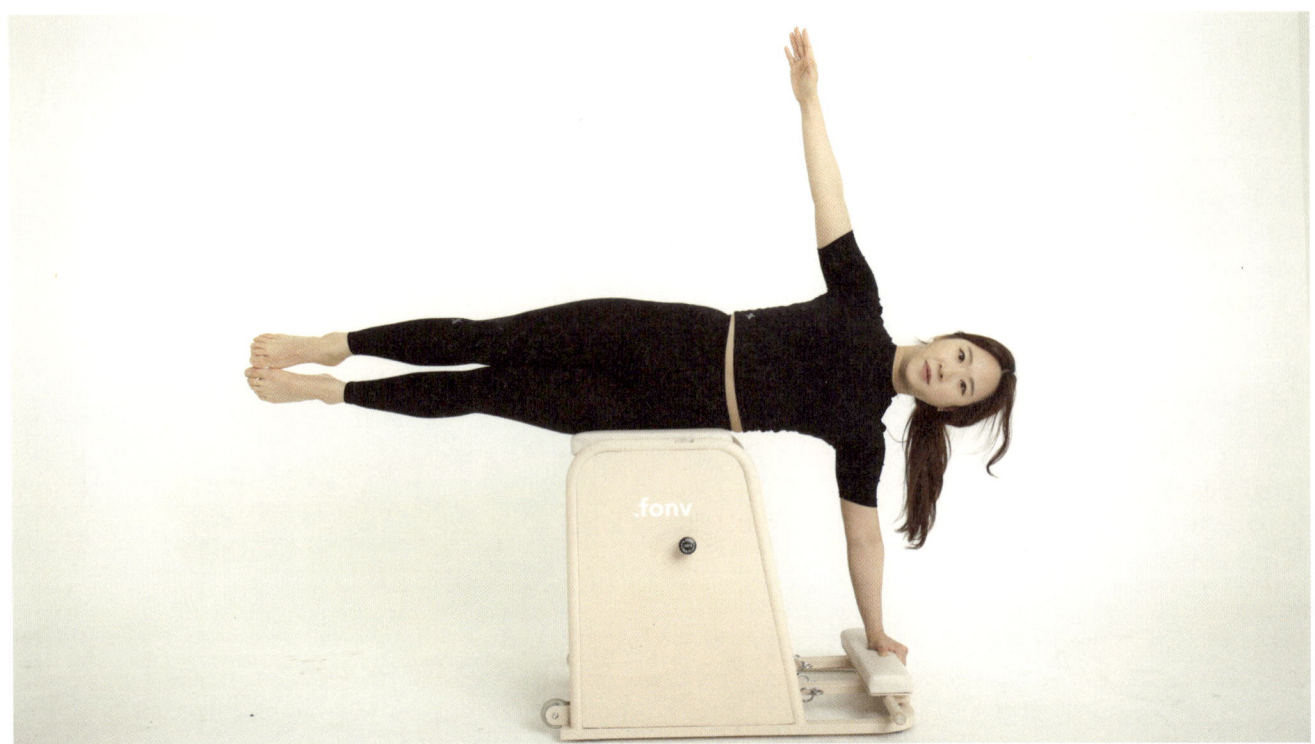

운동목적	파워하우스강화 / 체간측면굴곡근스트레칭 / 체간측면굴곡 근강화/ 체간굴곡근강화 / 견갑안정화	
기구세팅	2H1, 2L3	난이도 상 / 5-10rep

머리가 페달을 향하게 체어 위에 side lying 으로 만들고 어깨 밑 에 손목이 오도록 위치해 페달을 누르고 반대쪽 팔은 천장으로 길게 뻗어서 중립을 만든다. 두 다리는 parallel 로 모아주고 페달이 살짝 떠있게 유지한다.

Modification+Variation
체어 모서리를 안정적으로 잡아 진행한다.
발 아래에 짐볼을 두고 진행한다.

Teaching Tip
척추가 측굴 할 때, 앞이나 뒤로 기울지 않고 골반은 안정화 하여야 한다. 몸통이 회전하지 않도록 주의한다.
견갑골의 안정화를 유지하여 진행한다. 목이나 어깨에 긴장이 가지 않도록 주의하고, 경추에서는 측굴을 하지 않도록 한다.
상체가 측굴 할 때 다리의 높이가 내려가지 않도록 유지한다.

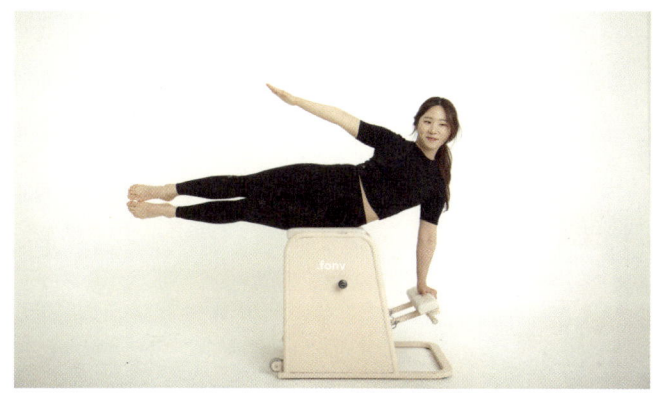 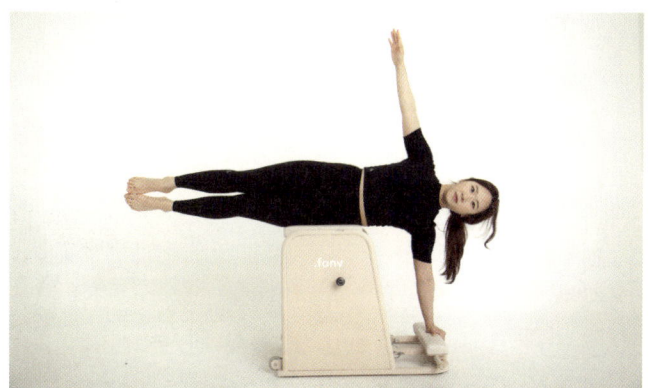

내쉬면서-골반이 정면을 바라보도록 유지하며 페달을 끌어올려서 척추를 lateral flexion lateral flexion 한다.

마시면서-페달을 아래로 누르며 척추를 길게 늘려 시작 자세로 돌아온다.

타겟머슬
pelvic floor muscle (골반 기저근 / 골반밑근)
abdominal muscle group (복부근육군)
deep spinal muscles (심부 척추 안정근 / 깊은 척추안정근) 척추 회전 방지
serratus anterior (전거근 / 앞톱니근)
latissimus dorsi (광배근 / 넓은등근)
lower trapezius (하부승모근 / 아래등세모근) 견갑골 안정화 근육
obliques (복사근 / 배빗근) 회전방지, 관상면유지
multifidus (다열근 / 뭇갈래근) 척추 회전 방지
위쪽 abductor (고관절 외전근 / 엉덩관절 벌림근),
아래쪽 adductor (고관절 내전근 / 엉덩관절내전근) 등척성 수축

Lateral Flexion
Internal, external oblique (내,외복사근 / 속,바깥배빗근)반대방향 신장성, 돌아올 때 단축성

Image cue
발끝에서부터 골반까지 얼음이라고 상상한다. 몸통이 벽과 벽 사이에 꼈다고 상상한다.

Spotting
골반에 손을 얹고 골반의 중립을 돕는다.

주의사항
어깨 통증을 주의한다.

NOTE

Chair

Seated Mermaid

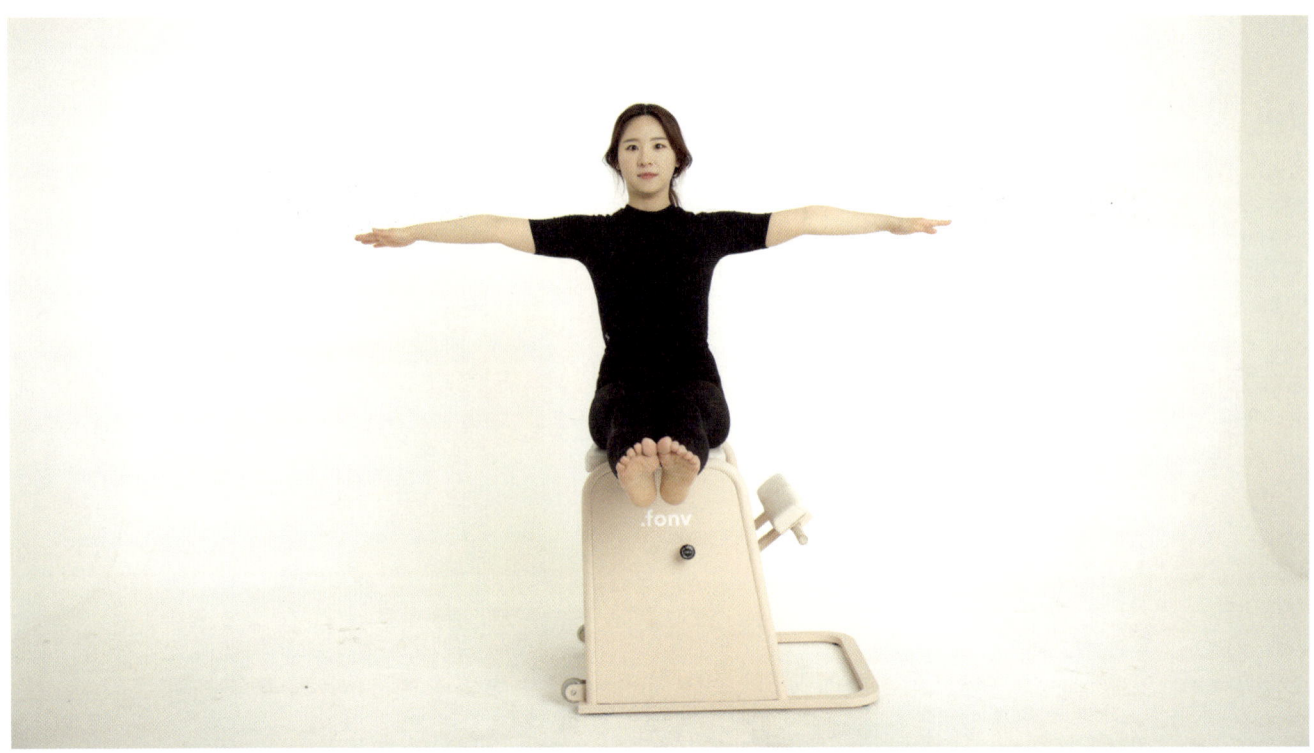

운동목적	파워하우스 강화 / 체간 측면 굴곡근 스트레칭 / 체간 측면 굴곡 근 강화 / 체간 굴곡근 강화 / 견갑 안정화	
기구세팅	2H1	난이도 하 / 좌우 3-5rep

페달을 측면에 두고 체어 위에 좌골을 대고 중립으로 앉아 두 팔을 옆으로 길게 뻗고 두 다리는 앞으로 길게 뻗는다.

Modification+Variation
무릎을 구부리고 진행한다. 발 아래에 짐볼을 두고 진행한다.

Teaching Tip
균등한 리듬으로 옆으로 구부려서 멈추고 숨을 내쉬며 기다린다.
양쪽 힙 으로부터 길게 뽑아 올린다 몸이 앞이나 뒤로 숙여지지 않도록 한다.
중립으로 돌아올 때, 강한 복부의 힘으로 진행한다.
측굴 시 반대쪽 엉덩이를 체어에 누르고 있는 느낌을 유지하여 진행한다.
무릎이 구부러져 발목을 꼬지 않도록 한다.

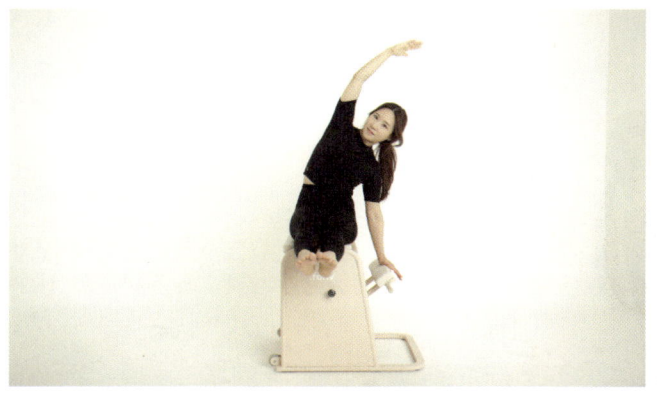 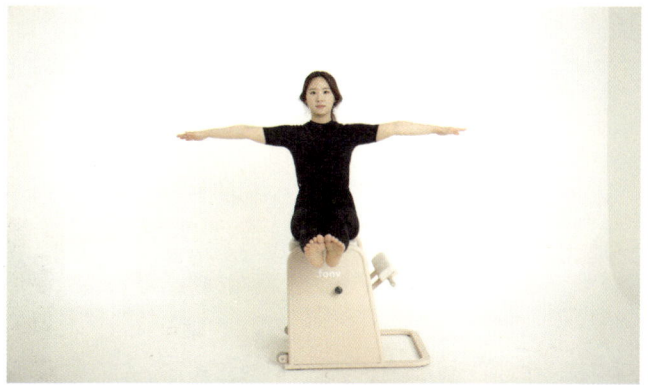

내쉬면서-페달 반대쪽 손은 천장으로 뻗고 나머지 손으로 는 페달을 누르며 척추를 균일하게 lateral flexion lateral flexion 한다. 이 때 두 좌골이 바닥에 닿아야 한다.

마시면서-스프링에 저항하며 척추를 길게 늘려 하나씩 articulation 하면서 처음 자세로 돌아온다.

타겟머슬

pelvic floor muscle (골반 기저근 / 골반밑근)
abdominal muscle group (복부근육군)
Deep neck flexors (경추 심부 굴곡근 / 깊은목뼈굽힘근) 경추 안정화
deep spinal muscles (심부 척추 안정근 / 깊은 척추 안정근) 척추 회전 방지
serratus anterior (전거근 / 앞톱니근)
latissimus dorsi (광배근 / 넓은등근)
lower trapezius (하부승모근 / 아래등세모근) 견갑골 안정화 근육 hipflexors (고관절굴곡근 / 엉덩관절굽힙근).
qudriceps (대퇴사두근 / 넙다리네갈래근),
adductors (내전근 / 모음근) 등척성 수축
Obliques (복사근 / 배빗근),
erector spinae (척추기립근 / 척추세움근) coronal plane 유지

Lateral Flexion

Obliques (복사근 / 배빗근),
Quadrates lumborum (요방형근 / 허리네모근) 아래쪽 단축성 수축

Image cue
몸통이 분수라고 생각하고 물이 뿜어져 나온다고 상상 한다.

Spotting
힙을 고정시켜주고 손목을 잡아당겨 좀 더 깊은 스트레치를 돕는다. 등 뒤에 서서 벽을 만들어준다.

주의사항
허리통증이 있는 회원은 주의한다.

NOTE

Chair

Rotation with flatback

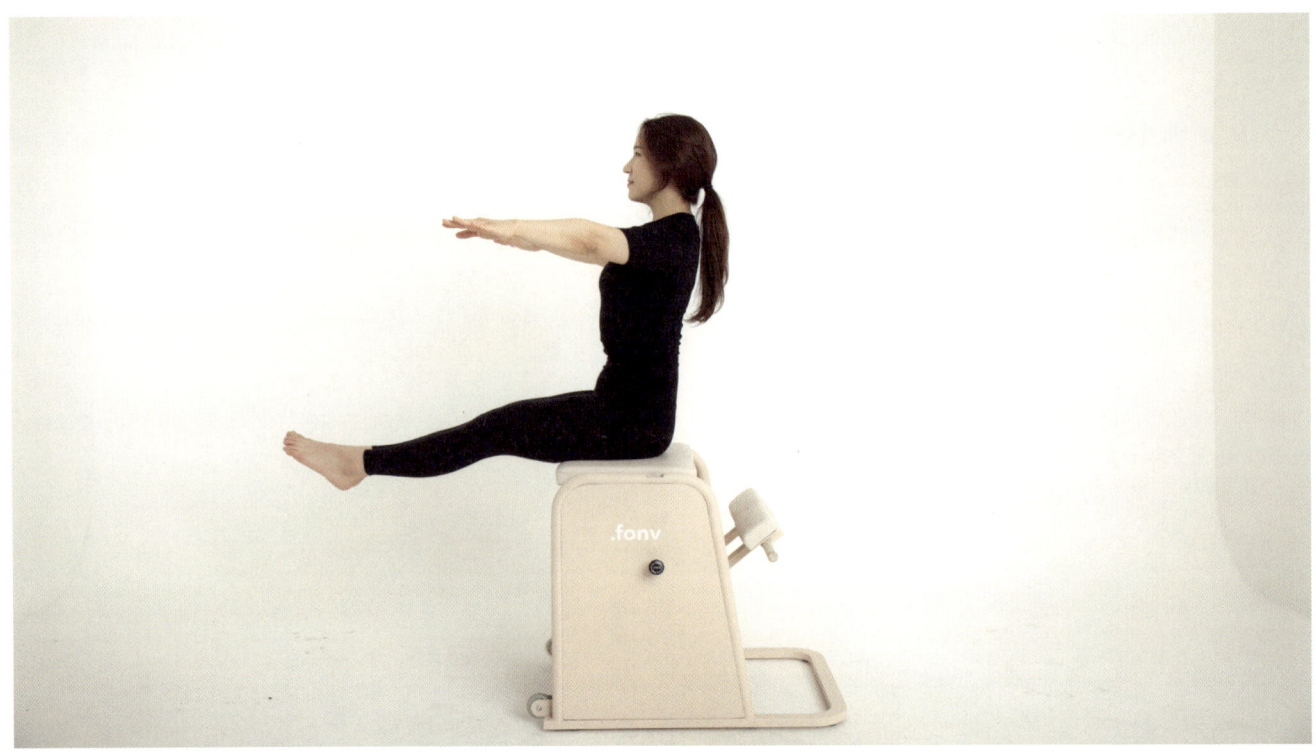

운동목적	파워하우스강화 / 견갑골안정화/ 체간신전근강화 / 견갑골움 직임향상 / 체간굴곡근강화	
기구세팅	2H2	난이도 중 / 좌우 3-5rep

페달의 반대쪽을 바라보고 체어 위에 중립으로 앉아서 두 다리는 parallel로 붙여 앞으로 길게 뻗고 두팔은 옆으로 길게 뻗는다.

Modification+Variation
범위를 작게 진행한다.
Rotation을 생략하고, Lean 동작만 진행한다. 팔을 낮추어 진행한다. 손을 머리 뒤, 앞에 놓고 진행한다.
손으로 써클링, 볼, 탄력밴드를 잡고 진행한다.
손으로 exercise bar를 잡는다. 호흡을 반대로 진행한다.

Teaching Tip
쇄골뼈는 넓게 유지한다.
흉곽이 아래로 가라앉거나 측굴이 일어나지않도록 지도한다.
척추를 회전할 때 골반도 회전되지 않도록, 골반은 강하게 고정한다.
Upper trapezius에 긴장이 생기지 않도록 견갑골의 안정화를 일관되게 유지한다.
기울이는 동안 경추와 머리가 척추와 일직선이 되도록 유지한다.

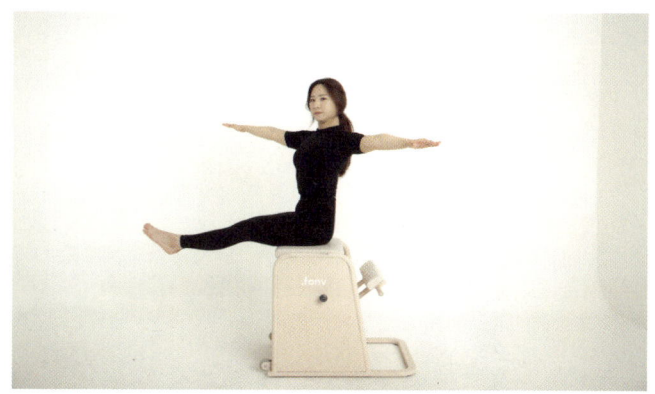
내쉬면서-골반을 고정시키고 척추를 한쪽방향으로 회전한다.

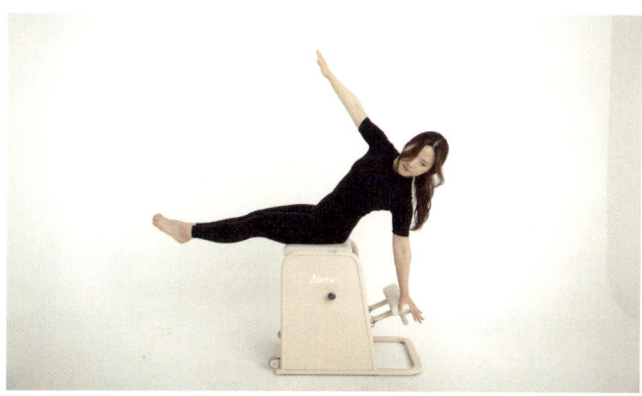
마시면서-몸통의 양옆길이가 똑같도록 유지하며 몸통을 뒤로 기울인다.

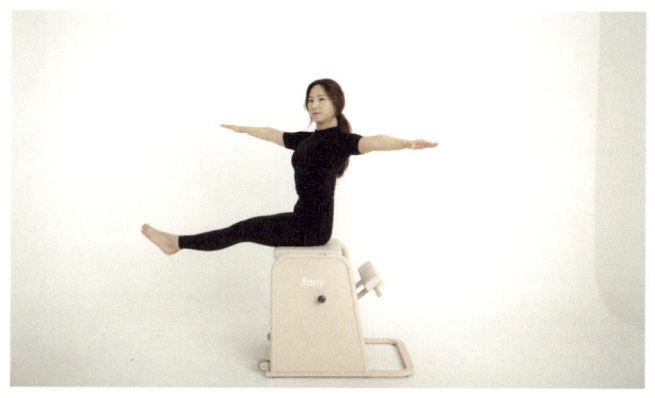
내쉬면서-페달 위의 손을 떼며 척추를 곧게 세운다. 이때 척추의 회전은 유지한다.

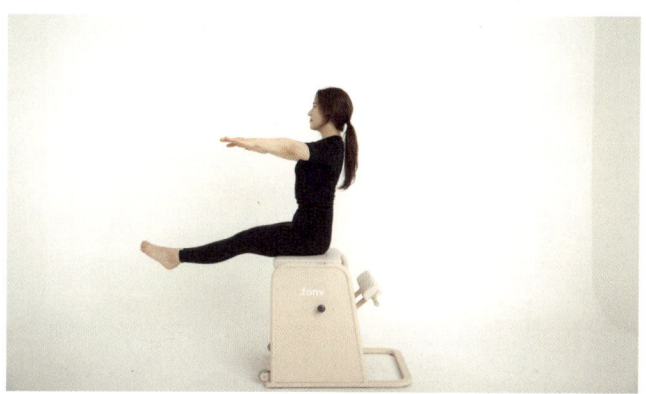
마시면서-척추의 회전을 풀어주며 시작자세로 돌아온다.

타겟머슬
pelvic floor muscle (골반 기저근 / 골반밑근)
abdominal muscle group (복부근육군)
Deep neck flexors (경추 심부 굴곡근 / 깊은 목뼈 굽힘근) 경추 안정화
deep spinal muscles (심부 척추 안정근 / 깊은 척추 안정근) 척추 회전 방지
serratus anterior (전거근 / 앞톱니근)
latissimus dorsi (광배근 / 넓은등근)
lower trapezius (하부승모근 / 아래등세모근) 견갑골 안정화 근육
obliques (복사근 / 배빗근) 요추신전방지
qudriceps (대퇴사두근 / 넙다리네갈래근),
adductor (고관절 내전근 / 엉덩관절내전근) 등척성 수축
Hip flexors (고관절 굴곡근 / 엉덩관절 굽힘근) 기울일 때 신장성 수축

Lean back
Internal, external obliques (내, 외복사근 / 속, 바깥배빗근) 반대방향신장성, 돌아올 때 단축성

Image cue
카시트에 앉아서 뒤로 넘어 간다고 상상한다. 몸의앞 뒤가 박스 안에 갇혀 있다는 느낌을 갖는다.

Spotting
척추를 유지할 수 있도록 등과 손을 터치한다. 범위를 가이드 하기 위해서 등 위쪽에 손을 얹고 가이드 한다.

주의사항
목과 허리의 문제를 주의한다.

Chair

Standing Cat Front

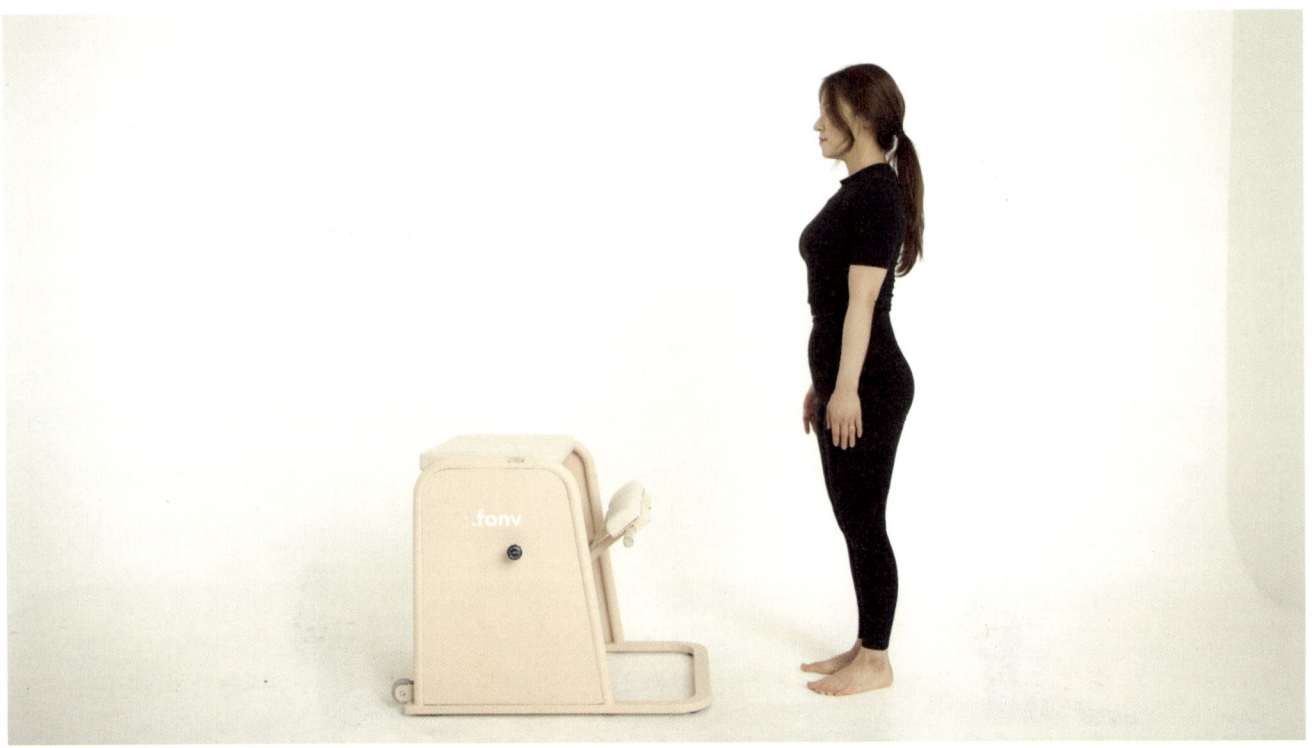

운동목적	파워하우스강화 / 체간안정화 / 견갑골안정화 / 체간굴곡근강화 / 척추분절기능향상	
기구세팅	2H2	난이도 하 / 6rep

페달을 바라보고 체어에서 발사이즈 만큼 간격을 두고 중립으로 서서 lengthening한다.

Modification+Variation
척추를 굴려 내려갈 때와 중립으로 올라올 때 무릎을 살짝 구부려 진행 한다.
한 손으로 진행한다.
팔꿈치의 각도를 조절하여 진행한다.

Teaching Tip
골반이 앞이나 뒤로 기울어지지 않도록 유지한다.
복부를 통해 척추의 움직임을 느끼도록 한다.
무게 중심은 좌우가 같고, 발바닥에 고르게 분포되어야 한다.
복부의 수축이 움직임을 하는 동안 깨지지 않도록 한다. Roll down시, 페달의 저항에 대항
하여 척추가 펴지거나 몸무게가 앞으로 이동하지 않도록한다.
Roll up시, 골반이 먼저 바닥과 수직이 되도록 세운 후에 척추를 세우도록 한다.
견갑의 안정성을 유지하며 진행하도록 한다.

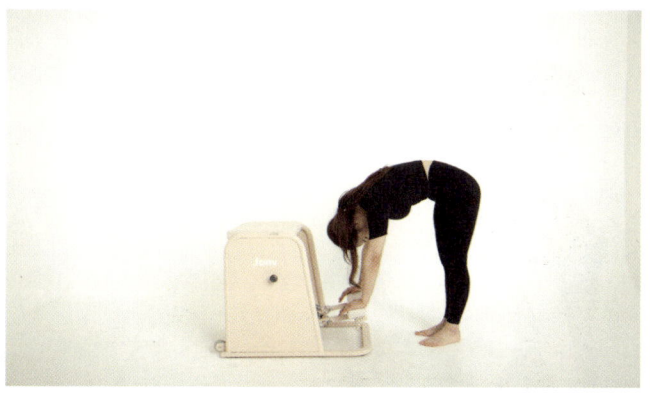

마시고 내쉬면서-경추부터 articulation하여 roll down하면서 팔을 페달로 뻗어 손이 페달에 닿을때 아래로 누르며 깊은 c-curve를 만든다.

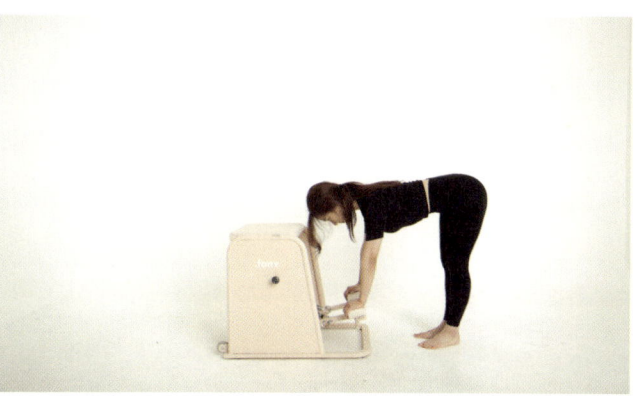

마시고 내쉬면서-페달의 높이를 유지하고 눌러내면서 꼬리뼈부터 정수리까지 길게 늘려서 중립을 만든다.

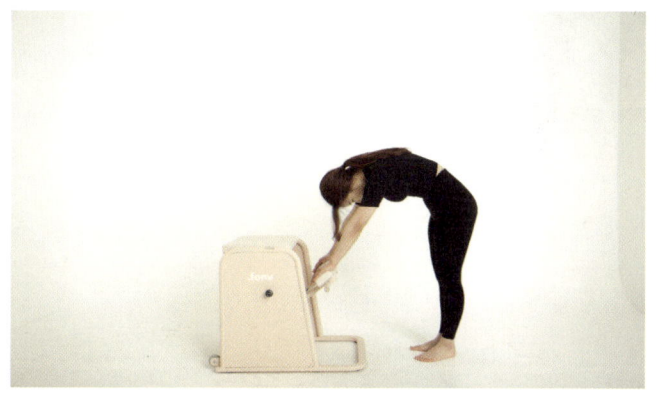

마시고 내쉬면서-꼬리뼈부터 articulation으로 척추를 하나씩 세워주면서 roll up하는 동시에 스프링에 저항하여 복부의 scooping을 유지한다.

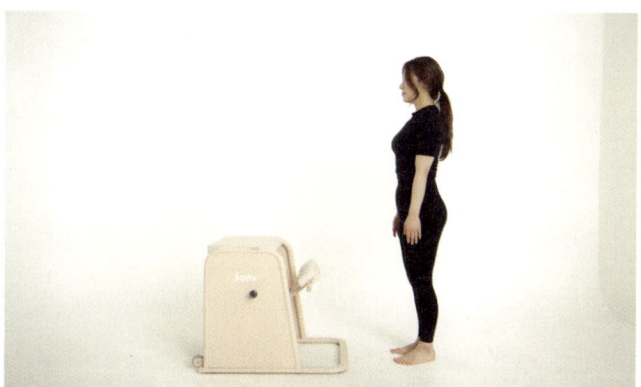

마시고 내쉬면서-손을 페달에서 놓으면서 척추의 중립을 만들고 선다.

타겟머슬

pelvic floor muscle (골반 기저근 / 골반밑근)
abdominal muscle group (복부근육군)
Deep neck flexors (경추 심부 굴곡근 / 깊은 목뼈 굽힘근) 경추 안정화 deep spinal muscles (심부 척추 안정근 / 깊은 척추 안정근) 척추 회전 방지
serratus anterior (전거근 / 앞톱니근)
latissimus dorsi (광배근 / 넓은등근)
lower trapezius (하부승모근 / 아래등세모근) 견갑골 안정화 근육 adductors (고관절 내전근 / 엉덩관절 모음근), hipflexors (고관절굴곡근 / 엉덩관절굽힘근) 등척성 수축

Roll down
Gluteus maximus (대둔근 / 큰볼기근), hamstrings (슬곡근 / 뒤넙다리근) 이완

Neutral spine
Rectus abdominis (복직근 / 배곧은근), obliques (복사근 / 배빗근), hamstrings (슬곡근 / 뒤넙다리근) 신장성 수축

Roll up
Rectus abdominis (복직근 / 배곧은근), obliques (복사근 / 배빗근), 신장성 수축, Gluteus maximus (대둔근 / 큰볼기근), hamstrings (슬곡근 / 뒤넙다리근) 등척성 수축

Image cue
하체의 무게가 이동되지 않도록, 하체를 말뚝으로 바닥에 박았다고 상상한다.

Spotting
허리에 손을 두어 복부를 당겨 눌러내도록 유도한다. 골반을 지지한다.

주의사항
어지럼증을 주의한다.

Chair

Standing Cat Side

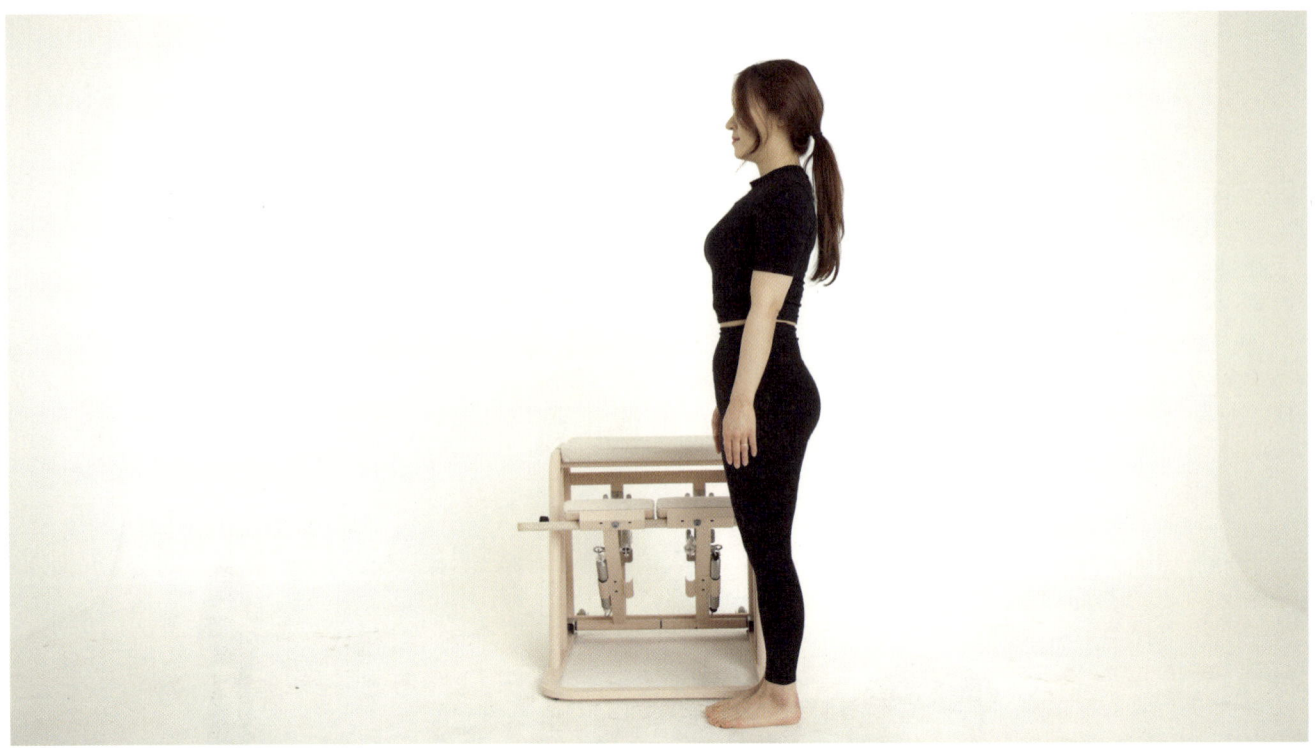

운동목적	파워하우스강화 / 체간안정화 / 견갑골안정화 / 체간굴곡근강화 / 척추분절기능향상	
기구세팅	1H2	난이도 하 / 6rep

체어의 측면에 중립으로 서서 lengthening하고 팔은 몸통 옆에 길게 놓는다.

Modification+Variation
척추를 굴려 내려갈 때와 중립으로 올라올 때 무릎을 살짝 구부려 진행한다.
팔꿈치의 각도를 조절하여 진행한다.

Teaching Tip
골반이 앞이나 뒤로 기울어지지 않도록 유지한다.
복부를 통해 척추의 움직임을 느끼도록 한다.
무게중심은 좌우가 같고, 발바닥에 고르게 분포되어야 한다.
복부의 수축이 움직임을 하는 동안 깨지지 않도록 한다.
Roll down시, 페달의 저항에 대항하여 척추가 펴지거나 몸무게가 앞으로 이동하지 않도록 한다.
Roll up시, 골반이 먼저 바닥과 수직이 되도록 세운 후에 척추를 세우도록 한다.
견갑의 안정성을 유지하며 진행하도록 한다.
구두지시는 짧게 하여 움직임과 호흡에 집중 시킨다.
복부의 근력과 어깨의 안정화, 다른 종류의 cat 동작을 해본 사람만 진행 한다.

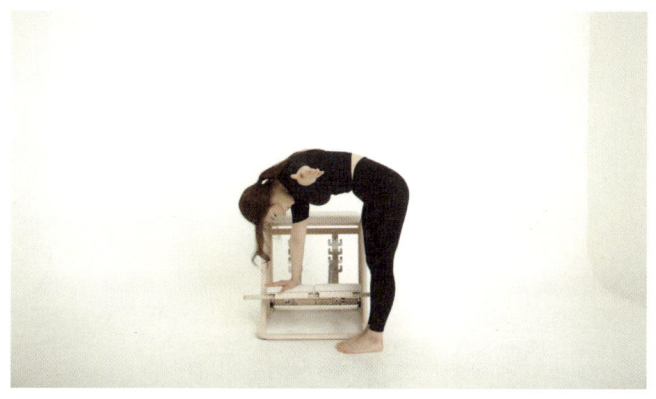

마시고 내쉬면서-경추부터 articulation하여 roll down하면서 한 손은 페달을 누른다.

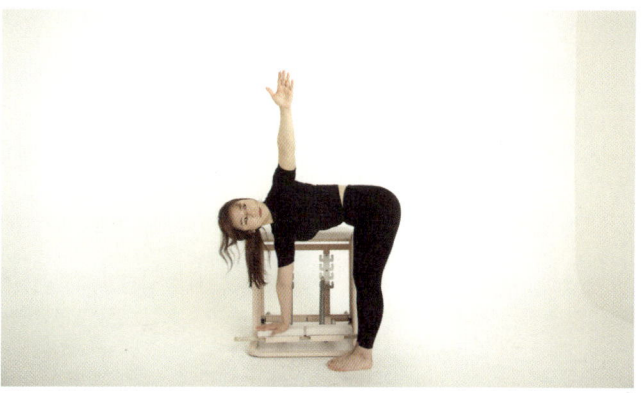

마시고 내쉬면서-다른 한 손은 손바닥이 안쪽을 향하도록 팔을 뒤로 길게 뻗는다.

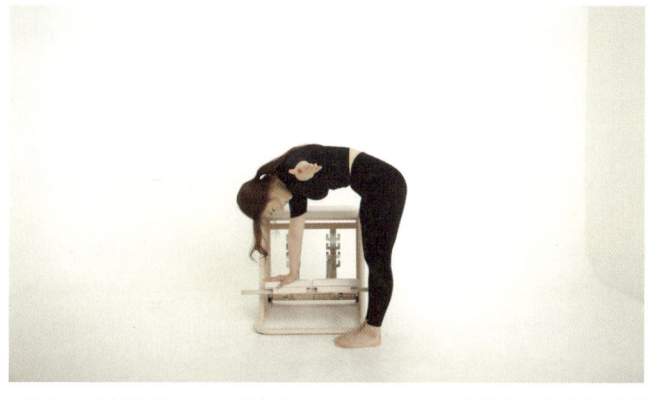

마시고 내쉬면서-꼬리뼈부터 articulation으로 척추를 하나씩 세워주면서 roll up하는 동시에 스프링에 저항하여 복부의 scooping을 유지한다.

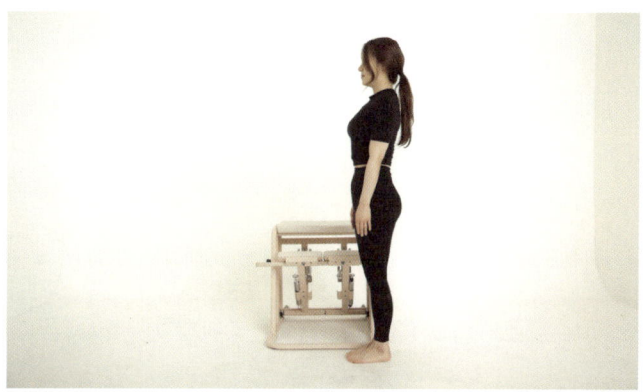

마시고 내쉬면서-손을 페달에서 놓으면서 척추의 중립을 만들고 선다.

타겟머슬

pelvic floor muscle (골반 기저근 / 골반밑근)
abdominal muscle group (복부근육군)
Deep neck flexors (경추 심부 굴곡근 / 깊은 목뼈 굽힘근)
경추 안정화 deep spinal muscles (심부 척추 안정근 / 깊은 척추 안정근)척추 회전 방지serratus anterior (전거근 / 앞톱니근)
latissimus dorsi (광배근 / 넓은등근)
lower trapezius (하부승모근 / 아래 등세모근) 견갑골 안정화 근육
adductors (고관절 내전근 / 엉덩관절 모음근), hipflexors (고관절굴곡근 / 엉덩관절굽힘근) 등척성 수축
multifidus (다열근 / 뭇갈래근), obliques (복사근 / 배빗근) 척추 회전 방지

Roll down
Gluteus maximus (대둔근 / 큰볼기근), hamstrings (슬 곡근 / 뒤넙다리근) 이완

Neutral spine
Rectus abdominis (복직근 / 배곧은근), obliques (복사근 / 배빗근), hamstrings (슬곡근 / 뒤넙다리근) 신장성 수축

Roll up
Rectus abdominis (복직근 / 배곧은근), obliques (복사근 / 배빗근), 신장성수축, Gluteus maximus (대둔근 / 큰볼기근), hamstrings (슬곡근 / 뒤넙다리근) 등척성 수축

Image cue
하체의 무게가 이동되지 않도록, 하체를 말뚝으로 바닥에 박았다고 상상한다.

Spotting
허리에 손을 두어 복부를 당겨 눌러 내도록 유도한다. 골반을 지지한다.

주의사항
어지럼증을 주의한다.

Chair

Standing Up & Down

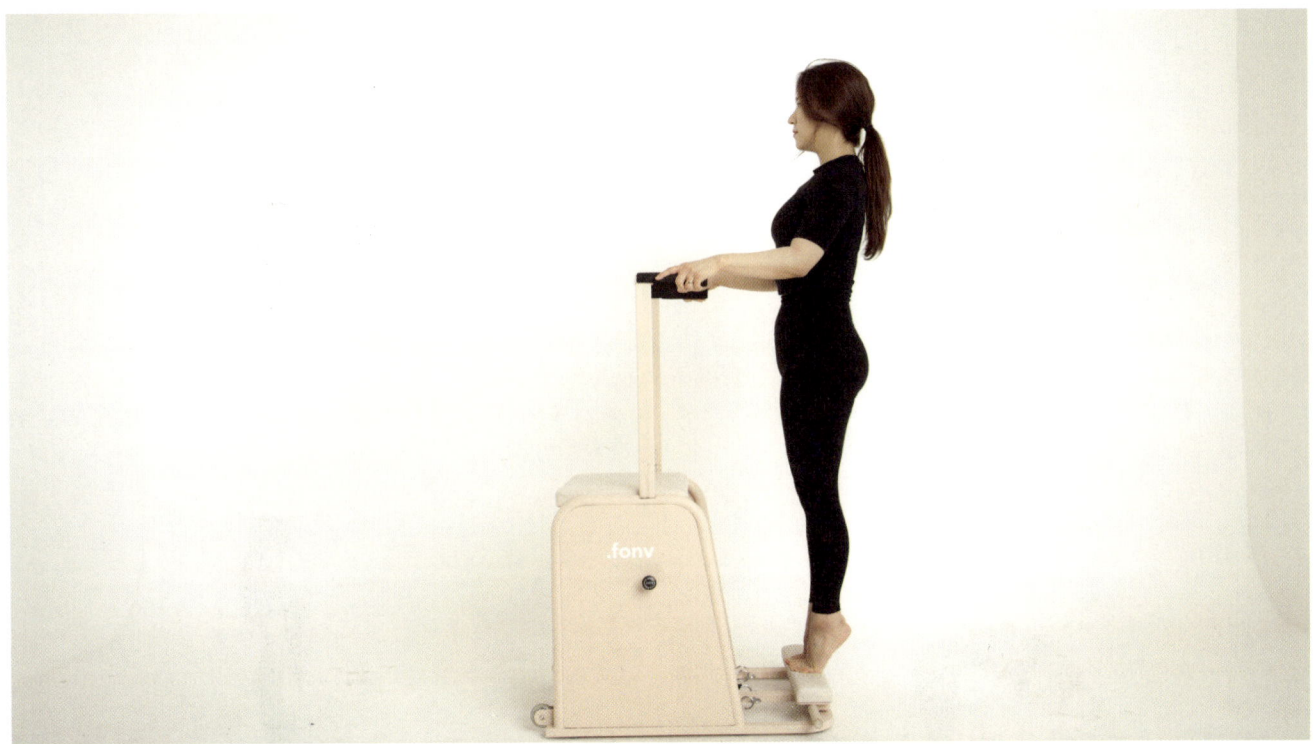

운동목적	파워하우스 강화 / 족관절 기능 향상 / 고관절 기능 향상 / 견갑골 안정화 / 고관절 안정화	
기구세팅	no spring	난이도 하 / 10rep

핸들을 잡고 페달에 올라서서 다리를 모으고 plantar flexion plantar flexion 을 유지한 상태로 lengthening 한다.

Modification+Variation
빠른 템포로 진행한다.
핸들을 잡지않고 진행한다.
한발로 진행한다.

Teaching Tip
골반과 척추의 중립을 유지하여 진행한다.
무릎이 과신전 되거나 대퇴골이 내회전 되지 않도록 주의한다.
체중이 앞이나 뒤로 이동하는 않고 곧게 유지한다.
발 볼 전체에 체중을 동일하게 분포하여 유지한다.
다리를 평행하게 유지하며 허벅지 안쪽 근육의 연결을 유지한다.

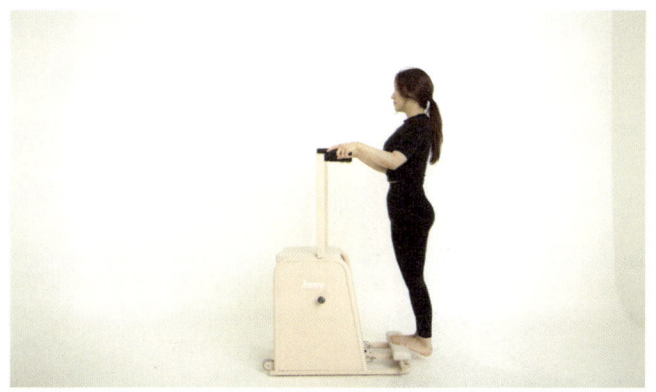
마시면서-중립을 지키면서 3카운트에 dorsi flexion하여 뒤꿈치를 내린다

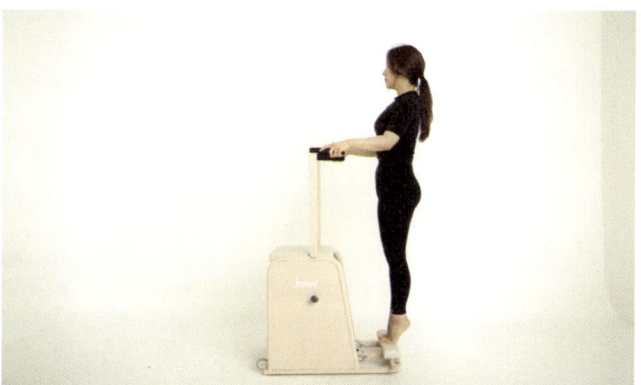
내쉬면서-3카운트에 plantar flexion plantar flexion하여 처음 자세로 lengthening 하여 돌아온다.

타겟머슬
pelvic floor muscle (골반 기저근 / 골반밑근)
abdominal muscle group (복부근육군)
Deep neck flexors (경추 심부 굴곡근 / 깊은 목뼈 굽힘근) 경추 안정화
deep spinal muscles (심부 척추 안정근 / 깊은 척추 안정근) 척추 회전 방지
serratus anterior (전거근 / 앞톱니근)
latissimus dorsi (광배근 / 넓은등근)
lower trapezius (하부승모근 / 아래등세모근) 견갑골 안정화근육
Deep neck flexor muscle (경추 심부 굴곡근 / 깊은목뼈 굽힘근) 경추 안정화
Hip adductors (고관절 내전근/ 엉덩관절 모음근) 모은다리 등척성 유지
Gluteus maximus (대둔근/ 큰볼기근),
hamstrings (슬곡근 / 뒤넙다리근) 등척성 수축

Heels up
Gastrocnemius (비복근/장딴지근), soleus (가자미근/ 넙치근) 단축성수축

Heels down
Gastrocnemius (비복근/장딴지근), soleus (가자미근/ 넙치근) 신장성조절

Image cue
치즈처럼 계속 위로 길어지며 진행한다

Spotting
측면에 서서 발을 페달 위에 올려놓고 리듬과 템포를 가이드한다골반에 손을 얹고 골반의 중립을 돕는다.

주의사항
안전을 위해서 항상 페달 위에 한 발을 올려두도록 한다.

NOTE

Standing Leg Pump Front

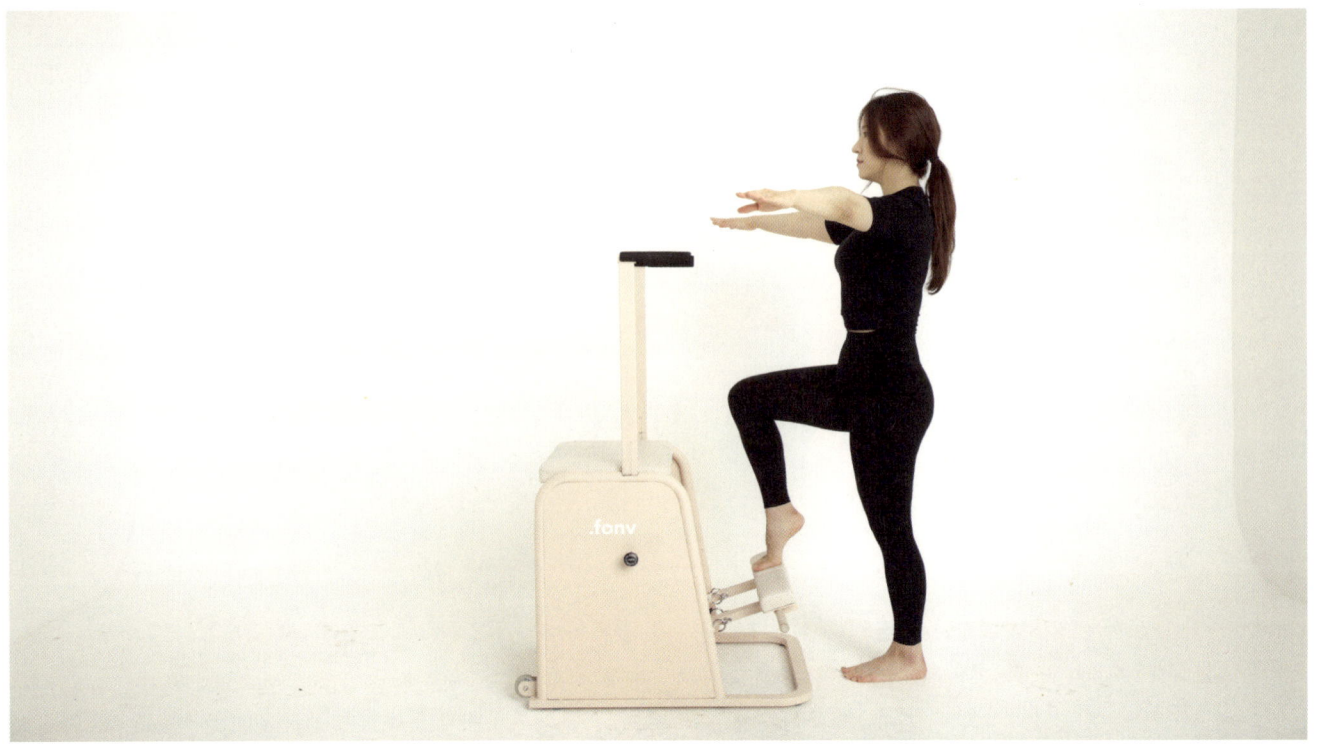

운동목적	파워하우스 강화 / 족관절 기능 향상 / 고관절 기능 향상 / 견갑골 안정화	
기구세팅	2L4	난이도 중 / 10rep

두 다리 모두 parallel로 서서 한 다리는 발볼을 페달 위에 올려 고관절과 무릎을 90도로 굴곡시키고 반대쪽 다리는 중립으로 두고 선다.

Modification+Variation
체어 가까이 서서 핸들을 잡고 진행한다.
어깨 높이에서 전완을 겹쳐놓은 Genie arms Genie arms 을 하고 진행한다.
팔을 가슴 앞에 크로스 하여 진행하면 어깨와 목의 긴장을 줄일 수 있다.
스프링을 낮춰 움직임의 범위를 조절하거나, 움직임의 리듬을 조절한다.
지탱하는 다리와 움직이는 다리를 외회전 하여 진행한다.

Teaching Tip
각 횟수마다 무릎을 끝까지 펴도록 한다.
골반이 전방 또는 후방으로 기울여지지 않도록 중립을 유지한다.
골반이 한쪽으로 올라가지 않도록 같은 높이를 유지하여 진행한다.
무릎이 과신전 되지 않도록 주의한다.
페달을 아래로 누를 때 체중이 이동 하지 않고, 지탱하는 다리에 체중을 유지한다.

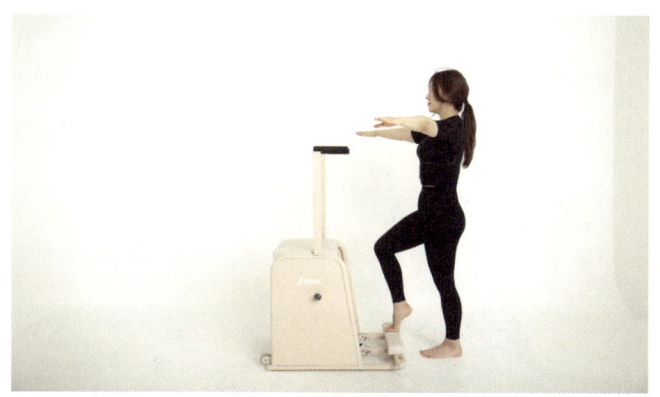
내쉬면서-무릎 을 펴면서 페달이 바닥에 닿지 않을 때 까지 내린다.

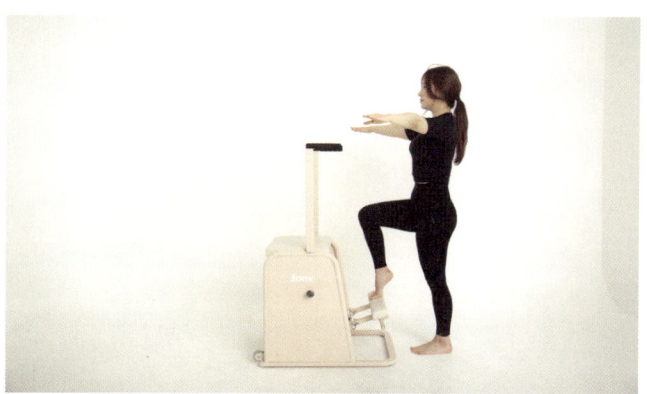
마시면서-몸의 중립이 깨지지 않을 정도까지 무릎을 굽혀 페달을 최대한 들어올린다.

타겟머슬
pelvic floor muscle (골반 기저근 / 골반밑근)
abdominal muscle group (복부근육군)
Deep neck flexors (경추 심부 굴곡근 / 깊은 목뼈 굽힘근) 경추 안정화
deep spinal muscles (심부 척추 안정근 / 깊은 척추 안정근) 척추 회전 방지
serratus anterior (전거근 / 앞톱니근)
latissimus dorsi (광배근 / 넓은등근)
lower trapezius (하부승모근 / 아래등세모근) 견갑골 안정화근육
Deep neck flexor muscle (경추 심부 굴곡근 / 깊은목뼈 굽힘근) 경추 안정화

Support leg
Gluteus maximus (대둔근 / 큰볼기근),
hamstrings (슬곡근 / 뒤넙다리근),
Hip adductors (고관절 내전근 / 엉덩관절 모음근)
Hip abductors (고관절 외전근 / 엉덩관절 벌림근) 등척성으로 골반안정

Pedal leg press
Hip extensors (고관절 신전근 / 엉덩관절폄근),
qudriceps (대퇴사두근 / 넙다리네갈래근) 단축성 수축

Return
Hip extensors (고관절 신전근 / 엉덩관절폄근),
qudriceps (대퇴사두근 / 넙다리네갈래근) 신장성 수축

Image cue
머리 위에 물컵이 쏟아지지 않게 진행한다. 페달을 누를 때 키가 10cm 더 커지게 진행한다.

Spotting
측면에 서서 발을 페달 위에 올려놓고 리듬과 템포를 가이드한다골반에 손을 얹고 골반의 중립을 돕는다.

주의사항
안전을 위해서 항상 페달 위에 한 발을 올려두도록 한다.

NOTE

Chair

Standing Leg Pump Side

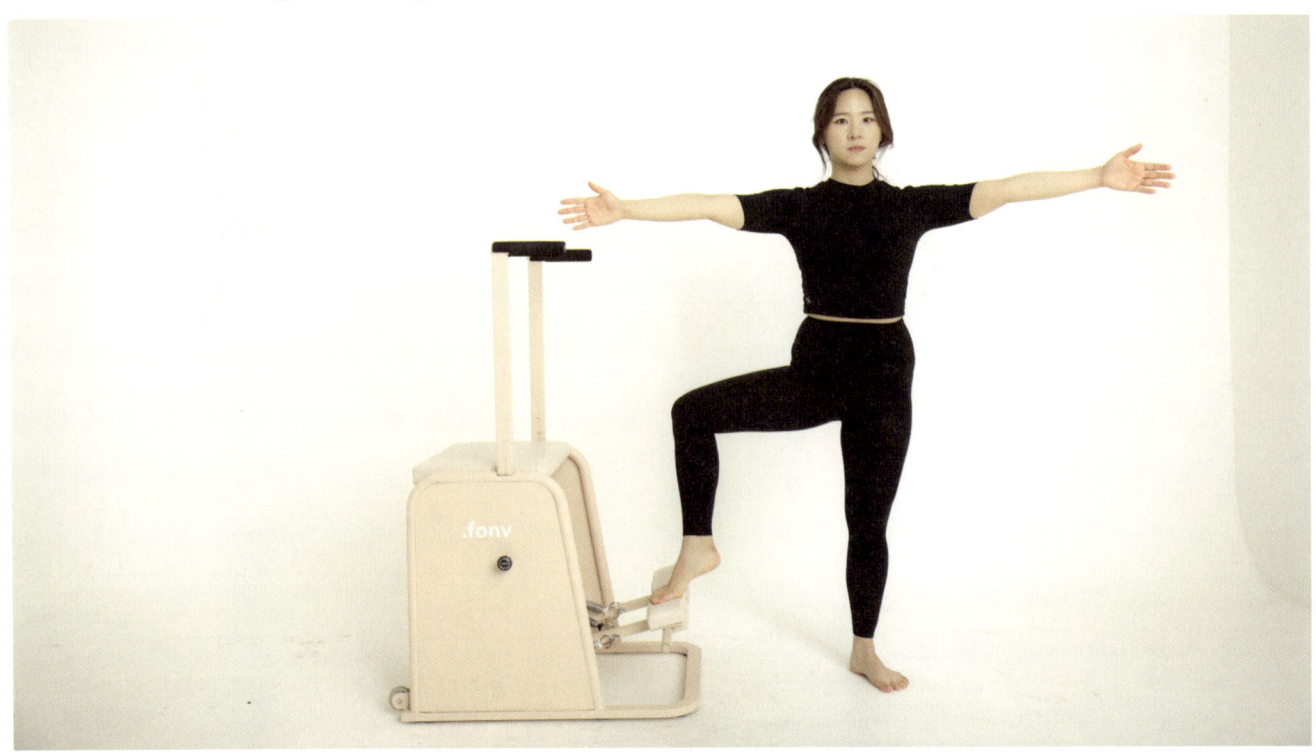

운동목적	파워하우스 강화 / 족관절 기능 향상 / 고관절 기능 향상 / 견갑골 안정화	
기구세팅	2L4	난이도 하 / 10rep

페달 옆에 서서 지탱하는 다리는 parallel 또는 외회전하고 반대 쪽 다리는 외회전하여 발볼로 페달을 누르고 무릎을 편다

Modification+Variation
체어 가까이 서서 핸들을 잡고 진행한다.
어깨 높이에서 전완을 겹쳐놓은 Genie arms을 하고 진행한다.
팔을 가슴 앞에 크로스 하여 진행하면 어깨와 목의 긴장을 줄일 수 있다.
스프링을 낮춰 움직임의 범위를 조절하거나, 움직임의 리듬을 조절한다.
지탱하는 다리와 움직이는 다리를 외회전 하여 진행한다.

Teaching Tip
각 횟수마다 무릎을 끝까지 펴도록 한다.
골반이 전방 또는 후방으로 기울여지지 않도록 중립을 유지한다.
골반이 한쪽으로 올라가지 않도록 같은 높이를 유지하여 진행한다.
무릎이 과신전 되지 않도록 주의한다.
페달을 아래로 누를 때 체중이 이동 하지 않고, 지탱하는 다리에 체중을 유지한다.

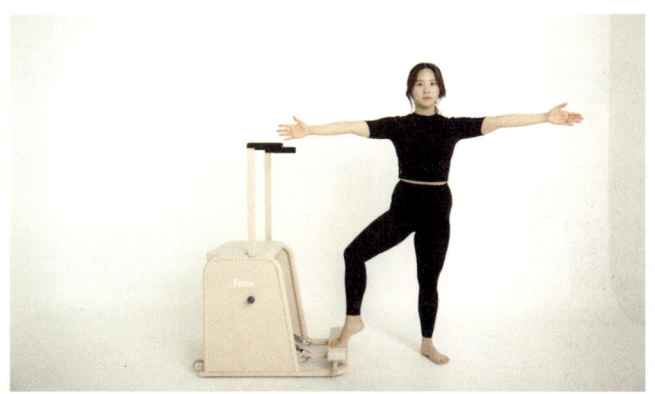 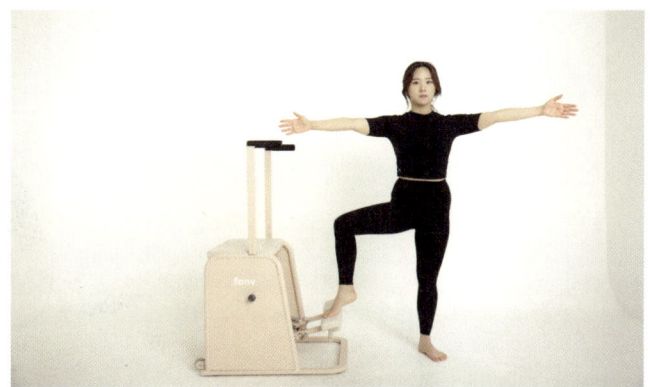

내쉬면서-무릎을 펴면서 페달이 바닥에 닿지 않을 때 까지 내린다. | 마시면서-몸의 중립이 깨지지 않을 정도까지 무릎을 굽혀 페달을 최대한 들어올린다.

타겟머슬

pelvic floor muscle (골반 기저근 / 골반밑근)
abdominal muscle group (복부근육군)
Deep neck flexors (경추 심부 굴곡근 / 깊은 목뼈 굽힘근) 경추 안정화
deep spinal muscles (심부 척추 안정근 / 깊은 척추 안정근) 척추 회전 방지
serratus anterior (전거근 / 앞톱니근)
latissimus dorsi (광배근 / 넓은등근)
lower trapezius (하부승모근 / 아래등세모근) 견갑골 안정화근육
Deep neck flexor muscle (경추 심부 굴곡근 / 깊은목뼈 굽힘근) 경추 안정화
Gluteus maximus (대둔근 / 큰볼 기근).
hamstrings (슬곡근 / 뒤넙다리근).
lateral rotators (고관절 외회전근 / 엉덩관절 바깥벌림근) 골반안정화
Vastus medialis, lateralis (내, 외측광근 / 안쪽, 가쪽 넓은근) 다리펼 때 활성화

Pedal leg press
Hip extensors (고관절 신전근 / 엉덩관절폄근).
qudriceps (대퇴사두근 / 넙다리 네갈래근) 단축성 수축

Return
Hip extensors (고관절 신전근 / 엉덩관절폄근).
qudriceps (대퇴사두근 / 넙다리 네갈래근) 신장성 수축

Image cue
머리 위에 물컵이 쏟아지지 않게 진행한다 페달을 누를 때 키가 10cm 더 커지게 진행한다.

Spotting
측면에 서서 발을 페달 위에 올려놓고 리듬과 템포를 가이드한다 골반에 손을 얹고 골반의 중립을 돕는다.

주의사항
안전을 위해서 항상 페달 위에 한 발을 올려두도록 한다.

NOTE

Chair

Leg Pump On Box

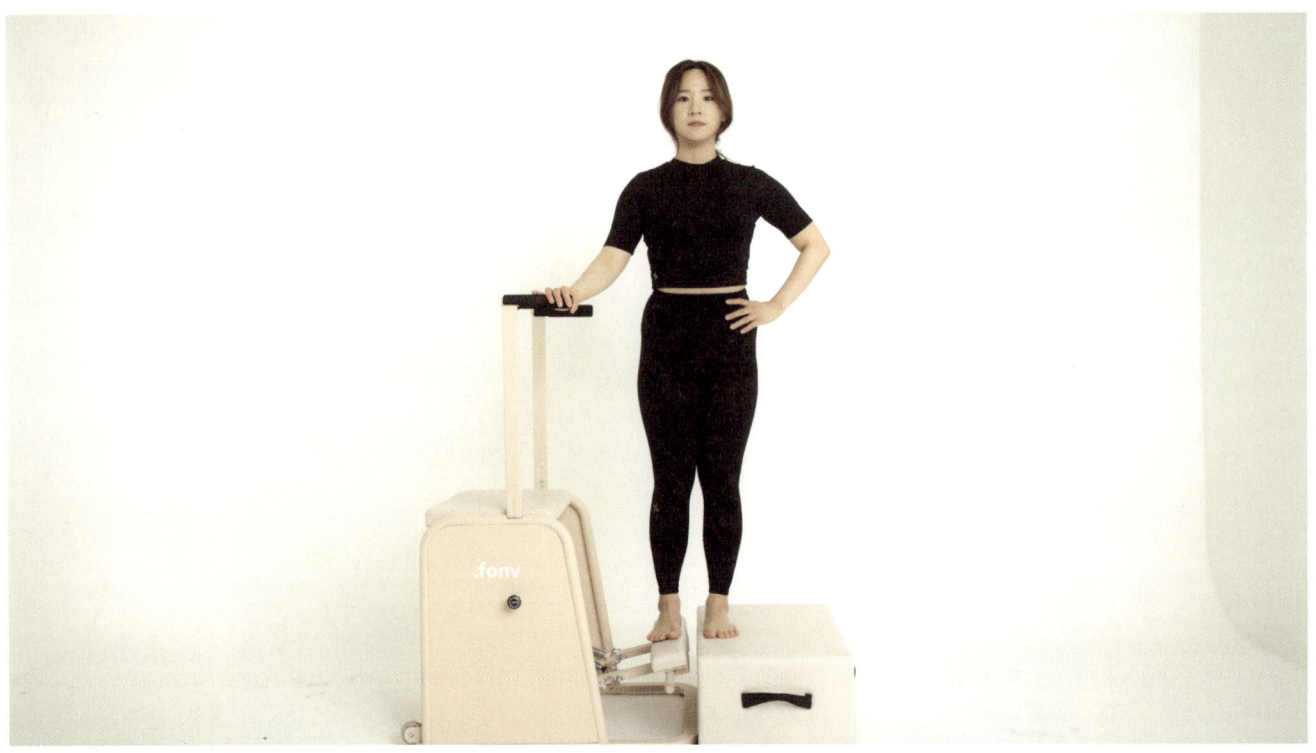

운동목적	파워하우스 강화 / 체간 안정화 / 견갑골 안정화 / 체간 굴곡근 강화 / 견갑 안정화 / 척추 분절 기능 향상	
기구세팅	2L4	난이도 중 / 10rep

한 발은 박스 위에 반대편 발은 페달 위에 놓고 서서 ASIS의 높이를 맞춘다. 균형을 위해 한 손으로 핸들을 잡는다.

Modification+Variation
어깨 높이에서 전완을 겹쳐놓은 Genie arms Genie arms을 하고 진행한다.
팔을 가슴 앞에 크로스 하여 진행하면 어깨와 목의 긴장을 줄일 수 있다.
스프링을 낮춰 움직임의 범위를 조절하거나, 움직임의 리듬을 조절한다.

Teaching Tip
과도하게 무릎을 구부리지 않도록 주의한다.
골반이 전방 또는 후방으로 기울여지지 않도록 중립을 유지한다.
골반이 한쪽으로 올라가지 않도록 같은 높이를 유지하여 진행한다.
무릎이 과신 전 되지 않도록 주의한다.
무릎, 발목, 발가락의 정렬을 유지하여 진행한다.
몸통이 무너지지 않도록 주의한다.

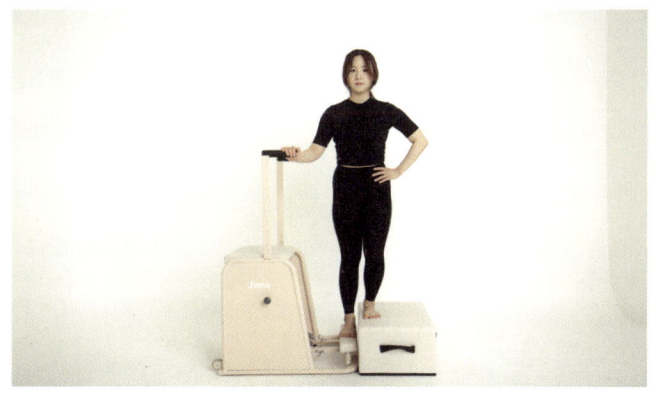 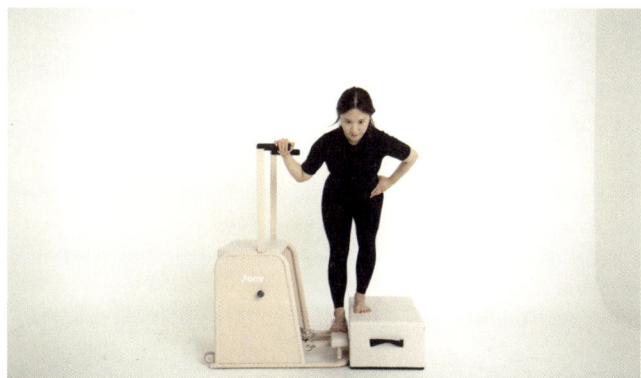

내쉬면서–페달 쪽 다리를 곧게 유지하고 박스 쪽 다리의 무릎을 굽혀 페달을 누른다.

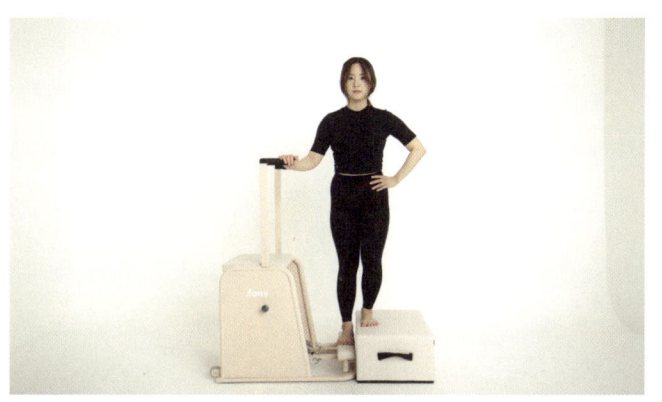 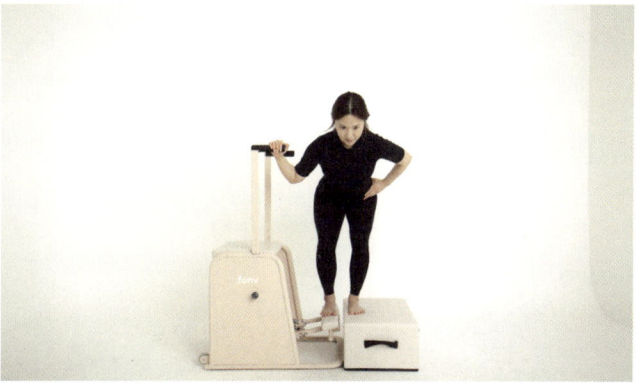

마시면서–페달 쪽 다리의 무릎을 굽혀 페달을 올린다.

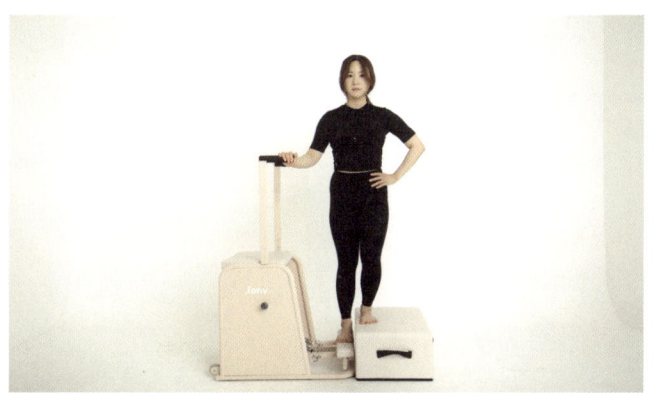 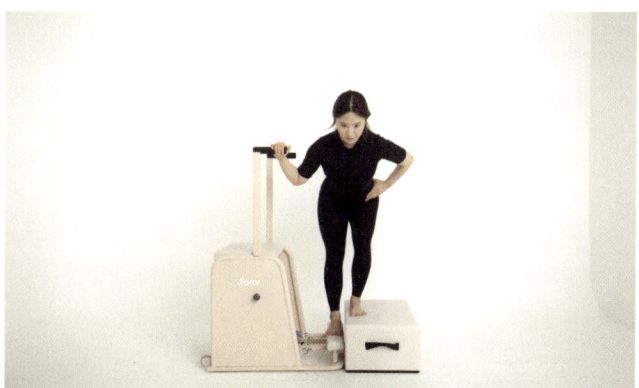

내쉬면서–박스 쪽 다리는 구부린 상태로 고정하고 페달 쪽 다리의 무릎을 펴 페달을 내린다.

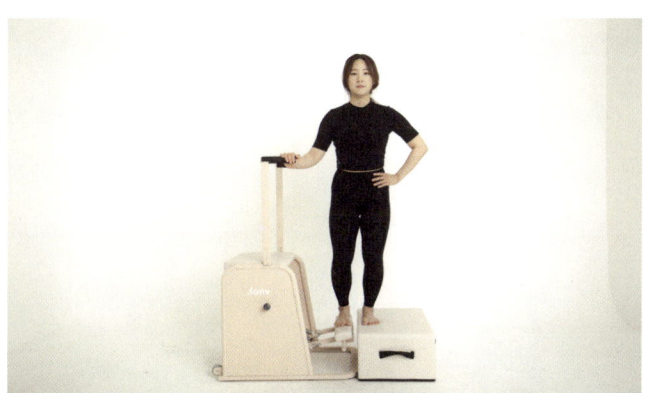

마시면서–박스 쪽 다리의 무릎을 펴며 시작자세로 돌아간다.

타겟머슬

pelvic floor muscle (골반 기저근 / 골반밑근)
abdominal muscle group (복부근육군)
Deep neck flexors (경추 심부 굴곡근 / 깊은 목뼈 굽힘근) 경추 안정화
deep spinal muscles (심부 척추 안정근 / 깊은 척추 안정근)척추 회전 방지
serratus anterior (전거근 / 앞톱니근)
=latissimus dorsi (광배근 / 넓은등근) lower trapezius (하부승모근 / 아래등세모근) 견갑골 안정화근육
Deep neck flexor muscle (경추 심부 굴곡근 / 깊은목뼈 굽힘근) 경추 안정화

Box leg
qudriceps (대퇴사두근 / 넙다리네갈래근)
Hip extensors (고관절 신전근 / 엉덩관절폄근) 구부릴 때 신장성 수축, 펼 때 단축성 수축
Lateral rotator (고관절외회전근 / 엉덩관절돌림근),
Hip adductors (고관절 내전근 / 엉덩관절 모음근)
Hip abductors (고관절 외전근 / 엉덩관절 벌림근) 대퇴 회전방지

Pedal leg press
Gluteus maximus (대둔근 / 큰볼기근),
hamstrings (슬곡근 / 뒤넙다리근)단축성수축

Return
Hip extensors (고관절 신전근 / 엉덩관절폄근),
qudriceps (대퇴사두근 / 넙다리네갈래근) 신장성수

Image cue
정수리에서 분수처럼 물줄기를 계속 위로 뽑아내며 진행한다. 등 뒤에 벽이 있다고 생각하고 진행한다.

Spotting
측면에 서서 발을 페달 위에 올려놓고 리듬과 템포를 가이드한다. 골반에 손을 얹고 골반의 중립을 돕는다.

주의사항
안전을 위해서 항상 페달 위에 한 발을 올려두도록 한다.

NOTE

Chair

Spine Wave

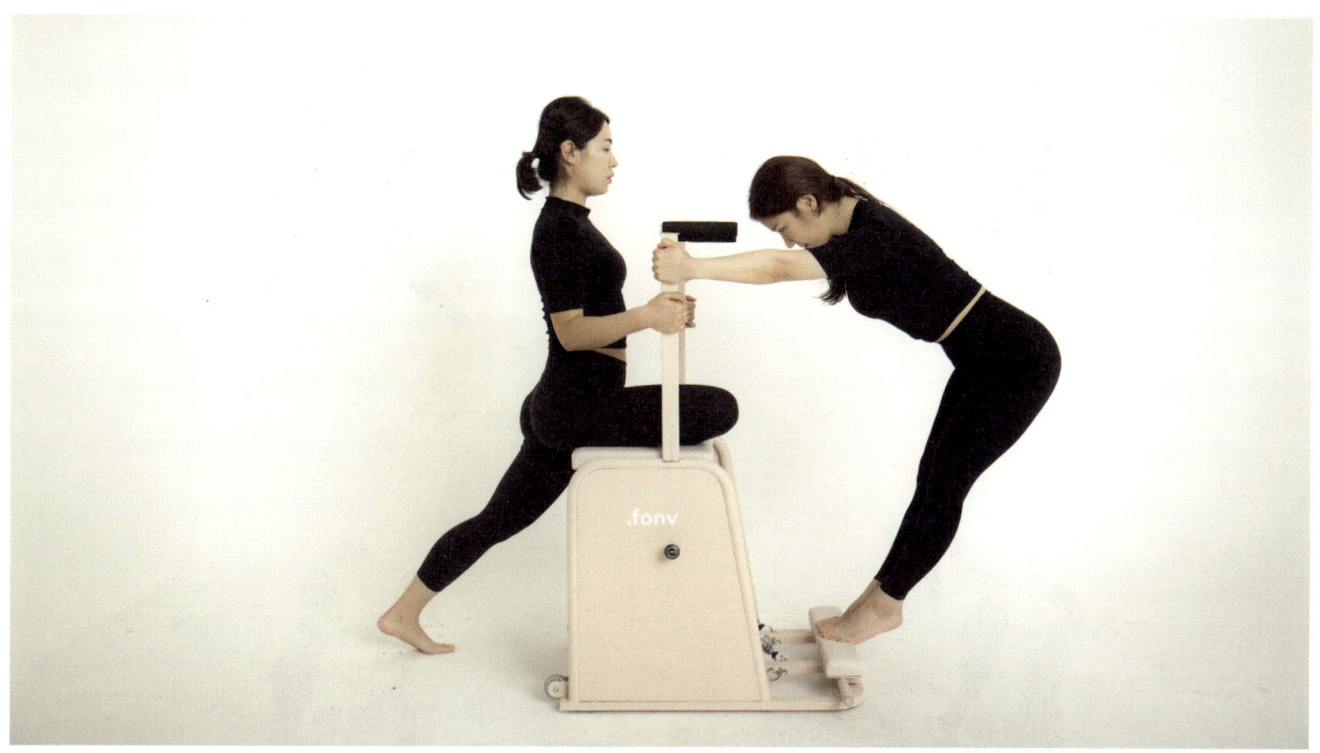

운동목적	파워하우스 강화 / 체간 신전근 강화 / 견갑골 움직임 향상 / 척추 분절 기능 향상	
기구세팅	2H4	난이도 하 / 10rep

페달 위에 올라가 손잡이를 잡고 매달려서 골반을 hinge하고 무게중심이 엉덩이 쪽으로 쏠리게 만든다. 다리는 parallel로 모아 준다.

Modification+Variation
척추의 굴곡 신전만 진행하고, 밀어서 올라가는 것을 생략한다.

Teaching Tip
척추의 순차적인 움직임에 집중한다.
호흡과 복잡한 움직임을 조화시킨다. 척추와 견갑골의 안정화를 유지한다.
흉추가 신전될 때 복부를 사용하여 요추가 과신전 되지 않도록 한다.

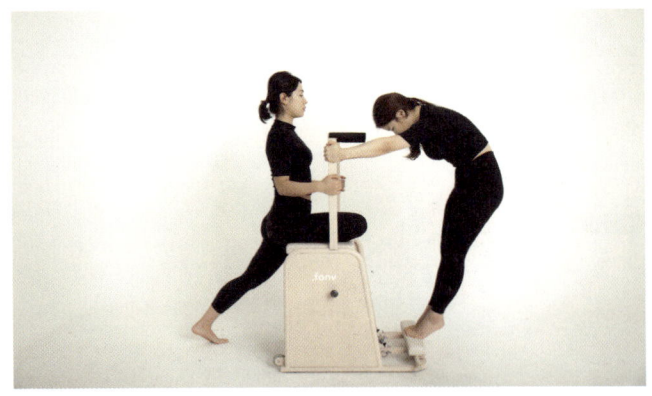

마시고 내쉬면서-골반부터 articulation하여 중립으로 선다.

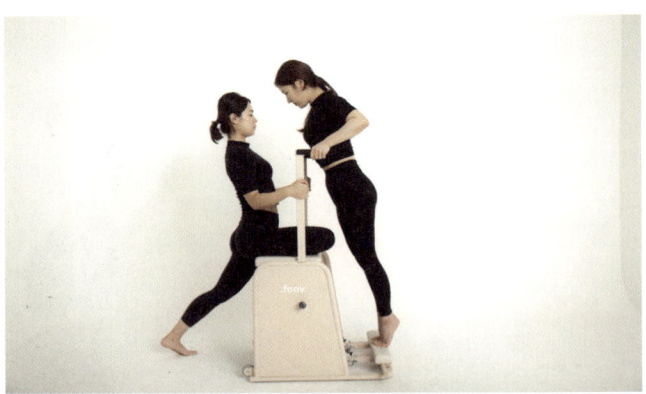

마시고 내쉬면서-핸들을 밀며 페달과 함께 위로 올라간다.

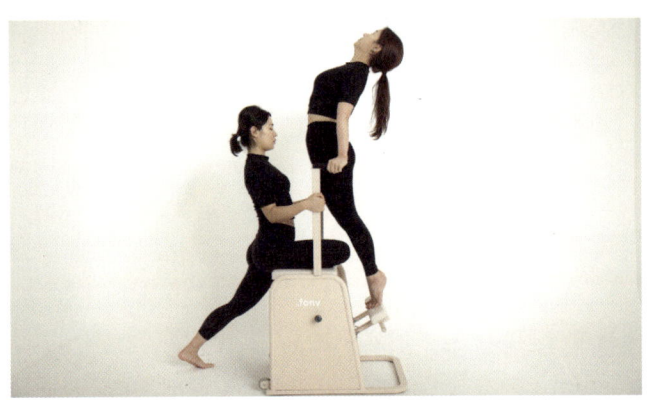

마시면서-흉골이 천장을 향하도록 extension extension한다.

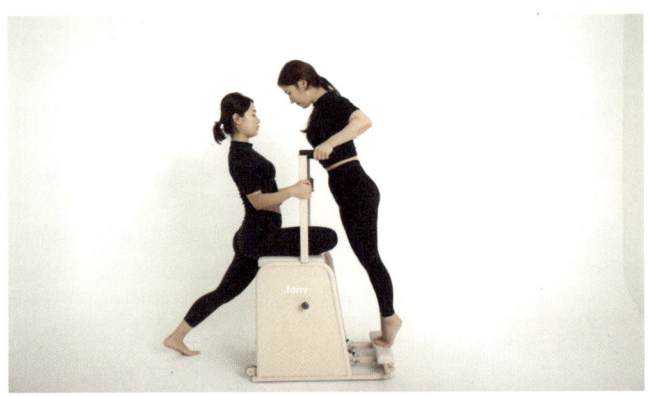

내쉬면서- 핸들을 누르며 페달과 함께 바닥으로 내려온다.

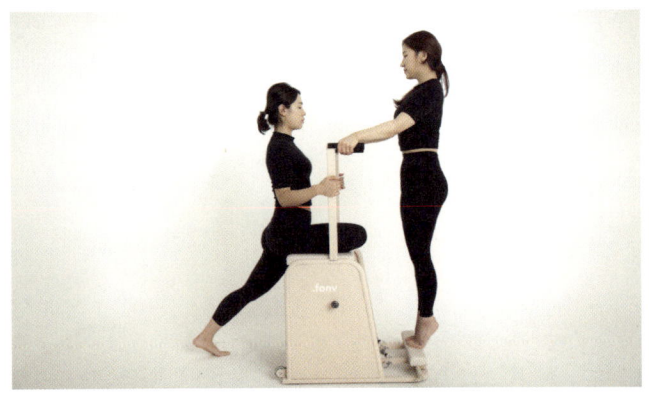

마시고 내쉬면서-경추부터 articulation한다.

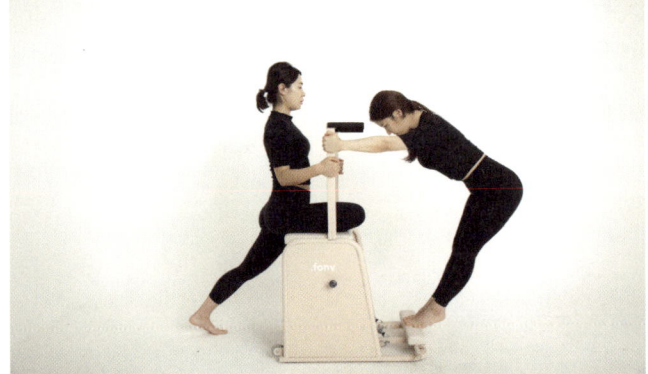

마시고 내쉬면서-시작자세로 돌아온다.

타겟머슬

pelvic floor muscle (골반 기저근 / 골반밑근)
abdominal muscle group (복부근육군)
Deep neck flexors (경추 심부 굴곡근 / 깊은 목뼈 굽힘근) 경추 안정화
deep spinal muscles (심부 척추 안정근 / 깊은 척추 안정근)척추 회전 방지
serratus anterior (전거근 / 앞톱니근)
latissimus dorsi (광배근 / 넓은등근)
lower trapezius (하부승모근 / 아래등세모근) 견갑골 안정화근육
obliques (복사근 / 배빗근) 요추과신전방지
Gluteus maximus (대둔근 / 큰볼기근),
hamstrings (슬곡근 / 뒤넙다리근) 골반내릴 때 단축성, 중립유지 등척성 수축
Rectus abdominis (복직근 / 배곧은근)
obliques (복사근 / 배빗근) 상체굴곡 단축성 수축
Triceps (상완삼두근 / 위팔세갈래근) 팔을 펼 때 단축성 수축, 구부릴 때 단축성수축

Image cue
물 속에서 살아 움직이는 미역이라고 상상한다.

Spotting
체어에 앉아 핸들을 단단히 잡아준다.

주의사항
체어에 앉아 핸들을 단단히 잡아준다. 핸들을 놓치지 않도록 주의를 기울인다.

NOTE

Chair

Forward Lunge

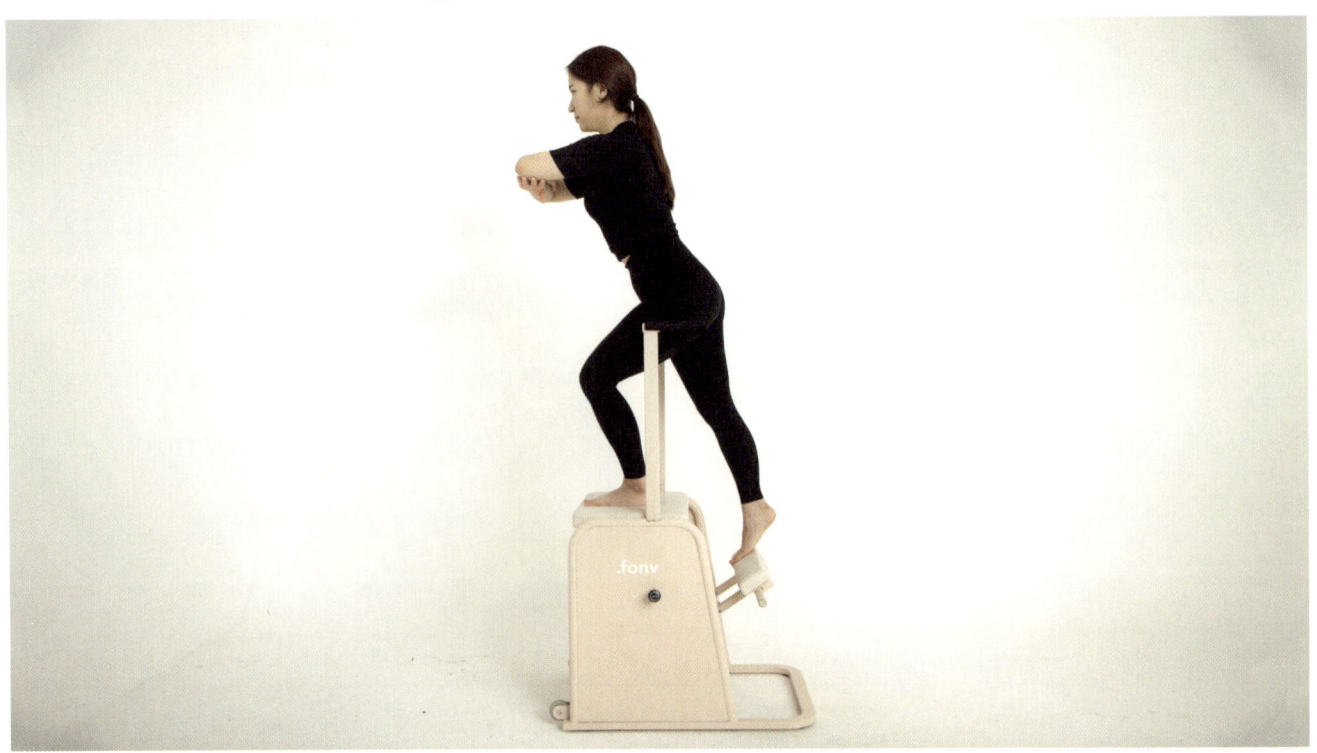

운동목적	파워하우스 강화 / 고관절 굴곡근 강화 / 고관절 신전근 강화 / 고관절 안정화	
기구세팅	2H4	난이도 상 / 10rep

페달의 반대쪽을 바라보고 체어 위에 올라가서 한 다리를 뒤로 뻗어 plantar flexion plantar flexion으로 골반의 중립을 맞추고 선다.

Modification+Variation
빠른 템포로 진행한다.
핸들을 잡고 진행한다.

Teaching Tip
하지의 정렬에 초점을 둔다.
지탱하는 다리의 엉덩이에 자극이 올 수 있게 무릎 각도를 조절한다.
척추와 골반의 안정화를 유지한다.

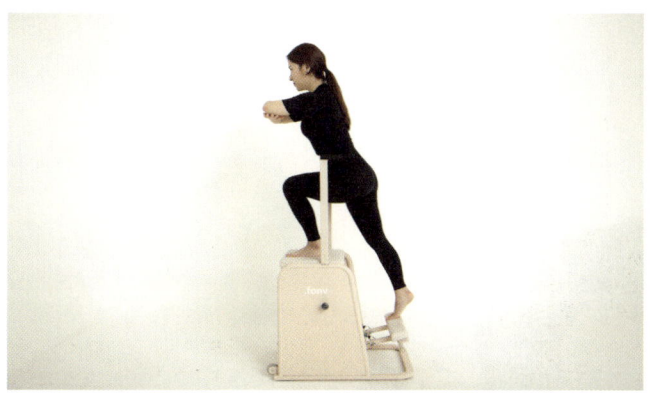

마시고 내쉬면서-다리의 무릎을 굽히면서 뒤로 뻗은 다리의 발볼로 페달을 누르며 아래로 내려간다.

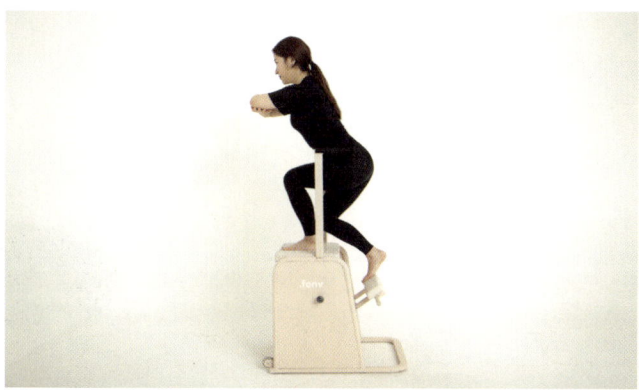

마시고 내쉬면서-지지하는 다리와 골반의 중립을 유지하며 뒤로 뻗은 다리의 무릎을 굽힌다.

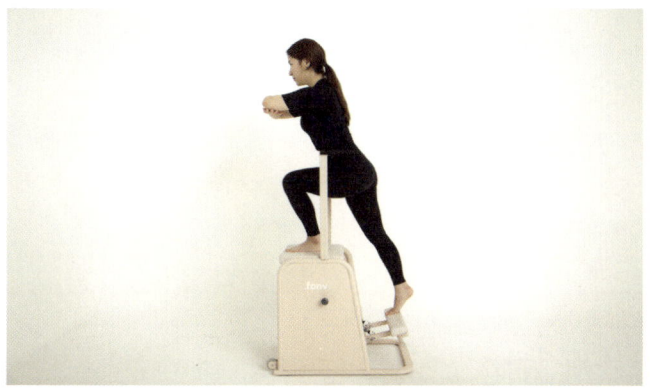

마시고 내쉬면서-지지하는 다리와 골반의 중립을 유지하며 뒤로 뻗은 다리의 무릎을 편다.

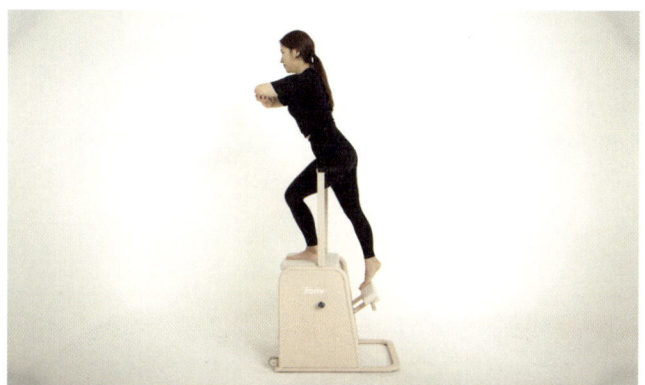

마시고 내쉬면서-페달을 들어올리고 처음 자세로 돌아온다.

타겟머슬

pelvic floor muscle (골반 기저근 / 골반밑근)
abdominal muscle group (복부근육군)
Deep neck flexors (경추 심부 굴곡근 / 깊은 목뼈 굽힘근) 경추 안정화
deep spinal muscles (심부 척추 안정근 / 깊은 척추 안정근) 척추 회전 방지
serratus anterior (전거근 / 앞톱니근)
latissimus dorsi (광배근 / 넓은등근)
lower trapezius (하부승모근 / 아래등세모근) 견갑골 안정화근육
Vastus medialis, lateralis (내, 외측광근 / 안쪽, 가쪽 넓은근)
obliques (복사근 / 배빗근),
multifidus (다열근 / 뭇갈래근) 척추 회전 방지
Lateral rotators (고관절외회전근 / 엉덩관절 바깥벌림근),
hip abductors (고관절 외전근 / 엉덩관절 바깥벌림근) 등척성수축

Support leg
qudriceps (대퇴사두근 / 넙다리네갈래근) 등척성 수축

Move leg
qudriceps (대퇴사두근 / 넙다리 네갈래근) 구부릴 때 신장성 수축, 펼 때 단축성 수축

Image cue
위에서 내 머리를 잡아당기고 있다고 생각하고 가볍게 오르내리며 진행한다.

Spotting
옆에서 중립을 잘 지키는지 확인한다. 정면에서 하지의 정렬과 골반의 중립을 확인한다.

주의사항
무릎의 과신전을 주의한다

Chair

Pull-Up

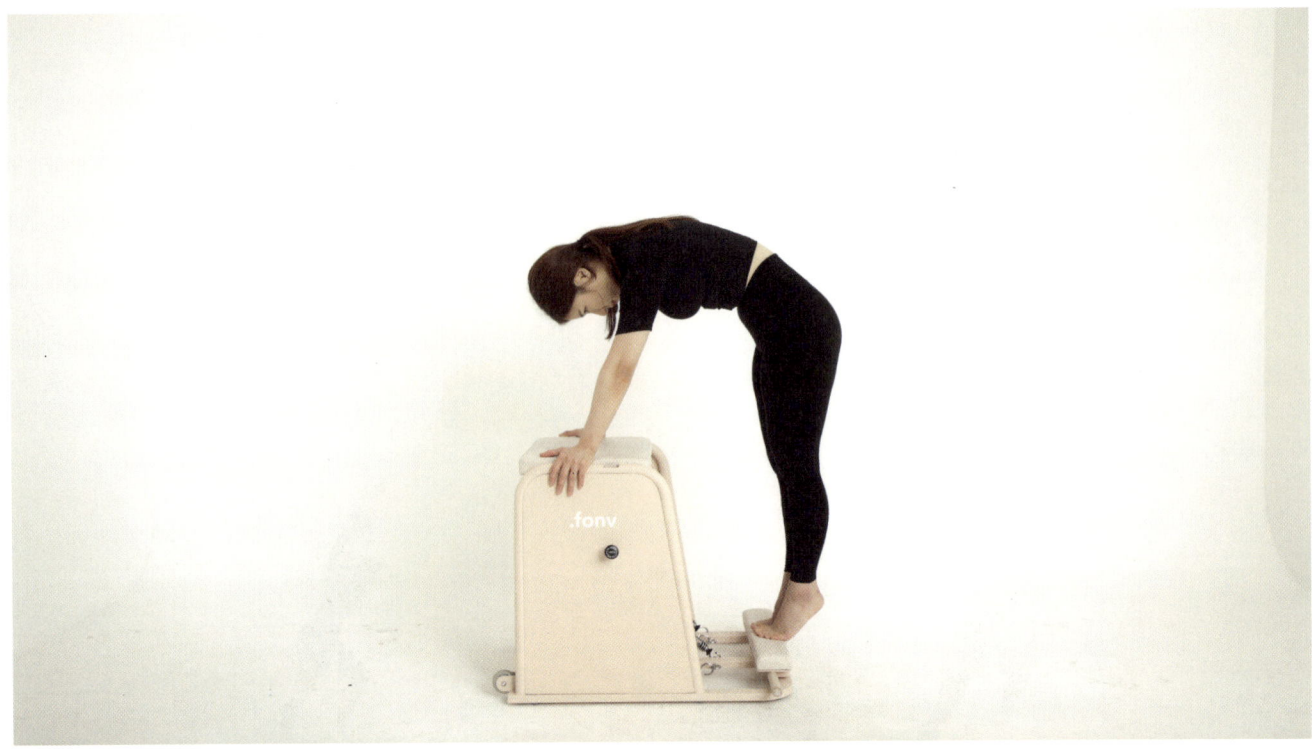

운동목적	파워하우스 강화 / 겹갑골 안정화 / 체간 굴곡근 강화 / 고관절 굴곡근 강화	
기구세팅	2H4	난이도 상 / 10rep

페달 위에 두 다리를 parallel로 모아 plantar flexion plantar flexion으로 서서 두 손으로 페달의 모서리를 잡고 몸통의 c-curve를 만든다.

Modification+Variation
가벼운 스프링으로 진행한다.
멈춰 있는 동안 작게 펄스 (pulses) 한다.

Teaching Tip
페달이 위로 올라 갈 때, 발이 떨어지지 않도록 주의한다.
복부를 강하게 수축한 상태에서 진행한다. 두 손과 두 발에 무게를 균등하게 유지한다.
팔이나 어깨의 힘이 아닌 복부의 힘으로 몸통을 끌어올린다.

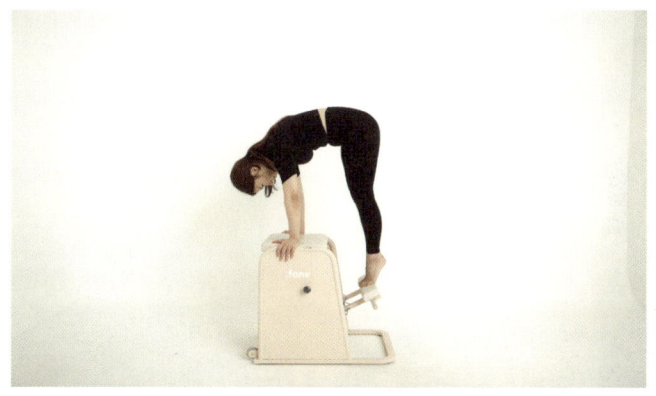

마시고 내쉬면서-척추의 굴곡을 유지하고 복부의 힘으로 페달을 올린다.

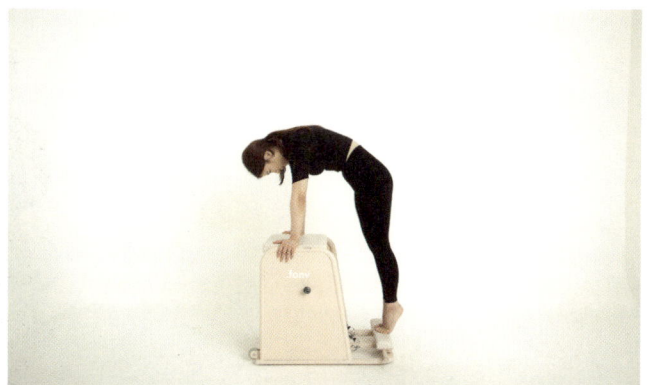

마시고 내쉬면서-척추의 굴곡을 유지하고 조절하여 페달이 바닥에 닿기 직전까지 내린다.

타겟머슬

- pelvic floor muscle (골반 기저근 / 골반밑근)
- abdominal muscle group (복부근육군)
- deep spinal muscles (심부 척추 안정근 / 깊은 척추 안정근) 척추 회전 방지
- serratus anterior (전거근 / 앞톱니근)
- latissimus dorsi (광배근 / 넓은등근)
- lower trapezius (하부승모근 / 아래등세모근) 견갑골 안정화근육
- hip adductors (고관절 내전근 / 엉덩관절 모음근) 평행 내전등척성수축
- obliques (복사근 / 배빗근)
- multifidus (다열근 / 뭇갈래근) 척추 회전 방지

Pedal up
Rectus abdominis (복직근 / 배곧은근), internal, external oblique (내, 외복사근 / 뱃속, 배바깥빗근) 단축성수축

Return
Rectus abdominis (복직근 / 배곧은근), internal, external oblique (내, 외복사근/ 뱃속, 배바깥빗근) 신장성 수축

Image cue
고양이가 스트레칭 하듯이 척추를 높게 끌어올린다.

Spotting
어깨 쪽에 서서 돕는다. 뒤에서 허리를 살짝 잡아 당겨주며 스트레칭을 돕는다.

주의사항
페달을 떨어뜨리지 않도록 파워하우스를 끝까지 유지한다.

NOTE

Chair

Knee Bend & Reach

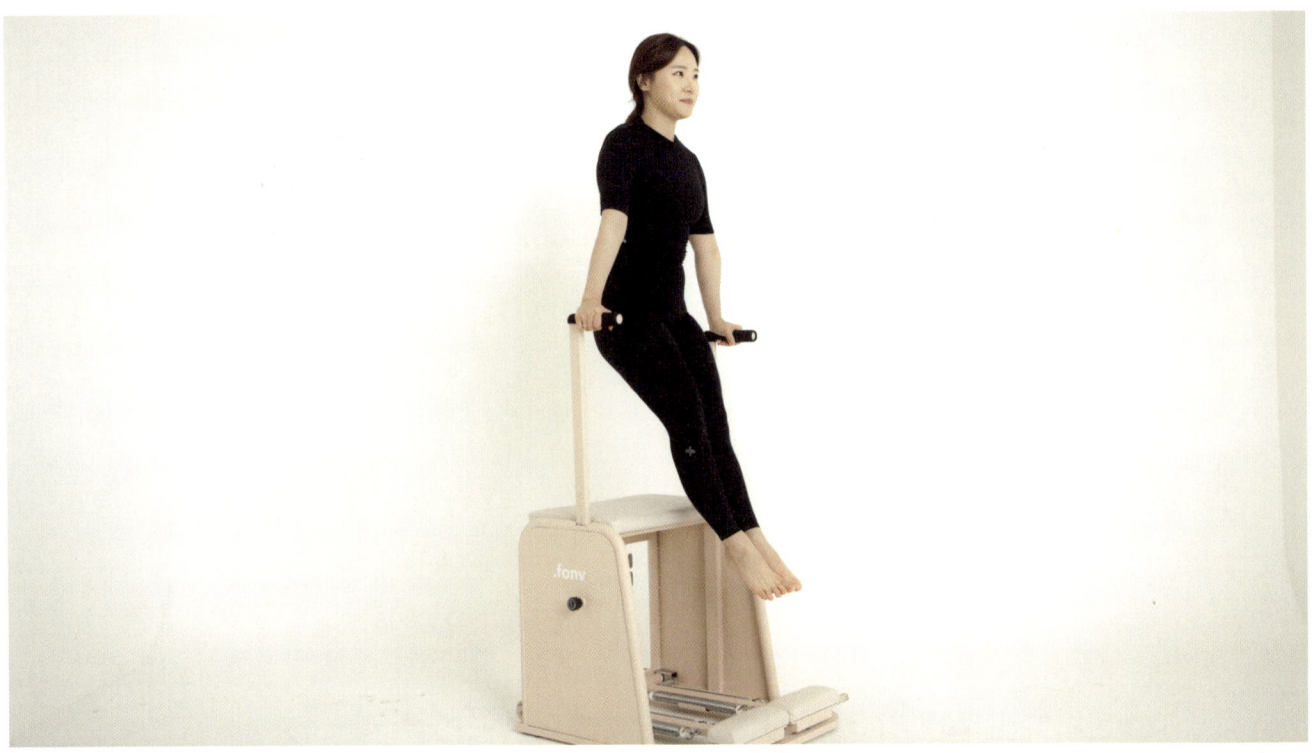

운동목적	파워하우스 강화 / 고관절 굴곡근 강화 / 견갑골 안정화 / 하지 안정성 향상	
기구세팅	no spring	난이도 상 / 5rep

골반과 척추는 중립으로 페달을 보고 서서 핸들을 잡고 매달린다. 다리는 평행하게 무릎을 펴고 모아서 고관절을 살짝 굴곡한다.

Modification+Variation
발목의 움직임을 진행한다.
다리를 외회전하여 진행한다.
호흡을 변경하여 진행한다.

Teaching Tip
몸통과 팔, 견갑골의 안정성을 유지한다.
골반이 전방, 후방으로 기울어지지 않도록 복근의 힘을 유지한다.
팔꿈치가 과신전 되지 않도록 주의하고, 어깨가 elevation elevation되지 않도록 주의한다.

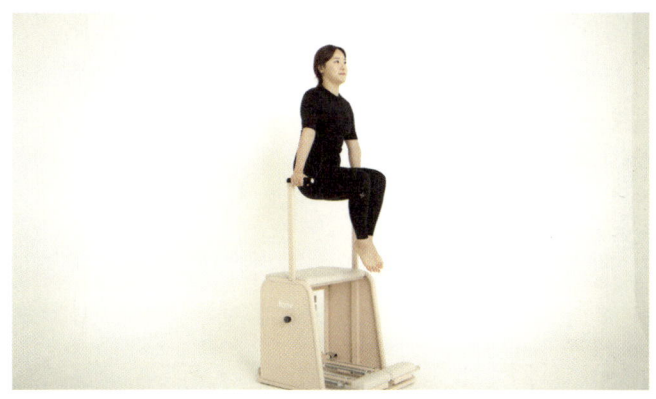
마시고 내쉬면서-견갑을 안정화하고 무릎과 고관절을 굴곡한다.

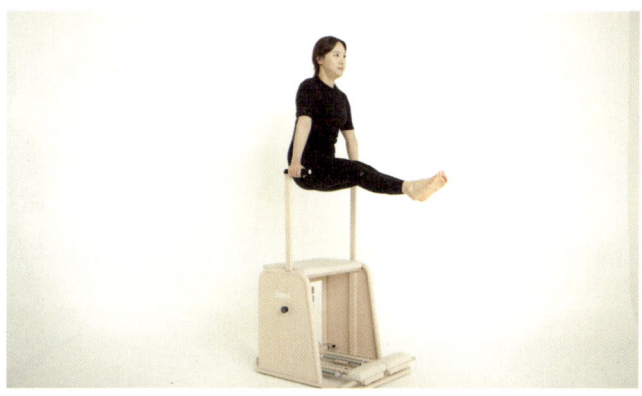
마시고 내쉬면서-고관절의 굴곡을 유지한 상태에서 무릎을 펴 다리를 앞으로 뻗는다.

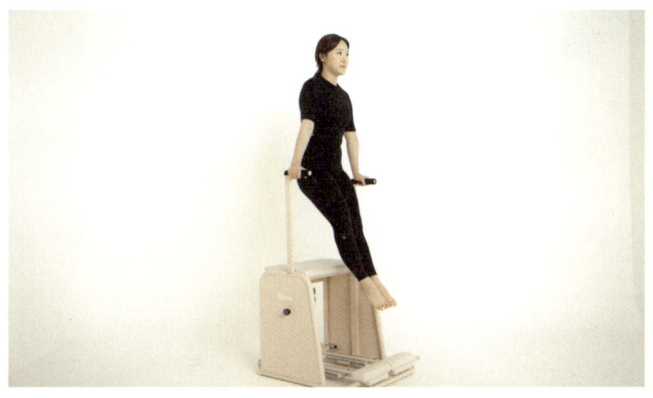
마시고 내쉬면서-다리를 길게 뻗은 상태로 아래로 내려 시작 자세로 돌아온다.

타겟머슬

pelvic floor muscle (골반 기저근 / 골반밑근)
abdominal muscle group (복부근육군)
Deep neck flexors (경추 심부 굴곡근 / 깊은 목뼈 굽힘근) 경추 안정화
deep spinal muscles (심부 척추 안정근 / 깊은 척추 안정근) 척추 회전 방지
serratus anterior (전거근 / 앞톱니근)
latissimus dorsi (광배근 / 넓은등근)
lower trapezius (하부승모근 / 아래등세모근) 견갑골 안정화근육 (특히 하부 승모근 많이 쓰임)
latissimus dorsi (광배근 / 넓은등근),
pectoralis major (대흉근 / 큰가슴근) Anterior,
posterior deltoid (전면, 후면 삼각근 / 앞, 뒤 세모근),
biceps (이두근 / 두갈래근), triceps (삼두근 / 세갈래근) 등척성 수축
Deep neck flexor muscle (경추 심부 굴곡근 / 깊은목뼈 굽힘근) 경추 안정화
Hipflexors (고관절굴곡근 / 엉덩 관절굽힘근) 무릎 올릴 때 단축성 수축, 내릴때 신장 성수축
qudriceps (대퇴사두근 / 넙다리네갈래근) 무릎펼 때 단축성수축

Image cue
한 마리 백조가 되어 우아하게 움직이며 진행한다.

Spotting
안전을 위해서 학생의 가까운 곳에 있다. 체어 위에 오르고, 내릴 동안 손을 잡아 지지한다. 동작을 방해하는 과한 스파팅은 자제한다.

주의사항
어깨나 손목의 문제를 주의한다.

Chair

Knee Lift With Twist

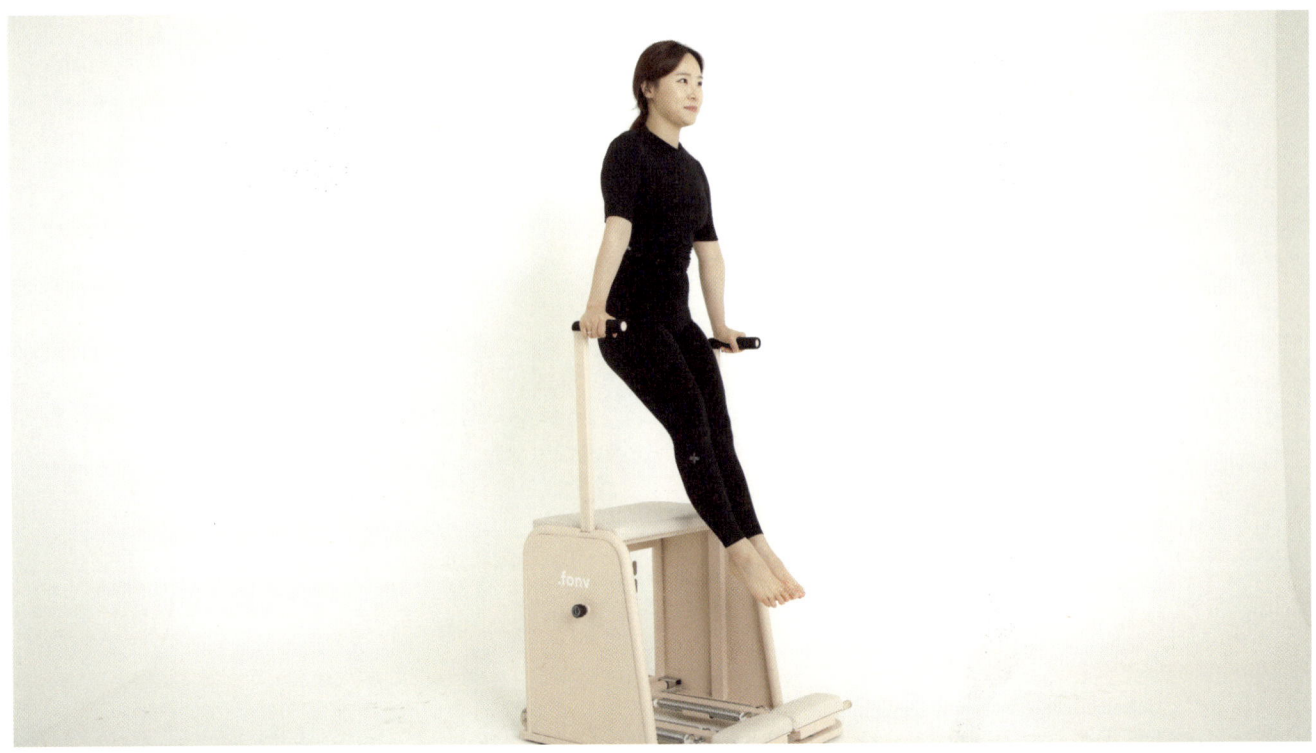

운동목적	파워하우스 강화 / 고관절 기능 향상 / 고관절 굴곡근 강화 / 체간 굴곡근 강화 / 견갑골 안정화	
기구세팅	no spring	난이도 하 / 10rep

골반과 척추는 중립으로 페달을 보고 서서 핸들을 잡고 매달린다. 다리는 평행하게 무릎을 펴고 모아서 고관절을 살짝 굴곡한다.

Modification+Variation
발목의 움직임을 진행한다.
호흡을 변경하여 진행한다.

Teaching Tip
몸통과 팔, 견갑골의 안정성을 유지한다.
골반이 전방, 후방으로 기울어지지 않도록 복근의 힘을 유지한다.
팔꿈치가 과신전 되지 않도록 주의하고, 어깨가 elevation elevation되지 않도록 주의한다.
회전할 때 한쪽 골반이 끌어당겨져 올라가지 않도록 골반의 높이를 같게 유지한다 (knee lift with twist)
회전 시, 상체는 고정하고 복부를 사용하여 골반을 회전시킨다. (knee lift with twist)

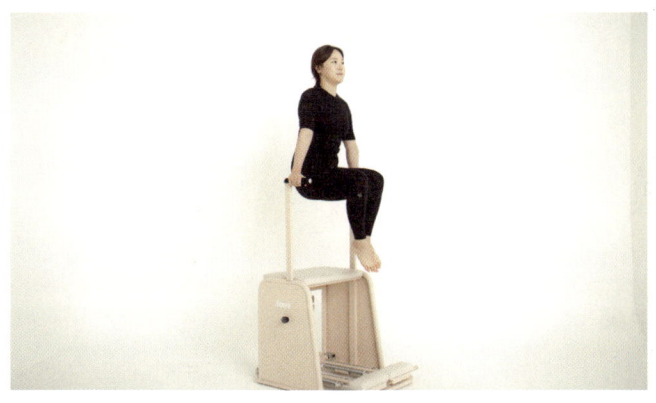
마시고 내쉬면서–상체는 정면을 향하게 유지하면서 골반을 한 쪽으로 회전한다.

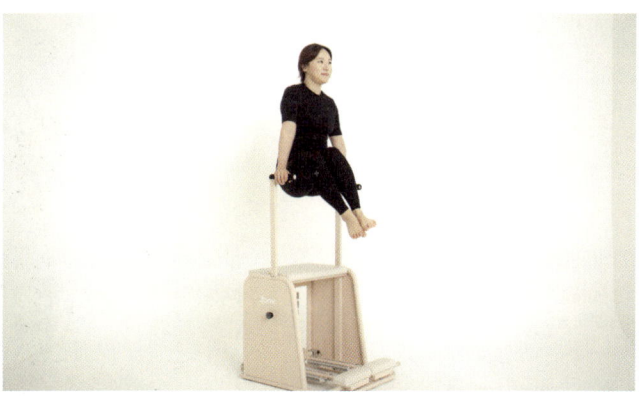
마시고 내쉬면서–반대쪽도 실행한다.

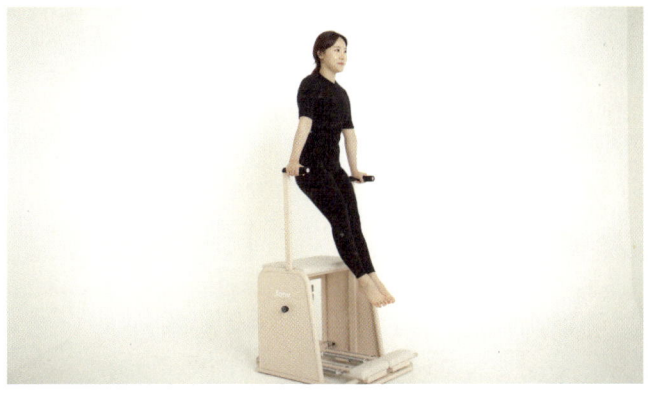
마시고 내쉬면서–다리를 아래로 길게 뻗으며 시작 자세로 돌아온다.

타겟머슬

pelvic floor muscle (골반 기저근 / 골반밑근)
abdominal muscle group (복부근육군)
Deep neck flexors (경추 심부 굴곡근 / 깊은 목뼈 굽힘근) 경추 안정화
deep spinal muscles (심부 척추 안정근 / 깊은 척추 안정근) 척추 회전 방지
serratus anterior (전거근 / 앞톱니근)
latissimus dorsi (광배근 / 넓은등근)
ower trapezius (하부승모근 / 아래등세모근) 견갑골 안정화근육 (특히 하부 승모근 많이 쓰임)
latissimus dorsi (광배근 / 넓은등근).
pectoralis major (대흉근 / 큰가슴근)
Anterior, posterior deltoid (전면, 후면 삼각근 / 앞,뒤 세모근).
biceps (이두근/두갈래근), triceps (삼두근 / 세갈래근) 등척성 수축
Deep neck flexor muscle (경추 심부 굴곡근 / 깊은목뼈 굽힘근) 경추 안정화
Internal obliques (내복사근/속배 빗근), 반대 external obliques (외복사근/바깥 배빗근) 회전시 단축성 수축, 돌아올 때 신장성수 축
Hipflexors (고관절 굴곡근 / 엉덩관절 굽힘근) 무릎 올릴 때 단축성 수축, 내릴 때 신장성 수축
qudriceps (대퇴사두근 / 넙다리 네갈래근) 무릎펼 때 단축성 수축

Image cue
한 마리 백조가 되어 우아하게 움직이며 진행한다.

Spotting
안전을 위해서 학생의 가까운 곳에 있는다. 체어 위에 오르고, 내릴 동안 손을 잡아 지지한다. 동작을 방해하는 과한 스파팅은 자제한다.

주의사항
어깨나 손목의 문제를 주의한다.

Chair

Heel Claps

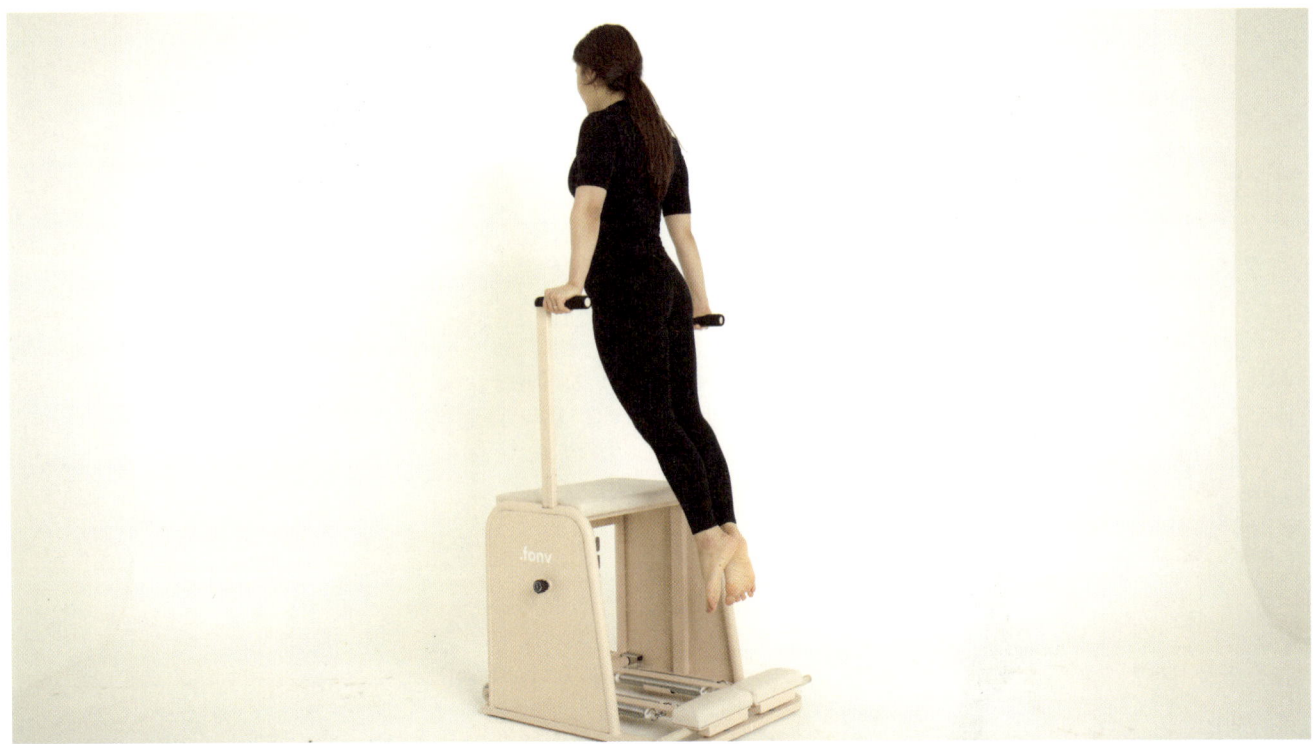

운동목적	파워하우스 강화 / 겹갑골 안정화 / 체간 신전근 강화 / 고관절 내전근 강화 / 고관절 외전근 강화	
기구세팅	no spring	난이도 상 / 4rep 4set

페달을 등지고 서서 핸들을 잡고 매달려 두 다리를 parallel로 유지하며 고관절을 신전시켜 활처럼 휘어진 모양을 만든다.

Modification+Variation
발목의 움직임은 진행. 생략한다 다리를 평행하게 진행한다.
다리를 외회전 하여 진행한다.
호흡을 변경하여 진행한다.
내쉬는 숨에만 claps한다 (heel clap). 고관절을 살짝 굴곡하여 체어 반대쪽을 바라본다 (heel clap).

Teaching Tip
몸통과 팔, 견갑골의 안정성을 유지한다.
골반이 전방, 후방으로 기울어지지 않도록 복근의 힘을 유지한다.
팔꿈치가 과신전 되지 않도록 주의하고, 어깨가 elevation elevation되지 않도록 주의한다.

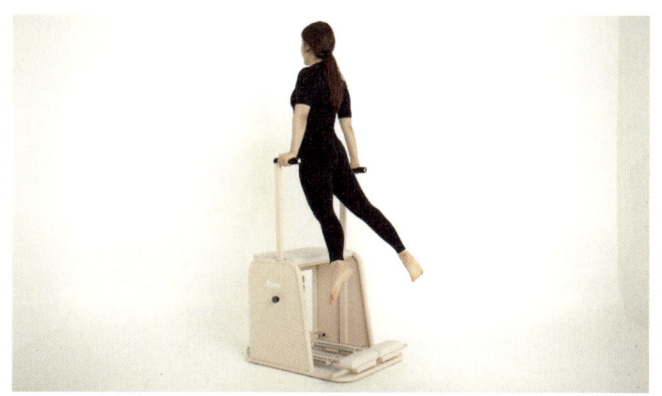 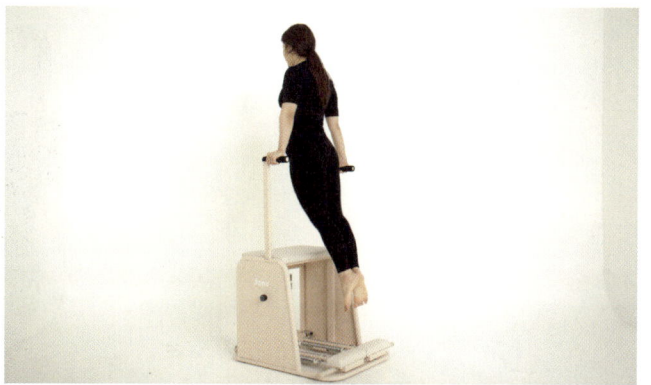

마시면서-발목을 plantar flexion으로 유지하며 다리를 길게 뻗어 외전한다.

내쉬면서-몸통과 골반의 안정성을 유지하며 뒤꿈치 박수를 4번 반복한다.

타겟머슬
pelvic floor muscle (골반 기저근 / 골반밑근)
abdominal muscle group (복부근육군)
Deep neck flexors (경추 심부 굴곡근 / 깊은 목뼈 굽힘근) 경추 안정화
deep spinal muscles (심부 척추 안정근 / 깊은 척추 안정근) 척추 회전 방지
serratus anterior (전거근 / 앞톱니근)
latissimus dorsi (광배근 / 넓은등근)
lower trapezius (하부승모근 / 아래등세모근) 견갑골 안정화근육 (특히 하부 승모근 많이 쓰임)
latissimus dorsi (광배근 / 넓은등근),
pectoralis major (대흉근 / 큰가슴근) Anterior,
posterior deltoid (전면, 후면 삼각근 / 앞, 뒤세모근),
biceps (이두근/두갈래근), triceps (삼두근 / 세갈래근) 등척성수축
Deep neck flexor muscle (경추 심부 굴곡근 / 깊은목뼈 굽힘근) 경추 안정화
Lateral rotators (고관절 외회전근 / 엉덩관절 바깥돌림근) 외회전 유지 등척성 수축
Hip adductors (고관절 내전근 / 엉덩관절 모음근) 벌림시 단축성 수축,
Hip abductors (고관절 외전근 / 엉덩관절 벌림근) 모음 시 단축성 수축

Image cue
물개가 된 것처럼 가볍게 박수친다.

Spotting
안전을 위해서 학생의 가까운 곳에 있다. 체어위에 오르고, 내릴 동안 손을 잡아 지지한다. 동작을 방해하는 과한 스파팅은 자제한다.

주의사항
어깨나 손목의 문제를 주의한다.

NOTE

Chair

Standing Scapular Movement

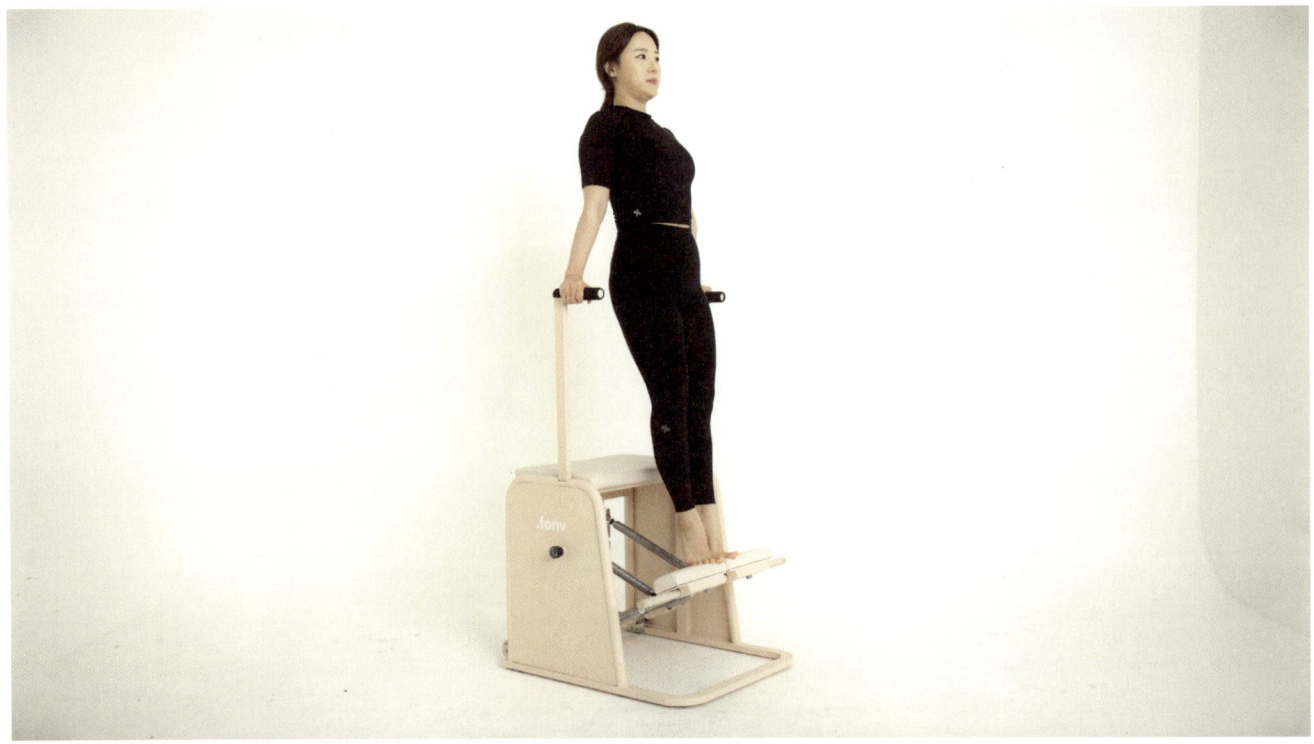

운동목적	파워하우스강화 / 견갑골안정화 / 체간신전근강화 / 견갑골움직임 향상 / 고관절 신전근 강화	
기구세팅	2H4	난이도 상 / 5-10rep

페달을 바라보고 서서 핸들을 잡고 한발씩 페달 위에 올려 두 다리를 parallel로 모아서 plantar flexion을 만든다.

Modification+Variation
체어 쪽으로 바라보며 동작을 진행한다.

Teaching Tip
손목의 꺾임과 통증을 주의한다.
팔꿈치를 구부리지 않도록 주의한다.
척추가 신전되지 않도록 복부의 힘을 유지하여 진행한다.
움직임이 작음을 미리 언급하고 척추나 팔로 움직임을 만들지 않도록 한다.
목의 과도한 긴장을 피하고, 목의 정렬을 유지한다.
움직임의 속도가 빠르지 않도록 주의한다.

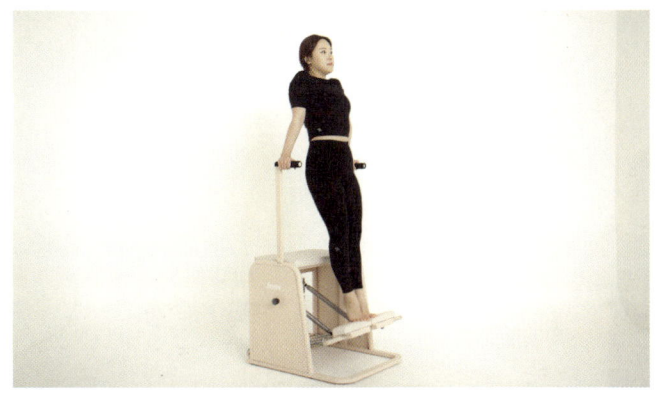 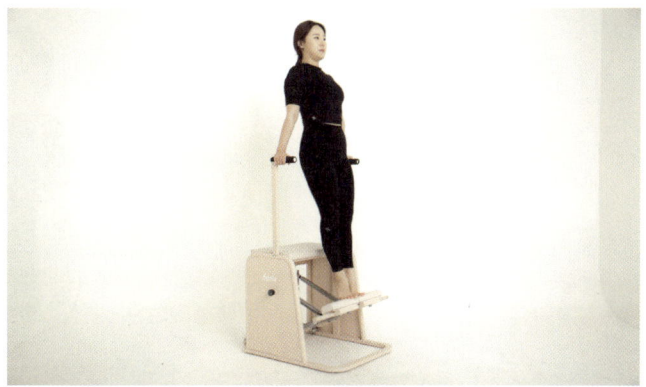

마시면서-몸의 중립을 유지 하면서 페달을 누르며 견갑골을 elevation한다.

내쉬면서-견갑골을 depression하면서 하면서 페달을 들어올리며 처음 자세로 돌아온다.

타겟머슬

pelvic floor muscle (골반 기저근 / 골반밑근)
abdominal muscle group (복부근육군)
Deep neck flexors (경추 심부 굴곡근 / 깊은 목뼈 굽힘근) 경추 안정화
deep spinal muscles (심부 척추 안정근 / 깊은 척추 안정근) 척추 회전 방지
serratus anterior (전거근 / 앞톱니근)
latissimus dorsi (광배근 / 넓은등근)
lower trapezius (하부승모근 / 아래등세모근) 견갑골 안정화근육
Erector spinae (척추기립근 / 척추세움근).
obliques (복사근 / 배빗근) 회전 방지 등척성 수축
Gluteus maximus (대둔근 / 큰볼기근).
hamstrings (슬괵근 / 뒤넙다리근) 골반유지 등척성 수축

Pedal one arm press
Triceps (삼두근 / 위팔세갈래근),
pectoralis major (대흉근 / 큰가슴근) 단축성수축

Return
Triceps (삼두근 / 위팔세갈래근),
pectoralis major (대흉근 / 큰가슴근) 신장성수축

Image cue
견갑골이 엘리베이터를 탄 것처럼 매끄럽게 움직이며 진행한다.

Spotting
안전을 위해서 학생의 가까운 곳에 있는다. 견갑골에 손을 올려 움직임을 자극한다.

주의사항
어깨의 문제를 주의한다.

NOTE

Chair

Triceps Press Up

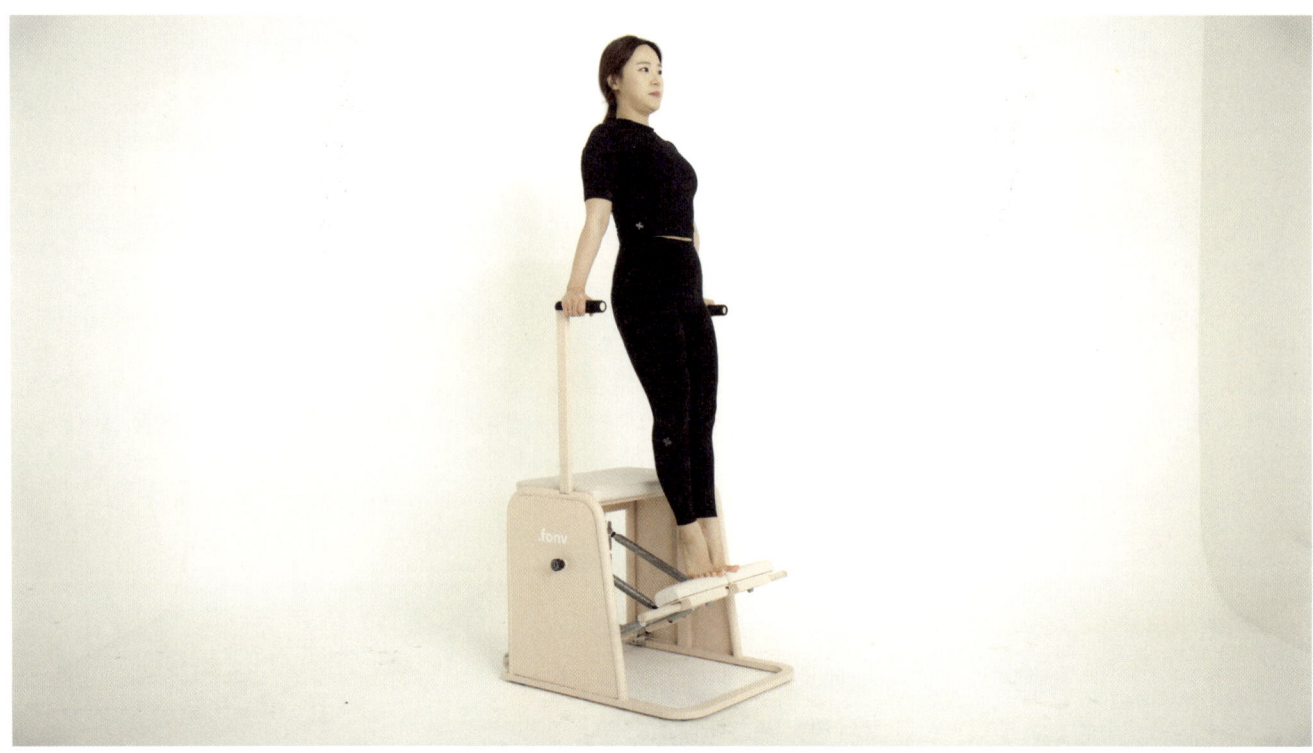

운동목적	파워하우스 강화 / 견갑골 안정화 / 체간 신전근 강화 / 견갑골 움직임 향상 / 상완골 신전근 강화 / 고관절 안정화	
기구세팅	2 Heavy low, 1 light top	난이도 하 / 10rep

페달을 바라보고 서서 핸들을 잡고 한발씩 페달위에 올려 두 다리를 parallel로 모아서 plantar flexion을 만든다.

Modification+Variation
체어 쪽으로 바라보며 동작을 진행한다.

Teaching Tip
어깨가 앞으로 말리지 않도록 끌어내리는 힘을 유지한다.
움직임을 하는 내내 척추와 골반의 중립을 유지한다.
손목의 꺾임과 통증을 주의한다.
팔꿈치가 과도하게 신전되지 않도록, 팔꿈치와 손목의 중립을 유지하여 진행한다.
척추가 신전 되지 않도록 복부의 힘을 유지하여 진행한다.
목의 과도한 긴장을 피하고, 목의 정렬을 유지한다.
움직임의 속도가 빠르지 않도록 주의한다.

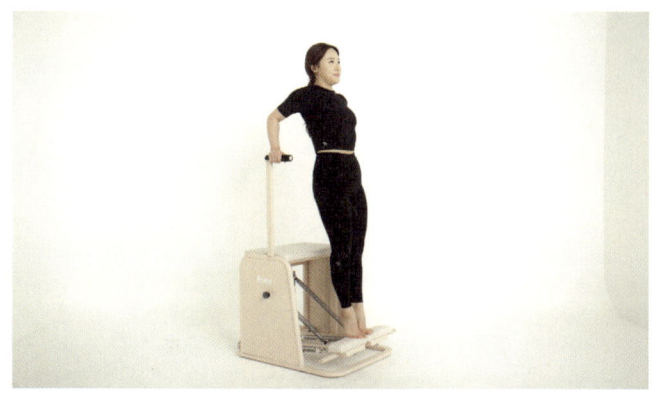
마시면서-견갑을 안정화하고 팔꿈치를 뒤로 굽혀 페달을 내린다.

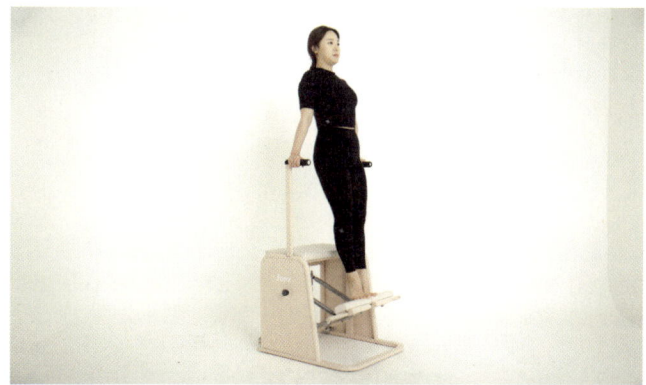
내쉬면서-팔꿈치를 펴 페달을 올려서 처음 위치로 올라온다.

타겟머슬

pelvic floor muscle (골반 기저근 / 골반밑근)
abdominal muscle group (복부근육군)
Deep neck flexors (경추 심부 굴곡근 / 깊은 목뼈 굽힘근) 경추 안정화
deep spinal muscles (심부 척추 안정근 / 깊은 척추 안정근) 척추 회전 방지
serratus anterior (전거근 / 앞톱니근) latissimus dorsi (광배근 / 넓은등근)
lower trapezius (하부승모근 / 아래등세모근) 견갑골 안정화 근육
Erector spinae (척추기립근 / 척추세움근), obliques (복사근 / 배빗근) 회전 방지 등척성 수축
Gluteus maximus (대둔근 / 큰볼기근), hamstrings (슬곡근 / 뒤넙다리근) 골반 유지 등척성 수축

Bend elbow
Triceps (삼두근 / 위팔세갈래근)신장성수축

Spread elbow
Triceps (삼두근 / 위팔세갈래근)단축성수축

Image cue
목과 어깨로 이어지는 라인을 유지하며 무거운 자물쇠로 잠겨 있다고 상상한다.

Spotting
안전을 위해서 학생의 가까운 곳에 있는다.
체어 위에 오르고, 내릴 동안 손을 잡아 지지한다.
동작을 방해하는 과한 스파팅은 자제한다.

주의사항
손목의 통증을 주의한다.
어깨 질환을 주의한다.

NOTE

필라테스 지도자와 교습생을 위한 교과서

바렐
Barrel

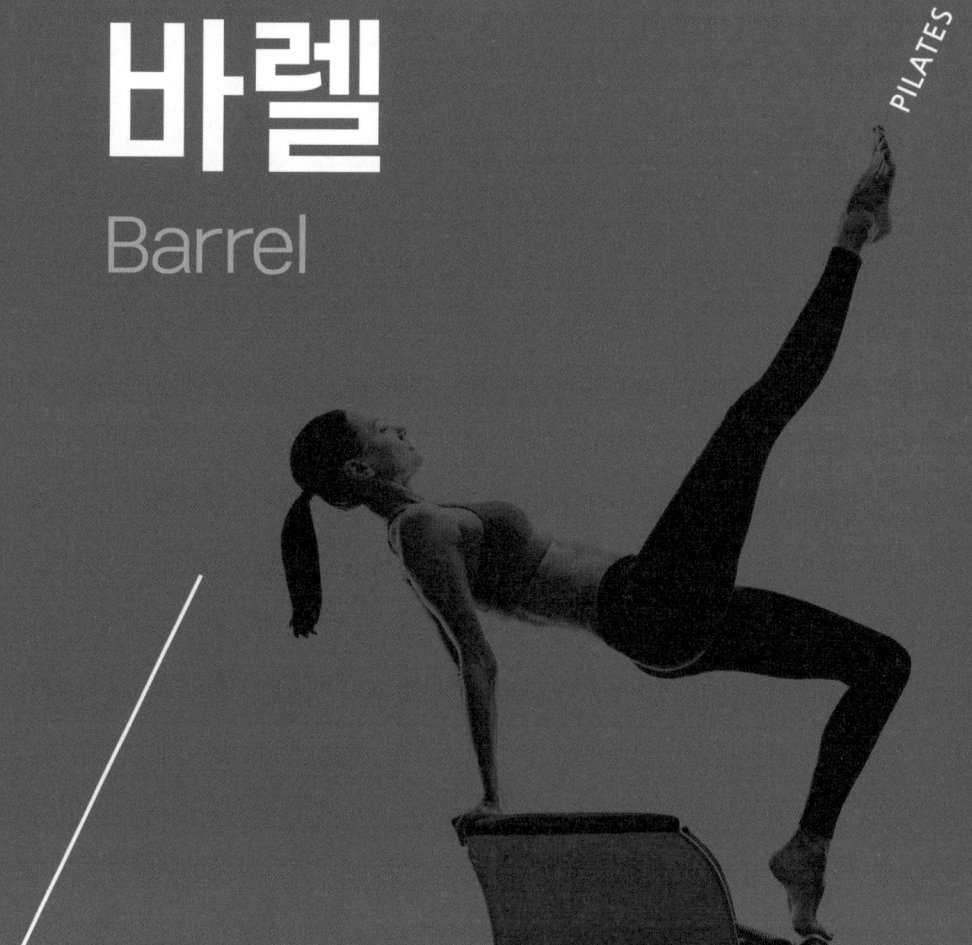

목차 바렐

Ballet stretch series
⟩Front
⟩Side
⟩back
⟩Bent knee

Sitting position
⟩Round back
⟩Rotation with round back
⟩Tree
⟩Lean
⟩Leg series : up & down
⟩Leg series : hip circle

Side position
⟩Side bend
⟩Obliques with flexion
⟩Side stretch

Side lying position
⟩Leg lift series up & down
⟩One arm press

Prone position(head to barrel)
⟩Prone rotation
⟩Slow swan

Prone position(head to ladder)
⟩Swan dive
⟩Grasshopper
⟩Leg series : up & down

Supine position
⟩Bridge

⟩Horse back

Ballet stretch series

Front

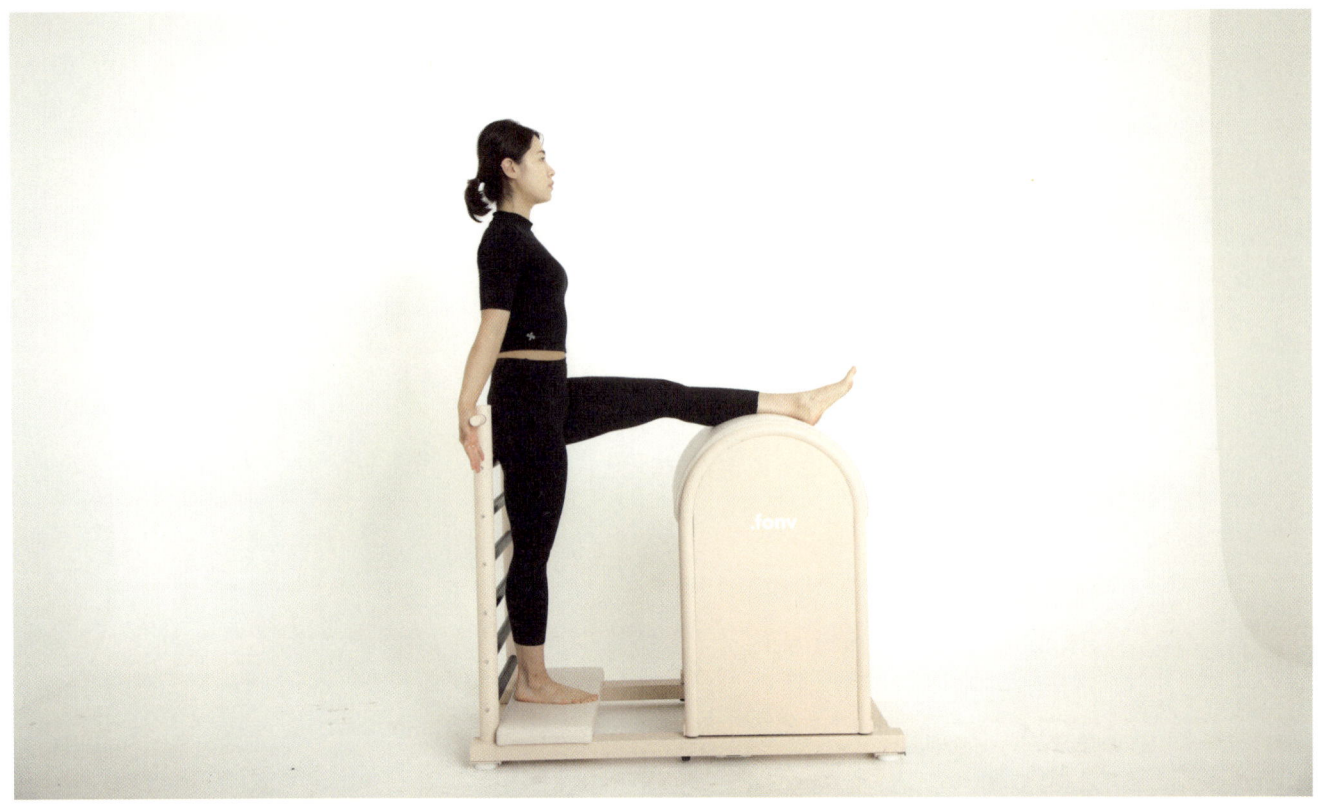

운동목적
난이도 하 / 10rep

체간 굴곡근 강화 / 하체 안정성 향상 / 고관절 신전근 스트레칭 / 고관절 기능 향상/ 고관절 움직임 향상

골반과 척추를 중립으로 두고 천골을 래더에 대고 한 다리를 뻗어 배럴 탑에 올려준다
두 손으로 래더 바깥쪽을 잡고, 무릎을 펴기 힘든 경우 살짝 구부려 자세를 유지한다

Modification+Variation
Bent Leg로 진행한다
서 있는 다리를 살짝 접어 진행한다
다리를 들어올려 근력운동을 진행한다
팔을 다른 위치에 놓고 진행한다

Teaching Tip
몸의 정렬을 맞추기 위해 래더를 사용한다
신전 동작 시 통증이 있으면 생략하여 진행한다
서 있는 쪽 발바닥의 아치가 무너지지 않도록 유지한다
자연스럽게 호흡하고 스트레칭 포지션에서 숨을 내쉬어서 더 많은 스트레칭을 이끈다
서 있는 쪽의 무릎이나 힙이 회전하지 않도록 한다
무릎이 과신전 되지 않도록 한다

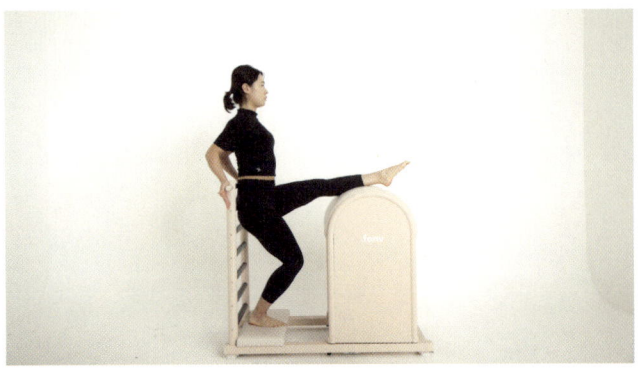

내쉬면서 - 중심다리의 무릎을 굽히고 뻗은 다리의 발목을 dorsi 와 plantar flexion한다 (heel up으로도 진행).

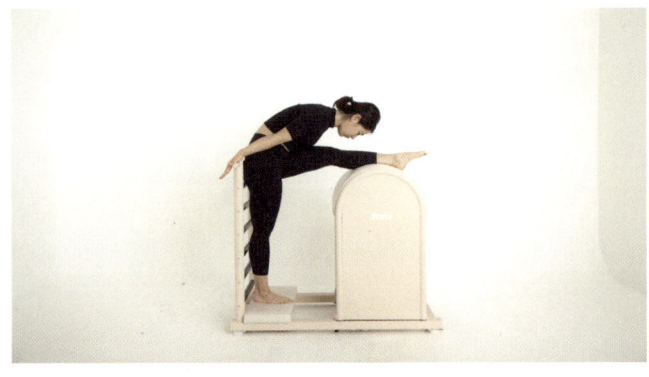

마시면서 - 중심다리의 무릎을 펴고 배럴을 향해 체간을 굴곡한다.

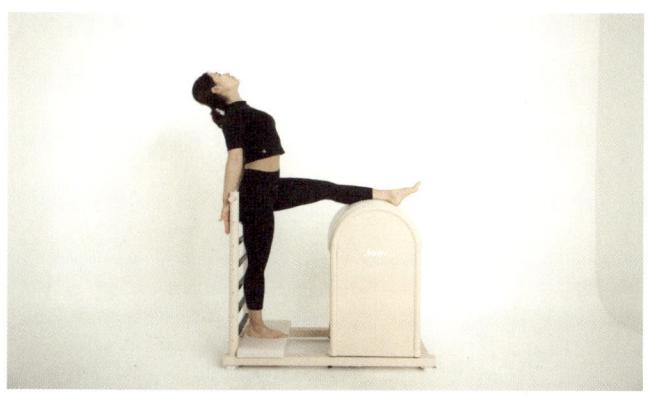 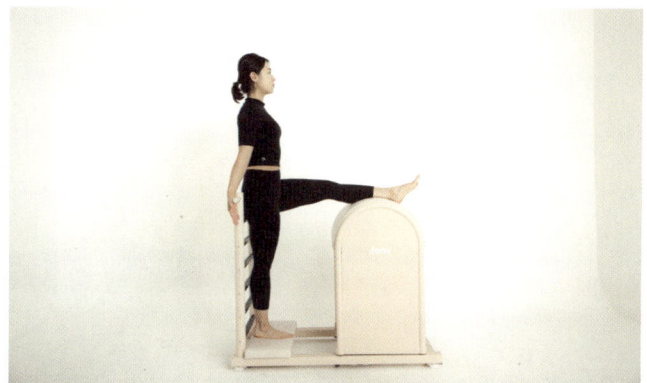

내쉬면서 – 척추를 순차적으로 세우고 흉골을 천장을 향해 신전한다. 　　마시고 내쉬면서 – 처음자세로 돌아온다.

타겟머슬

Pelvic floor muscle (골반 기저근/골반 밑근)
Deep spinal muscle (심부 척추 안정근/깊은 척추 안정근)
Quadriceps femoris (대퇴 사두근/ 넙다리 네갈래근)의 신장성 수축으로 슬관절 굴곡
Quadriceps femoris (대퇴 사두근/ 넙다리 네갈래근)의 단축성 수축으로 슬관절 신전

Trunk flexion
Oblique (복사근/배빗근)
Rectus abdominis (복직근/배곧은근)
Hip flexion muscles (고관절 굴곡근/엉덩관절 굽힘근)의 단축성 수축

Trunk extension
Oblique (복사근/배빗근)
Rectus abdominis (복직근/배곧은근)
Hip flexion muscles (고관절 굴곡근/엉덩관절 굽힘근)의 신장성 수축

Scapula stabilizer (견갑골 안정화 근육)
Serratus Anterior (전거근/앞톱니근)
Lower trapezius (하부승모근/아래등세모근)

Stretch muscle—hamstring, trunk extensor muscles, trunk flexor muscles

Image cue
정수리에서 실을 길게 뽑아 올린다 상상한다.
발레리나처럼 우아하게 동작을 수행한다.

Spotting
뒤에서 힙 정렬에 맞게 도와주며 스트레칭을 돕는다.

주의사항
고관절 통증을 주의한다.

NOTE

Ballet stretch series

Side

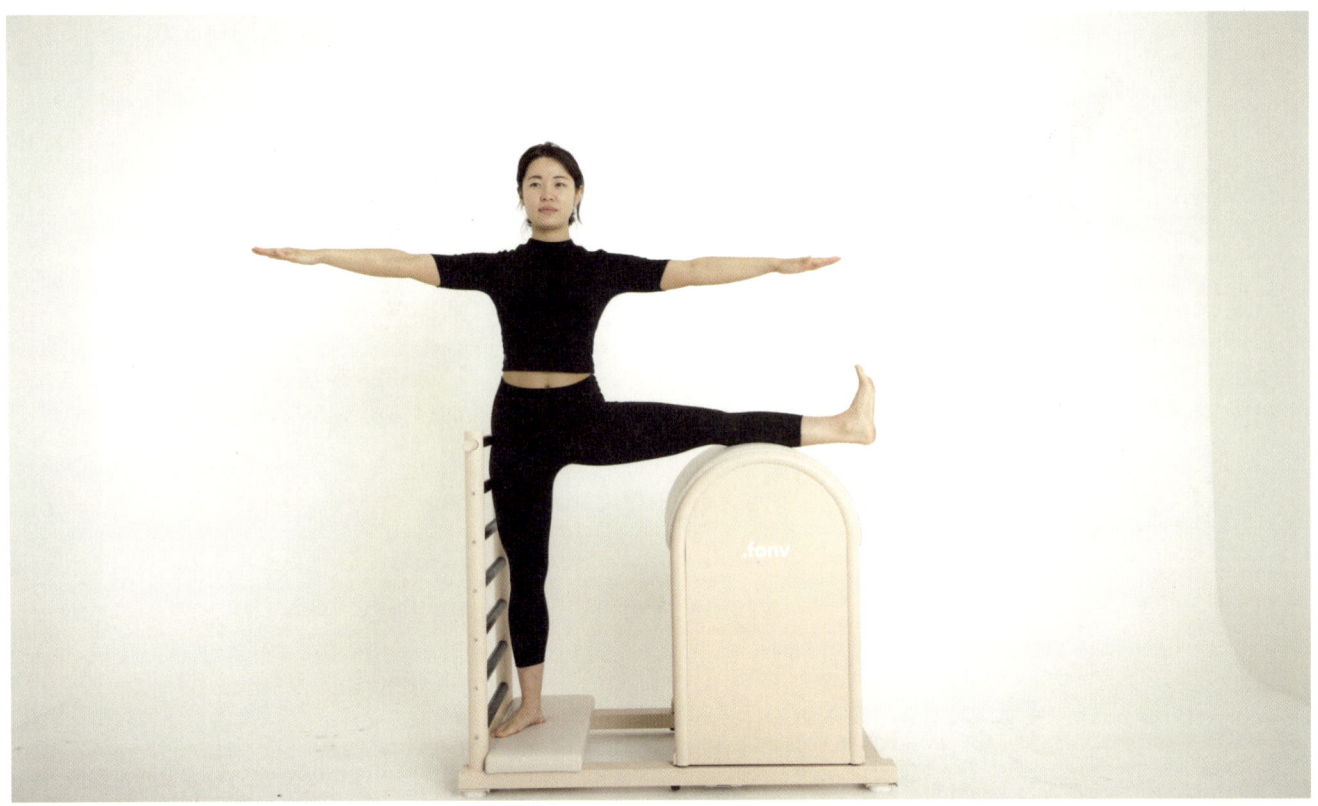

운동목적
난이도 하 / 5rep

체간 측면 굴곡근 스트레칭 / 체간 안정화 / 고관절 내전, 신전근 스트레칭 / 하체 안정성 향상

골반과 척추를 중립으로 두고 서있는 다리는 래더의 측면에 붙여 정렬을 맞추고 반대쪽 다리는 배럴의 탑에서 약간 앞쪽으로 올린다

Modification+Variation
Bent Leg로 진행한다
서 있는 다리를 살짝 접어 진행한다
다리를 들어올려 근력운동을 진행한다
팔을 다른 위치에 놓고 진행한다

Teaching Tip
몸의 정렬을 맞추기 위해 래더를 사용한다
신전 동작 시 통증이 있으면 생략하여 진행한다
서 있는 쪽 발바닥의 아치가 무너지지 않도록 유지한다
자연스럽게 호흡하고 스트레칭 포지션에서 숨을 내쉬어서 더 많은 스트레칭을 이끈다
서 있는 쪽의 무릎이나 힙이 회전하지 않도록 한다
무릎이 과신전 되지 않도록 한다

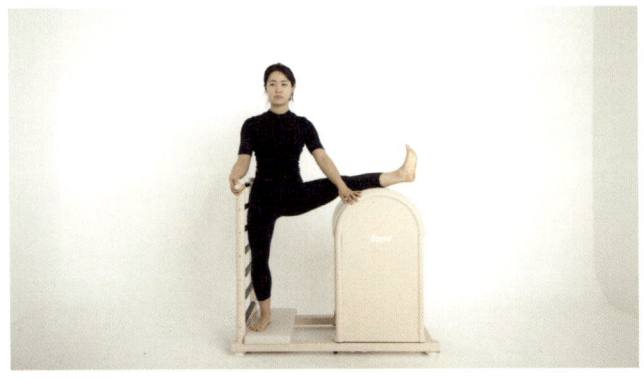

내쉬면서-중심다리의 무릎을 굽히고 뻗은 다리의 발목을 dorsi 와 plantar flexion 한다(heel up으로도 진행)

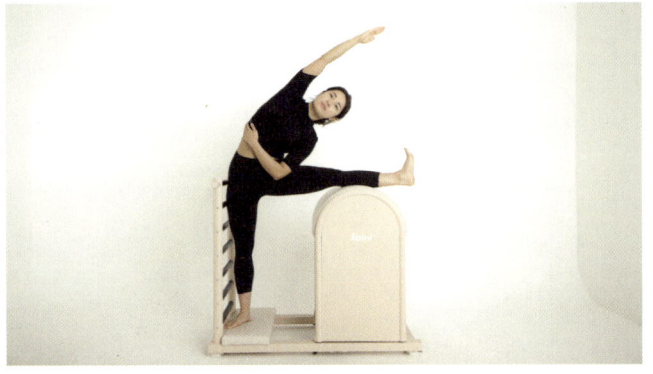

내쉬면서-한 팔을 머리 위로 들어올리고 척추를 배럴을 향해 lateral flexion한다

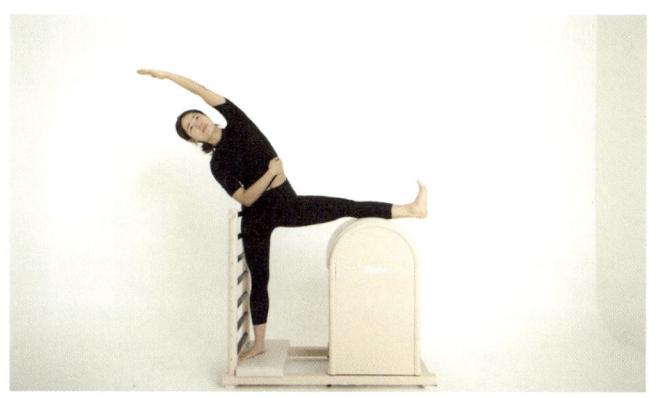

마시고 내쉬면서-척추를 순차적으로 세우고 팔을 바꿔서 뻗고 척추를 래더쪽으로 lateral flexion한다

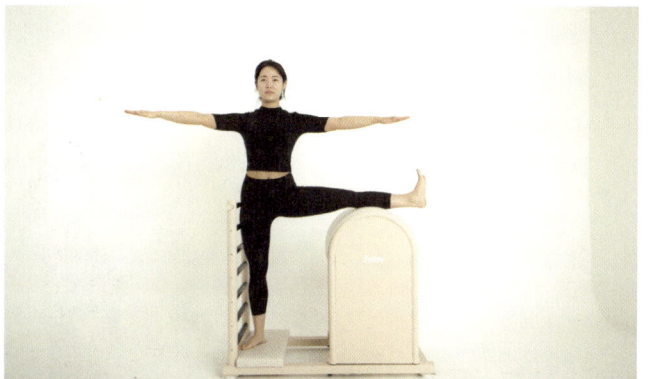

계속 내쉬면서- 처음자세로 돌아온다

타겟머슬

Pelvic floor muscle (골반 기저근/골반 밑근)
Deep spinal muscle (심부 척추 안정근/깊은 척추 안정근)
Quadriceps femoris (대퇴 사두근/ 넙다리 네갈래근)의 신장성 수축으로 슬관절 굴곡
Quadriceps femoris (대퇴 사두근/ 넙다리 네갈래근)의 단축성 수축으로 슬관절 신전

Lateral flexion

굴곡 방향과 같은 쪽의 external oblique (외복사근/배바깥빗근)
Internal oblique (내복사근/배속빗근)
Latissimus dorsi (광배근/넓은등근)
Quadrature lumborum (요방형근/허리 네모근)의 단축성 수축
굴곡 방향과 반대 쪽의 external oblique (외복사근/배바깥빗근)
Internal oblique (내복사근/배속빗근)
Latissimus dorsi (광배근/넓은등근)
Quadrature lumborum (요방형근/허리 네모근)의 신장성 수축으로 중립

Scapula stabilizer (견갑골 안정화 근육)
Serratus Anterior (전거근/앞톱니근)
Lower trapezius (하부승모근/아래등세모근)

Stretch muscle-hip adductor muscles, trunk side flexor muscle

Image cue

정수리에서 실을 길게 뽑아 올린다 상상합니다.
발레리나 처럼 우아하게 동작을 수행합니다.

Spotting

뒤에서 힙 정렬에 맞게 도와주며 스트레칭을 돕는다.

주의사항

고관절 통증을 주의한다.

NOTE

Ballet stretch series

Back

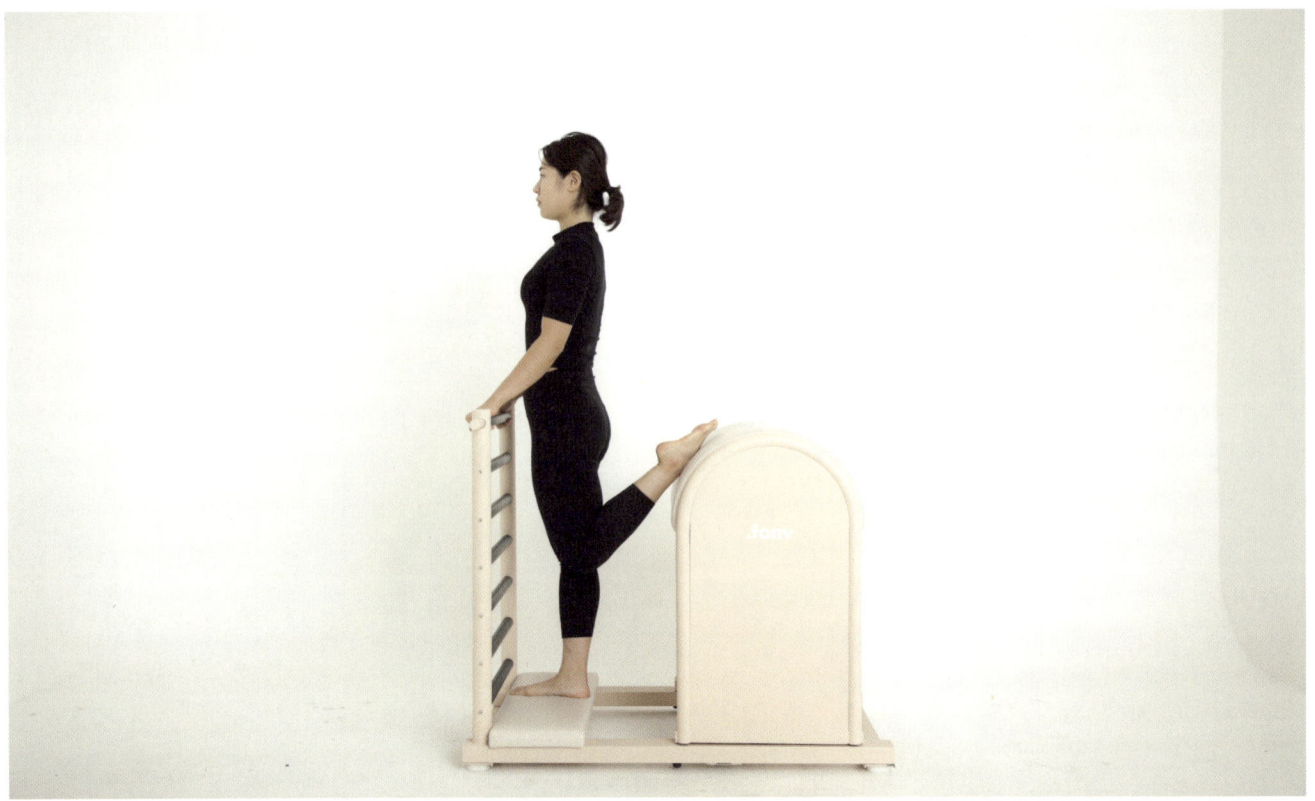

운동목적
난이도 하 / 5rep

고관절 굴곡근 스트레칭 / 체간 신전근 강화 / 체간 굴곡근 스트레칭 / 하체 안정성 향상

골반과 척추를 중립으로 두고 래더 위에 양 손을 올리고 서서 한다리의 무릎을 접어 정강이를 배럴에 기대어 골반의 중립을 유지한다.

Modification+Variation
발을 바닥에 유지하고 진행한다.

Teaching Tip
배럴의 모양을 이용해 스트레칭을 진행한다.
고관절 굴곡근/외회전근이 타이트한 회원에게 도움이 되는 동작이다.

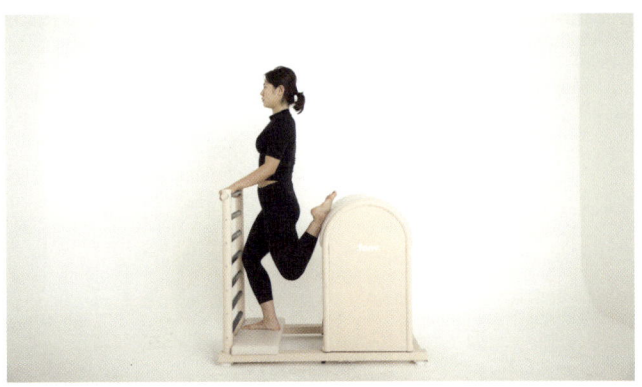

내쉬면서-중심다리의 무릎을 굽혔다 편다 (반복한다)

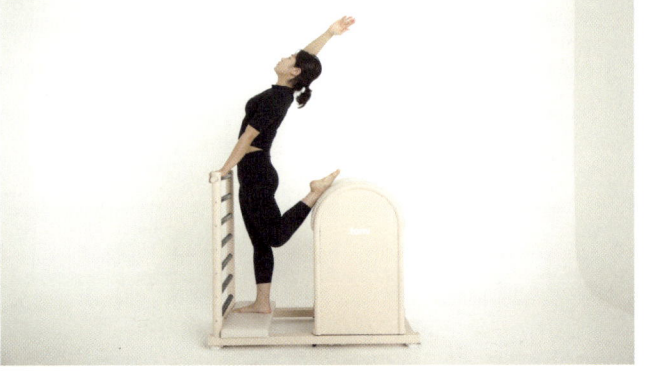

마시고 내쉬면서-한 팔을 천장으로 뻗어내며 요추의 과신전을 주의하며 척추를 배럴을 향해 extension한다

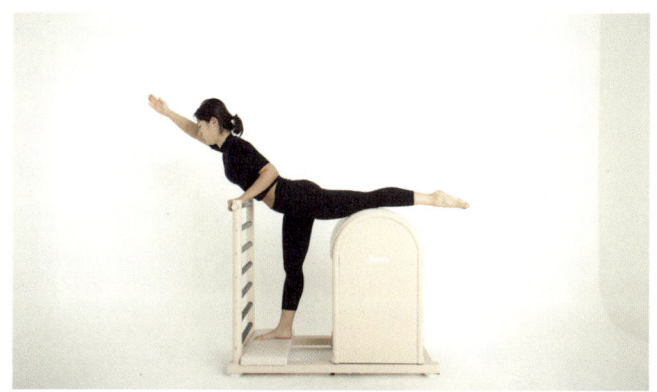
마시고 내쉬면서-척추를 순차적으로 세우고
래더쪽으로 고관절 굴곡한다

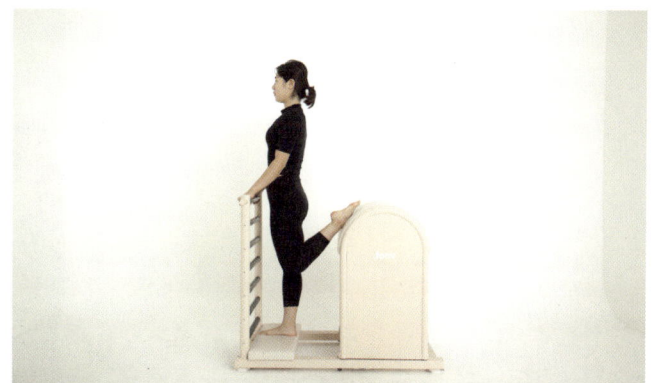
계속 내쉬면서-처음자세로 돌아온다

타겟머슬
Quadriceps femoris (대퇴 사두근/넙다리 네갈래근)의 신장성 수축으로 슬관절 굴곡
Quadriceps femoris (대퇴 사두근/넙다리 네갈래근)의 단축성 수축으로 슬관절 신전

Trunk stabilizer
pelvic floor muscle (골반 기저근/골반 밑근)
Abdominal muscle group (복부근육군)
Hip extensor muscles (고관절 신전근/엉덩관절 폄근)

Trunk extension
Deep spinal muscles (심부 척추 안정근/깊은 척추 안정근)과
Eractor spinae (척추 기립근/척추 세움근)의 단축성 수축

Trunk felxion
Deep spinal muscles (심부 척추 안정근/깊은 척추 안정근)과
Eractor spinae (척추 기립근/척추 세움근)의 신장성 수축
Scapula stabilizer (견갑골 안정화 근육)
Serratus Anterior (전거근/앞톱니근)
Low trapezius (하부 승모근/아래 등세모근)

Stretch muscles-hip flexor muscles, trunk flexor muscles

Image cue
발레리나처럼 우아하게 동작을 동작을 수행합니다.

Spotting
동작에 방해가 되는 과한 스파팅은 자제한다.

주의사항
요추의 과한 신전을 주의한다.

NOTE

Ballet stretch series

Bent knee

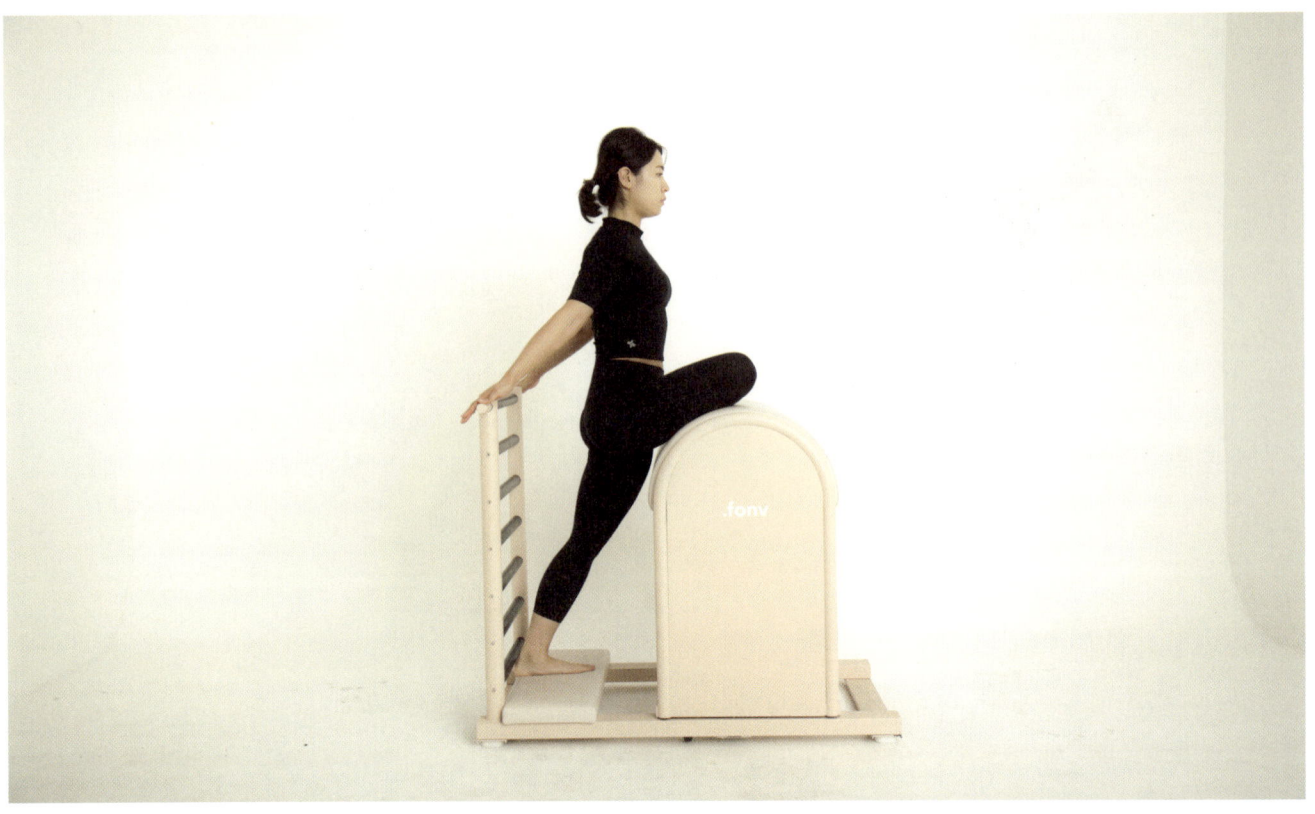

운동목적
난이도 중 / 8-10rep

고관절 외회전근 스트레칭 / 복부 근육 스트레칭

골반과 척추를 중립으로 두고 배럴의 탑에 한 쪽 무릎을 접어서 올리고 골반의 정렬을 맞추어 척추를 lengthening한다.

Modification+Variation
발을 바닥에 유지하고 진행한다.

Teaching Tip
배럴의 모양을 이용해 스트레칭을 진행한다.
고관절 굴곡근/외회전근이 타이트한 회원에게 도움이 되는 동작이다.

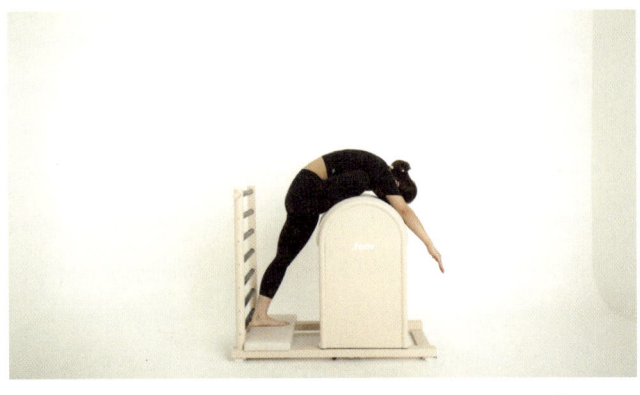

마시고 내쉬면서-하지의 정렬을 유지하며 척추와 고관절을 flexion 하여 배럴로 내려갈 수 있을 만큼 최대한 내려간다.

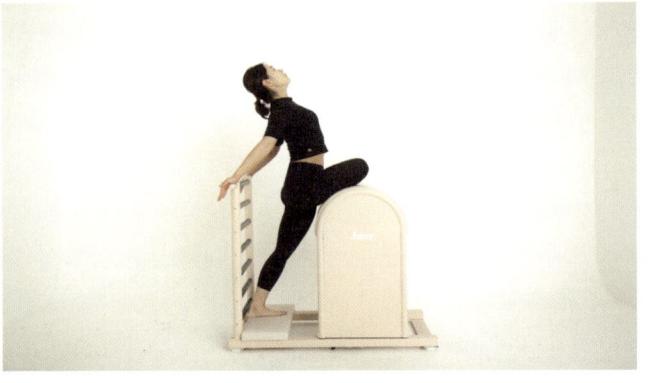

마시고 내쉬면서-척추를 순차적으로 세운 후 두 팔을 뒤로 뻗어 래더를 잡고 어깨를 열어주며 척추를 extension한다.

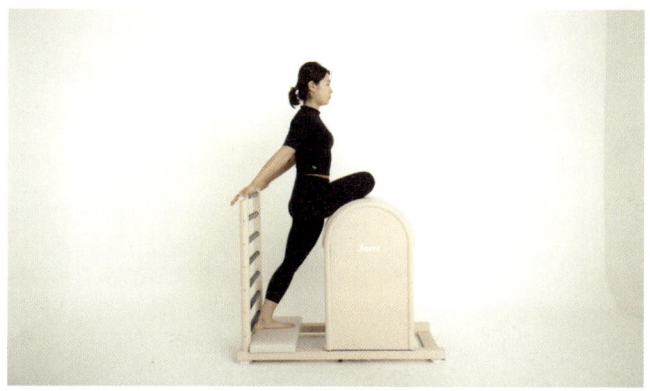

마시고 내쉬면서-척추를 순차적으로 세우며 처음 자세로 돌아온다.

타겟머슬

Trunk stabilizer
pelvic floor muscle (골반 기저근/골반 밑근)
deep spinal muscles (심부 척추 안정근/깊은 척추 안정근)

Trunk flexion
Abdominal muscle group (복부근육군)과
Hip flexor muscles (고관절 굴곡근/엉덩관절 굽힘근)의 단축성 수축

Trunk extension
Abdominal muscle group (복부근육군)과
Hip flexor muscles (고관절 굴곡근/엉덩관절 굽힘근)의 신장성 수축
stretch muscles-gastrocnemius, hip external rotator, hamstring

Image cue
발레리나처럼 우아하게 동작을 동작을 수행합니다.

Spotting
동작에 방해가 되는 과한 스파팅은 자제한다.

주의사항
무릎 질환자의 경우 통증이 있으면 스트레칭을 중지한다.

NOTE

sitting position

Round back

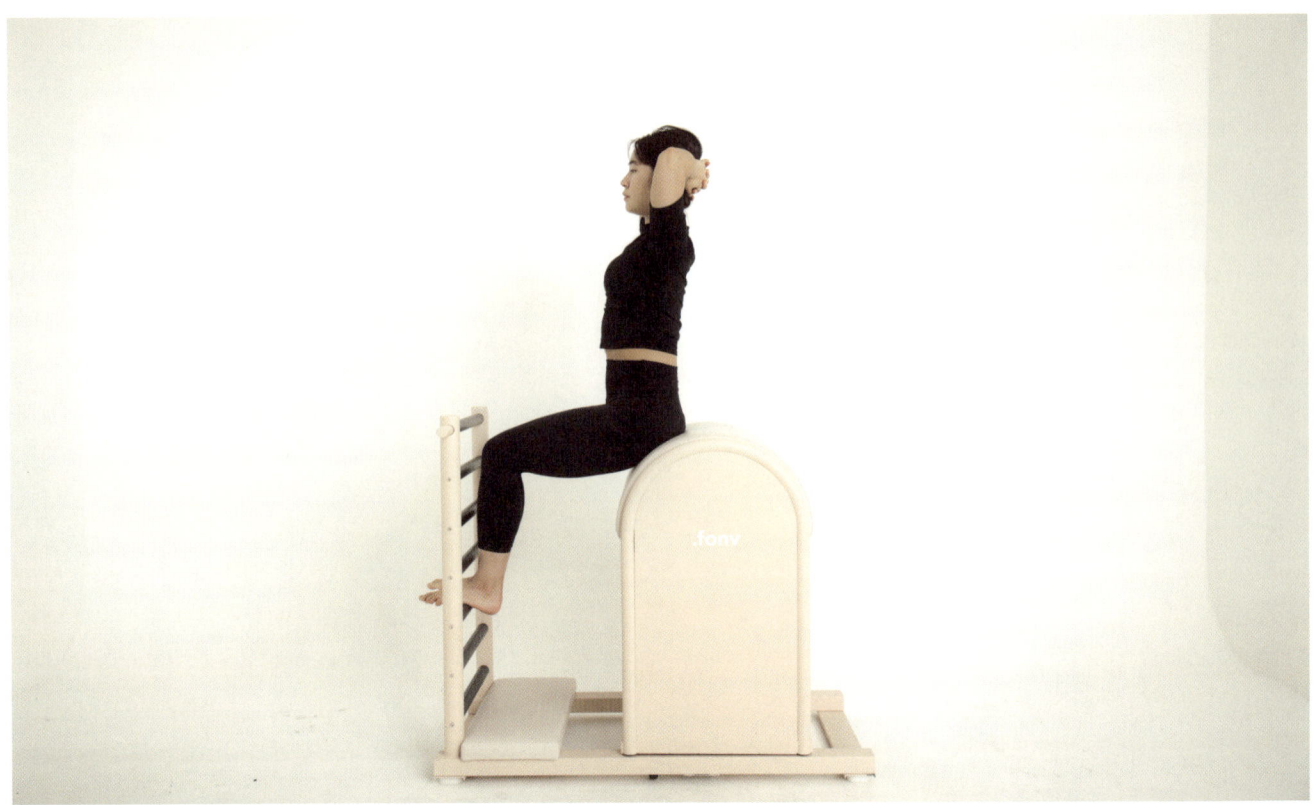

운동목적
난이도 중 / 10rep

척추 분절 기능 향상 / 파워하우스 강화 / 체간 굴곡근 강화

배럴의 탑보다 아래쪽에 골반을 두고 앉아 무릎을 구부리고 발바닥을 래더에 올려두고
두 팔로 머리를 받쳐 견갑의 안정화를 유지한다

Modification+Variation
범위를 적게 진행한다.
팔꿈치를 잡아 진행한다.
손을 머리 앞에 놓고 진행한다.
손으로 파워써클, 볼, 탄력밴드를 잡고 진행한다.
호흡을 반대로 진행한다.

Teaching Tip
쇄골뼈는 넓게 유지한다.
뒤로 기대는 것이 아니라 복근을 수축하여 요추 굴곡을 증가시킨다.
요추 신전을 유발하여 골반보다 상체를 뒤로 기대지 않도록 한다.
견갑골의 안정화를 일관되게 유지한다.
등을 뒤로 밀어내지 않도록 경추를 요추와 같은 라인으로 유지한다.

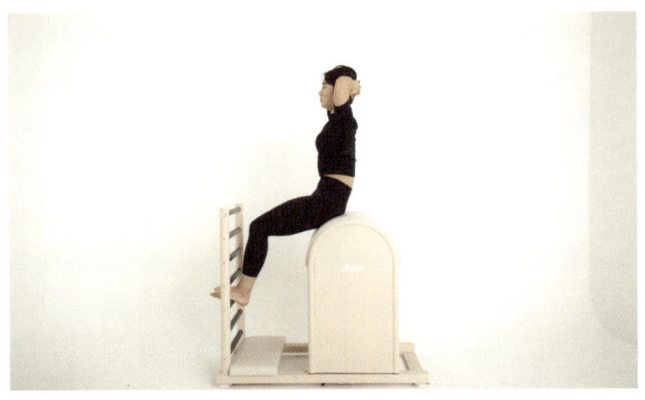

내쉬면서 – 골반을 분절하여 J컬을 만든다.

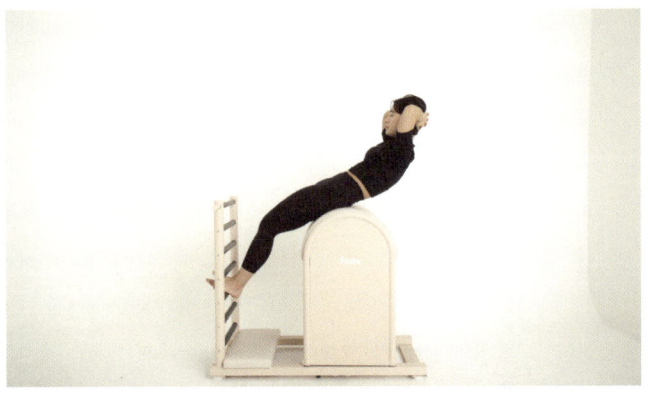

내쉬면서 – 복부의 scooping을 유지하며 roll down한다.

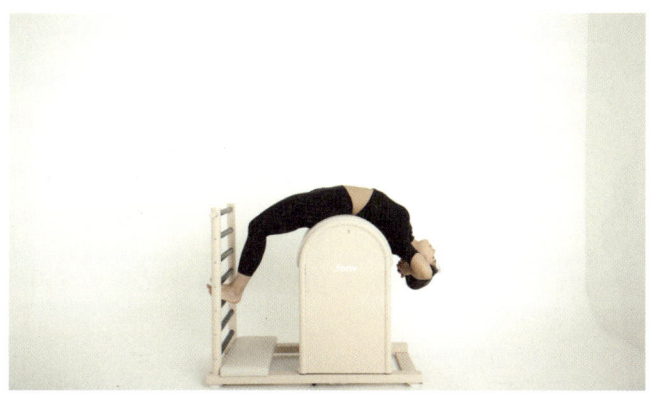

내쉬면서-복부를 지속적으로 Scooping하며 roll down하여 배럴에 척추를 고르게 늘어뜨린다

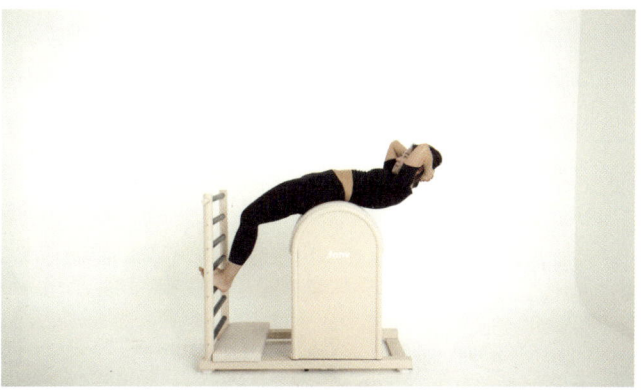

내쉬면서-복부의 로 Scooping을 유지하며 roll up하여 배럴로부터 척추를 하나하나 분절한다

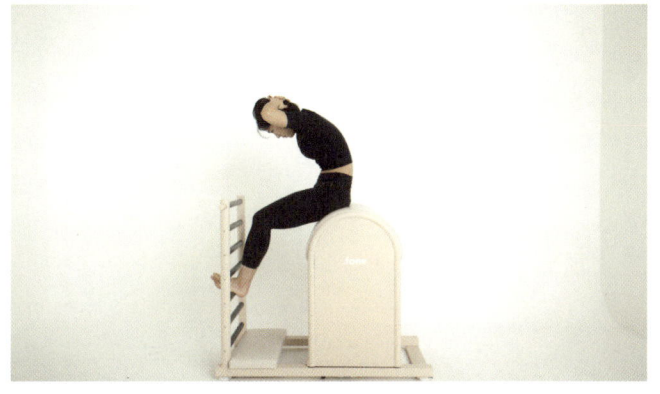

내쉬면서-호흡과 함께 강한 C-curve 상태를 만든다

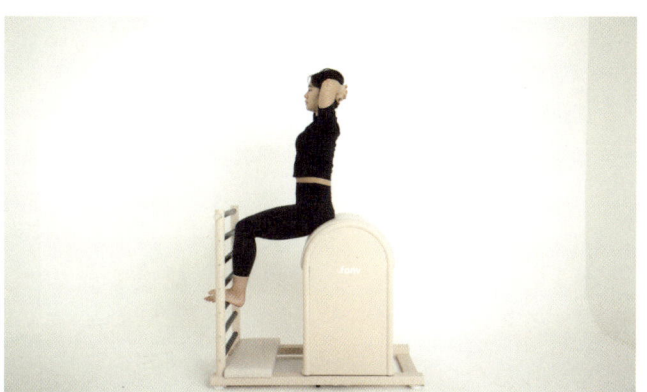

내쉬면서-분절하여 roll up하며 처음자세로 돌아온다

타겟머슬

Trunk stabilizer
pelvic floor muscle (골반 기저근/골반 밑근)
deep spinal muscles (심부 척추 안정근/깊은 척추 안정근)
Abdominal muscle group (복부근육군)

Roll back
hip flexor muscles (고관절 굴곡근/엉덩관절 굽힘근)의 신장성 수축
Rectus abdominis (복직근/배곧은근)
Oblique (복사근/배빗근)의 단축성 수축으로 요추 굴곡

Scapula stabilizer (견갑골 안정화 근육)
Serratus Anterior (전거근/앞톱니근)
Lower trapezius (하부승모근/아래등세모근)

Image cue
파도가 일렁이듯이 움직인다.
C-curve 모양으로 복부를 끌어 안듯이 허그한다.
골반을 바퀴처럼 굴린다.

Spotting
컬을 유지할 수 있도록 등과 손을 터치한다.
범위를 가이드하기 위해서 등 위쪽에 손을 얹고 가이드한다.

주의사항
발을 래더에 안전하게 끼워있는 것을 확인한다.
디스크 문제를 주의한다.

sitting position

Rotation with round back

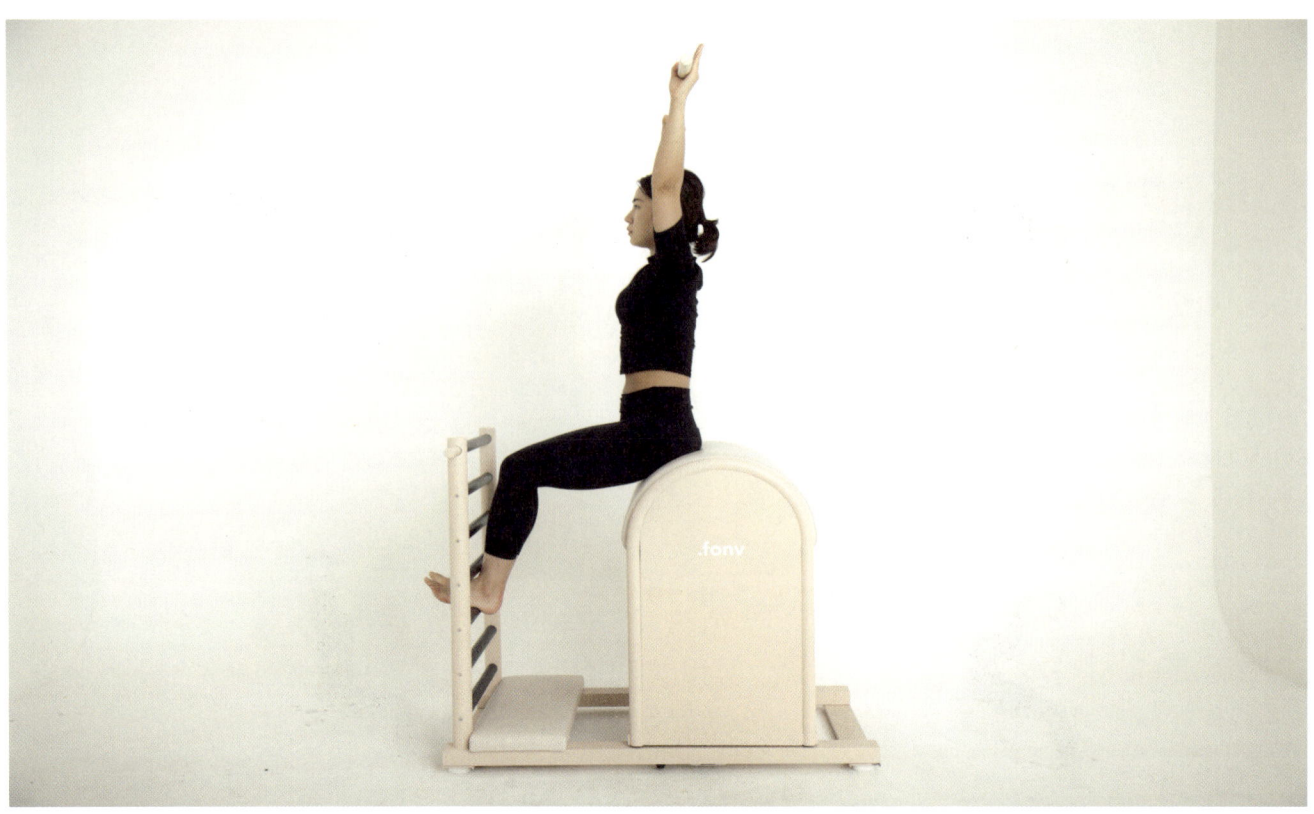

운동목적
난이도 중 / 10rep

척추 분절 기능 향상 / 파워하우스 강화 / 체간 굴곡근 강화 / 체간 회전 기능 향상

배럴의 탑보다 아래쪽에 골반을 두고 앉아 무릎을 구부리고 발바닥을 래더에 올린다
두 팔은 어깨 너비로 스틱을 잡고 머리 위로 뻗는다

Modification+Variation
범위를 적게 진행한다.
Round 동작을 제외하고, rotation 동작만 진행한다.
팔을 낮추어 진행한다.
손을 머리 뒤, 앞에 놓고 진행한다.
손으로 파워써클, 볼, 탄력밴드를 잡고 진행한다.
호흡을 반대로 진행한다.

Teaching Tip
쇄골뼈는 넓게 유지한다.
뒤로 기대는 것이 아니라 복근을 수축하여 요추 굴곡을 증가시킨다.
요추 신전을 유발하여 골반보다 상체를 뒤로 기대지 않도록 한다.
상체를 회전할 때 굴곡을 유지한다.
측굴이 일어나지 않도록 막대를 바닥과 평행하게 유지한다.
견갑골의 안정화를 일관되게 유지한다.
등을 뒤로 밀어내지 않도록 경추를 요추와 같은 라인으로 유지한다.

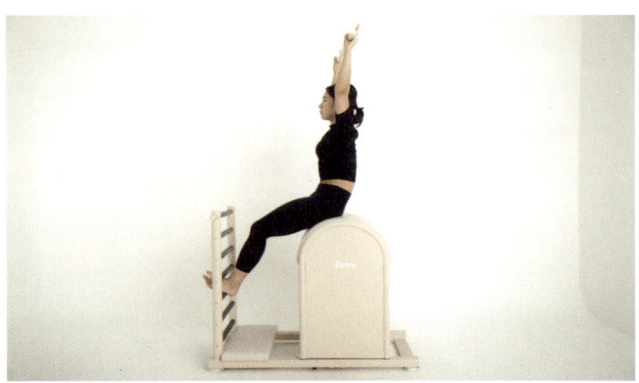

마시면서-골반과 요추는 분절하고 흉추를 길게하여 J컬을 만든다.

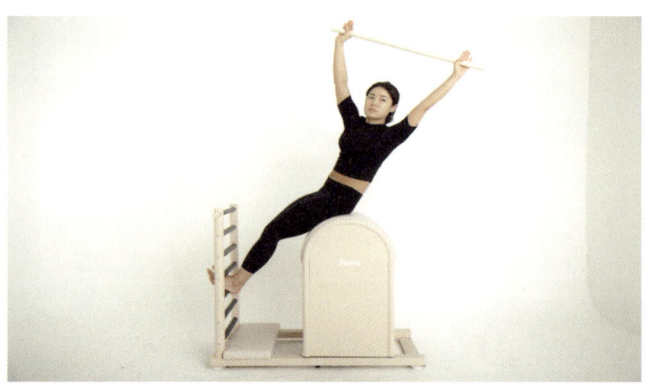

마시고 내쉬면서-척추의 굴곡과 허벅지 길이를 유지하며 스틱과 함께 상체를 한쪽으로 회전한다 (반대쪽도 진행).

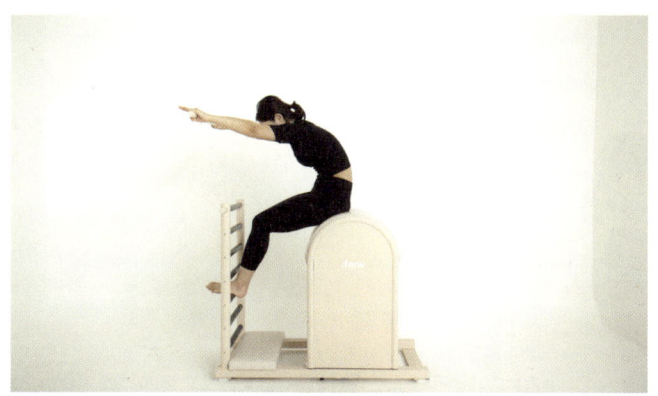

내쉬면서-정면으로 돌아와서 어깨 높이로 팔을 내려 깊은 C-curve 를 만든다

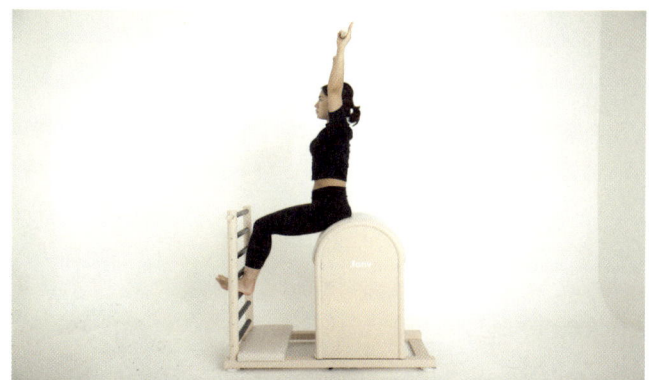

마시면서-처음자세로 돌아온다

타겟머슬

Trunk stabilizer
pelvic floor muscle (골반 기저근/골반 밑근)
deep spinal muscles (심부 척추 안정근/깊은 척추 안정근)
Abdominal muscle group (복부근육군)

Roll back
hip flexor muscles (고관절 굴곡근/엉덩관절 굽힘근)의 신장성 수축
Rectus abdominis (복직근/배곧은근)
Oblique (복사근/배빗근)의 단축성 수축으로 요추 굴곡

Rotation
회전 방향과 같은 쪽의 Internal oblique (내복사근/배속빗근)과
반대쪽의 external oblique (외복사근/배바깥빗근)과
Multifidus (다열근/뭇갈래근)의 단축성 수축, 돌아올 때 신장성 수축
Rectus abdominis (복직근/배곧은근)
Oblique (복사근/배빗근)의 단축성 수축으로 척추 굴곡

Scapula stabilizer (견갑골 안정화 근육)
Serratus Anterior (전거근/앞톱니근)
Lower trapezius (하부승모근/아래등세모근)

Image cue
파도가 일렁이듯이 움직인다.
C-curve 모양으로 복부를 끌어 안듯이 허그한다.
골반을 바퀴처럼 굴린다.

Spotting
컬을 유지할 수 있도록 등과 손을 터치한다.
범위를 가이드 하기 위해서 등 위쪽에 손을 얹고 가이드한다.

주의사항
발이 래더에 안전하게 끼워있는 것을 확인한다.

NOTE

sitting position

Tree

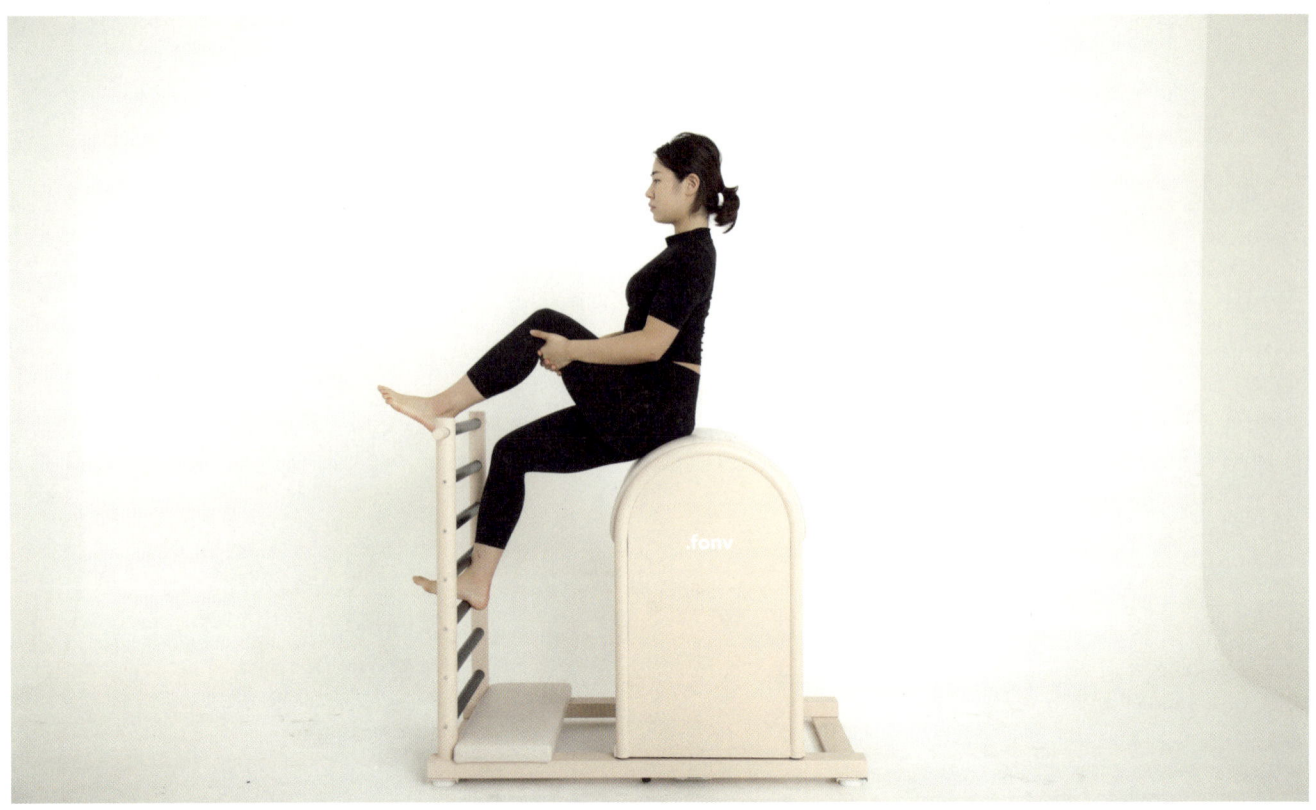

운동목적	척추 분절 기능 향상 / 파워하우스 강화 / 체간 굴곡근 강화
난이도 중 / 10rep	/ 고관절 신전근 스트레칭 / 고관절 굴곡근 강화

배럴의 탑보다 아래쪽에 골반을 두고 앉아 무릎을 구부리고 발바닥을 래더에 올린다.
한쪽 다리는 무릎을 구부리고 들어 가슴 앞으로 끌어안는다.

Modification+Variation
다리를 접은 채로 climb 한다.
반 정도만 뒤로 기댄다.
Roll back을 생략한다.
발 끝에 파워써클을 잡고 진행한다.
Climb을 생략한다.
척추를 신전하여 레일 위로 팔을 길게 뻗는다.

Teaching Tip
Hip flexors에 긴장이 생기지 않도록 최대한 중립에 가깝게 유지한다.
복근을 수축하여 요추 굴곡을 증가시킨다.
요추의 과신전을 주의하며 배럴 위에 척추 부위가 확실히 닿도록 한다.
척추 전체가 순차적으로 분절되도록 한다.
팔의 힘이 아닌 복근을 이용하도록 한다.
다리가 몸으로 가는 것이 아니라 몸이 다리까지 가도록 체간을 분절하여 올라온다.

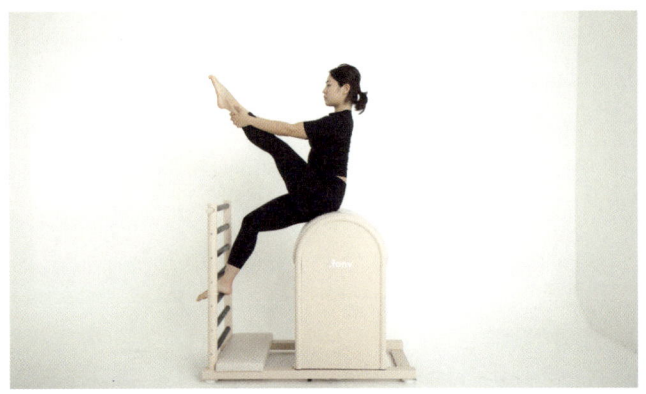

내쉬면서-골반과 척추의 중립을 유지하며 무릎을 펴고
두 손은 발목으로 가져간다.

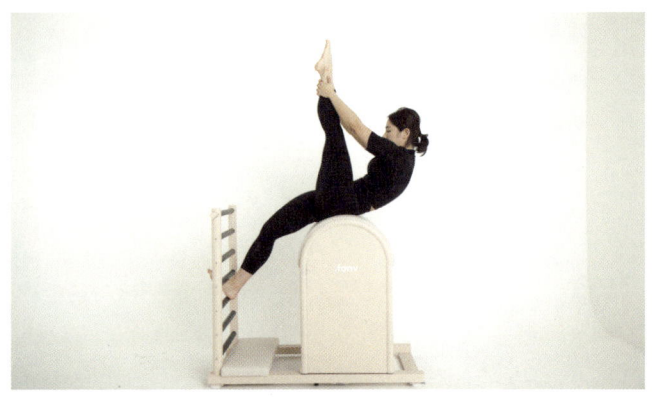

마시면서-척추와 골반의 중립을 유지하여 척추를 길게
하며 무릎을 편다.

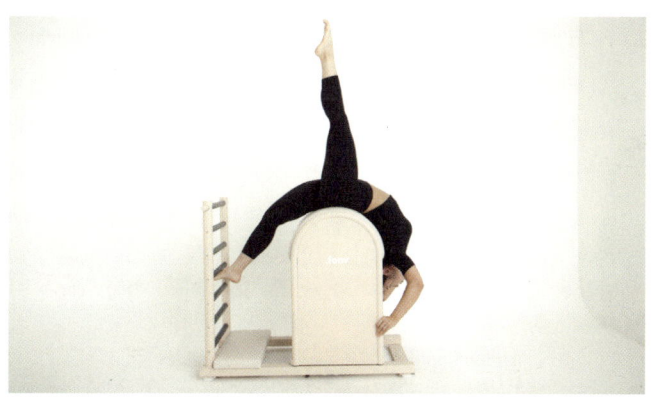 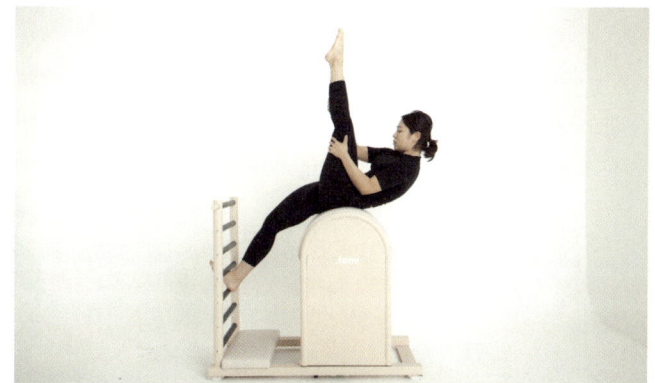

내쉬면서-다리는 길게 뽑아내고 골반을 굴려서 척추를 roll down 하며 배럴 쪽으로 내려간다.

마시고 내쉬면서-경추부터 분절하여 roll up하며 손으로 다리를 잡고 올라와 처음자세로 돌아온다.

타겟머슬

Trunk stabilizer
pelvic floor muscle (골반 기저근/골반 밑근)
deep spinal muscles (심부 척추 안정근/깊은 척추 안정근)
Abdominal muscle group (복부근육군)

Roll down
hip flexor muscles (고관절 굴곡근/엉덩관절 굽힘근)과
Quadriceps femoris (대퇴 사두근/넙다리 네갈래근)의 단축성 수축으로다리를 뻗음
뻗은 다리의 hamstring (햄스트링),
Rectus abdominis (복직근/배곧은근),
Oblique (복사근/배빗근)의 신장성 수축으로 척추 신전

Stretch muscles – hamstring, rectus abdominis

Image cue
나무가 2인치 정도 더 자란다고 생각합니다.
나무를 재빨리 올라갔다 내려오기를 반복합니다.
나무의 꼭대기에서 체리를 따옵니다 .

Spotting
한 손은 등에, 다른 한 손은 다리를 잡아주면서 회원을 서포트한다.

주의사항
허리 문제를 주의한다.

NOTE

sitting position

Lean

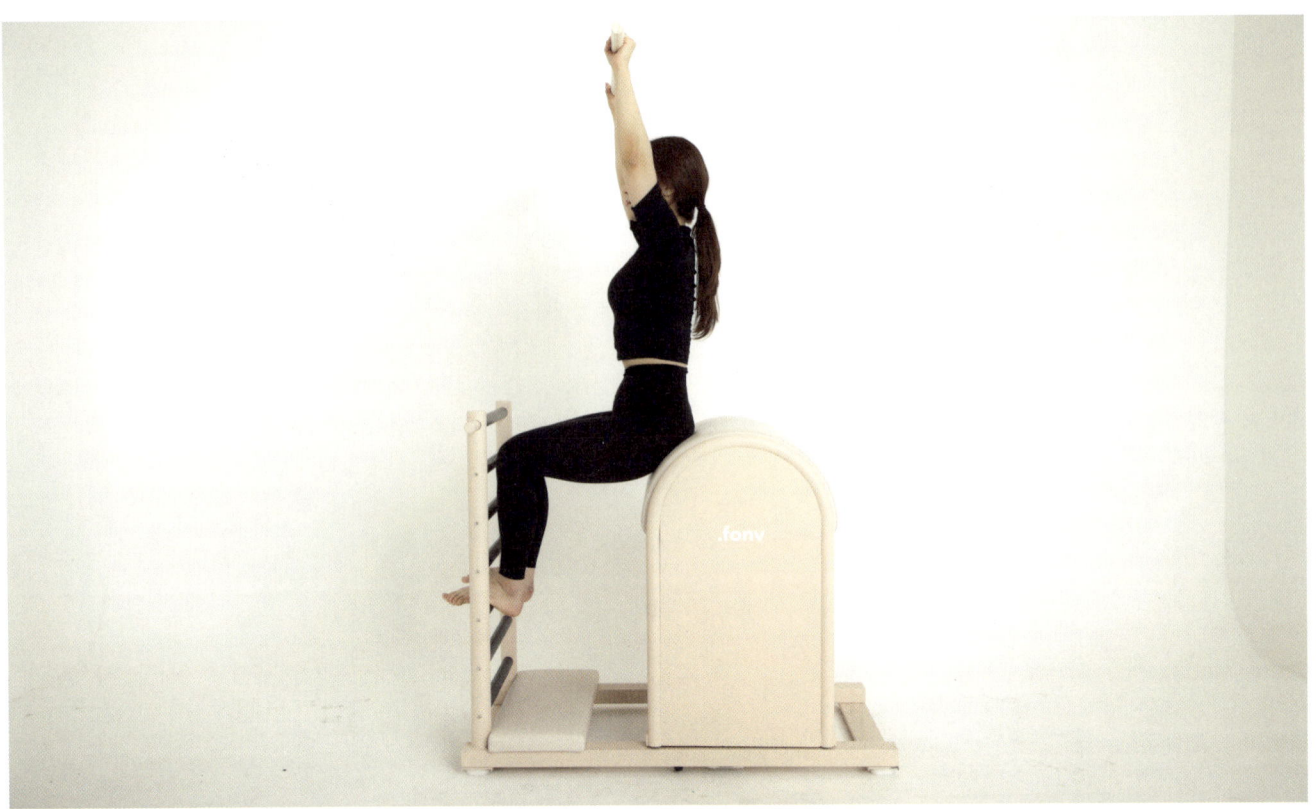

운동목적
난이도 중 / 10rep

파워하우스 강화 / 체간 굴곡근 강화 / 체간 회전 기능 향상 / 체간 안정화

배럴의 탑보다 아래쪽에 골반을 두고 앉아 무릎을 구부리고 발바닥을 래더에 올린다.
팔은 어깨 너비로 벌려 스틱을 잡고 견갑골을 안정화한다.

Modification+Variation
범위를 적게 진행한다.
Round 동작을 제외하고, Lean 동작만 진행한다.
팔을 낮추어 진행한다.
손을 머리 뒤, 앞에 놓고 진행한다.
손으로 파워써클, 볼, 탄력밴드를 잡고 진행한다.
호흡을 반대로 진행한다.

Teaching Tip
쇄골뼈는 넓게 유지한다.
흉곽이 아래로 가라앉거나 측굴이 일어나지 않도록 지도한다.
척추를 회전할 때 골반이 회전되지 않도록 강하게 고정한다.
Upper trapezius에 긴장이 생기지 않도록 견갑골의 안정화를 일관되게 유지한다.
기울이는 동안 경추와 머리가 척추와 일직선이 되도록 유지한다.

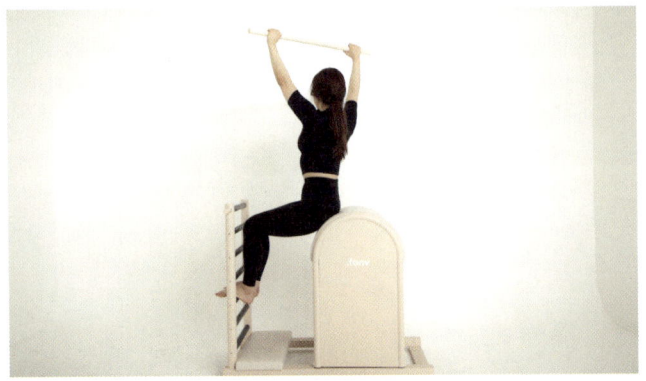

마시면서-골반을 중립으로 유지하면서 흉추를 한 쪽으로 회전한다.

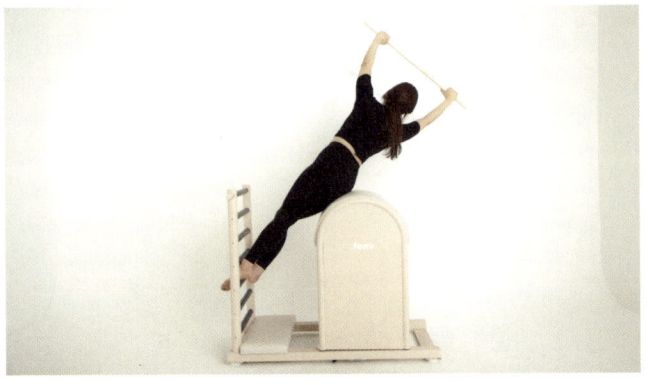

내쉬면서-반대쪽 엉덩이를 떼면서 무릎을 펴고 몸통의 양쪽이 동일하도록 척추를 길게 한다.

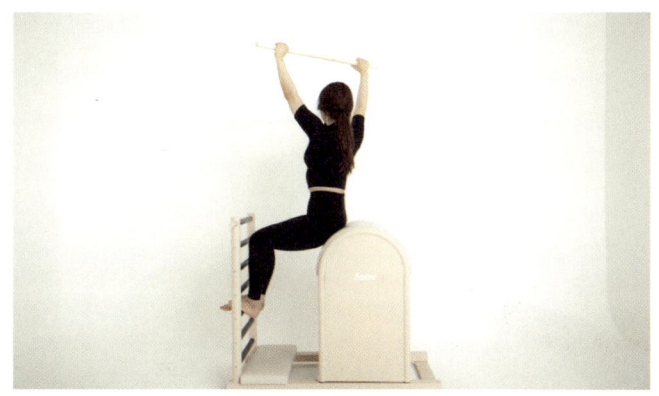 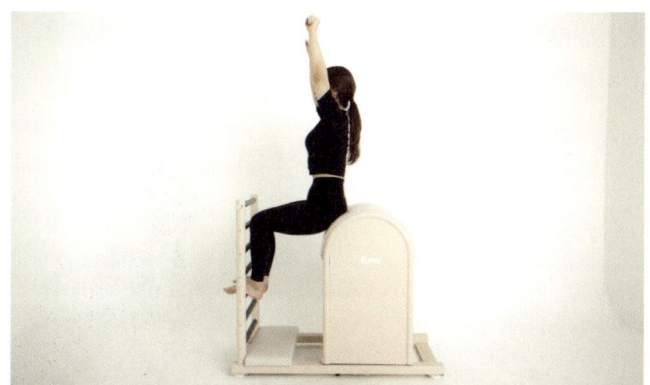

마시면서-척추의 회전을 유지하면서 양쪽 sit-bone이 배럴에 닿게 돌아오며 몸통의 양쪽을 길게 유지한다.

내쉬면서-처음자세로 돌아온다. (반대쪽도 진행)

타겟머슬

Trunk stabilizer
pelvic floor muscle (골반 기저근/골반 밑근)
deep spinal muscles (심부 척추 안정근/깊은 척추 안정근)
Abdominal muscle group (복부근육군)

Rotation
회전 방향과 같은 쪽의 internal oblique (내복사근/배속빗근)과
반대 쪽의 external oblique (외복사근/배바깥빗근)과
Multiifdus (다열근/뭇갈래근)의 단축성 수축. 돌아올 때 신장성 수축

Lengthening
Hip flexor muscles (고관절 굴곡근/엉덩관절 굽힘근)의 신장성 수축
Quadriceps femoris (대퇴 사두근/넙다리 네갈래근)
Hip extensor muscles (고관절 신전근/엉덩관절 폄근)의 단축성 수축
External oblique (외복사근/배바깥빗근)과
Internal oblique (내복사근/배속빗근),
Latissimus dorsi (광배근/넓은등근),
Quadratus lumborum (요방형근/허리네모근)의 등척성 수축

Scapula stabilizer (견갑골 안정화 근육)
Serratus Anterior (전거근/앞톱니근)
Lower trapezius (하부승모근/아래등세모근)

Image cue
카시트에 앉아서 뒤로 넘어간다고 상상합니다.
몸의 앞뒤가 박스 안에 갇혀있다는 느낌으로 움직입니다.

Spotting
척추를 유지할 수 있도록 등과 손을 터치한다.
범위를 가이드하기 위해서 등 위쪽에 손을 얹고 가이드한다.

주의사항
발이 래더에 안전히 끼어있는 것을 확인한다.

NOTE

sitting position

Leg series : Up & down

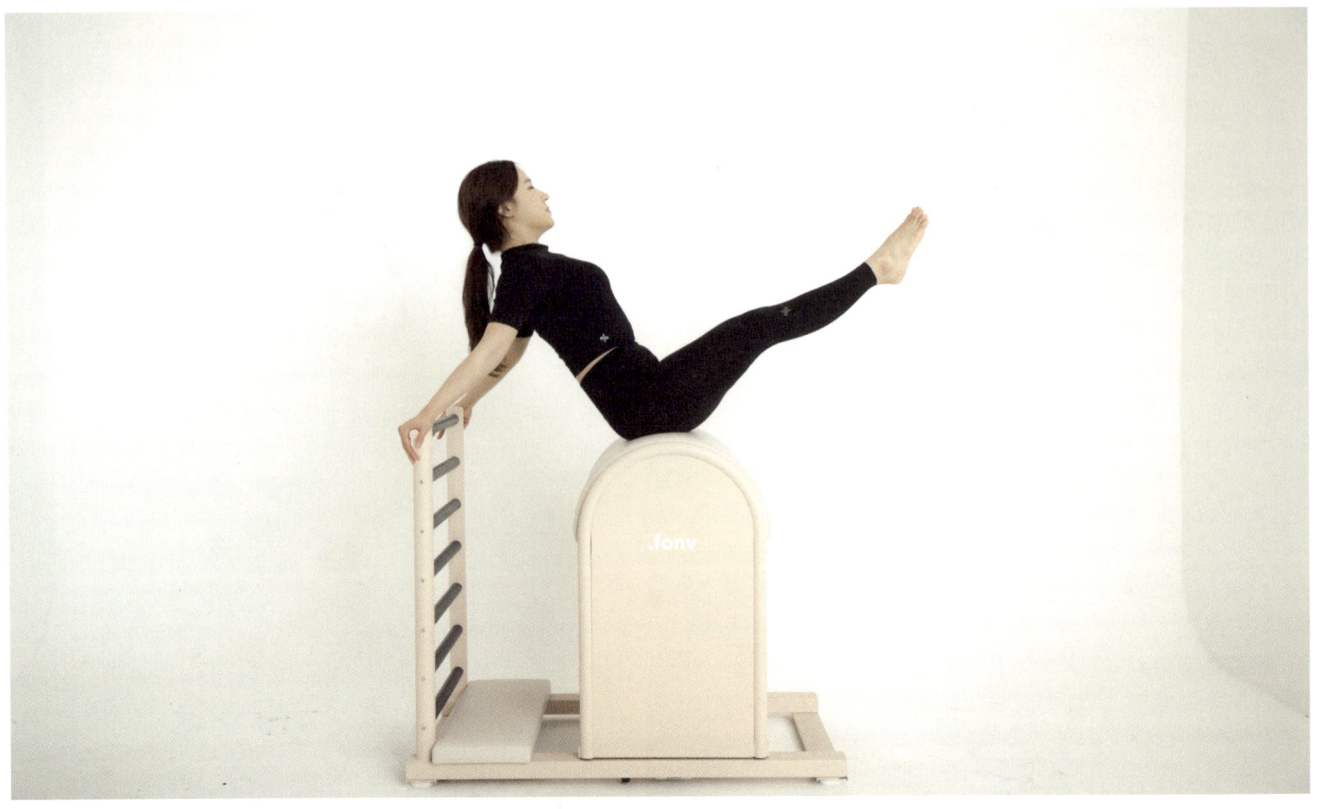

운동목적
난이도 중 / 10rep

고관절 기능 향상 / 고관절 굴곡근 강화 / 파워하우스 강화 / 고관절 내전근 강화 / 견갑골 안정화

래더의 양 끝을 손으로 잡고 배럴의 탑에 sit-bone 뒤쪽으로 체중을 두고 앉아 두 다리를 모아서 길게 뻗고 골반의 중립을 만든다.

Modification+Variation
다리를 외회전하여 진행한다.
무릎을 접고 진행한다.

Teaching Tip
견갑골의 안정화를 유지하여 진행한다.
고관절을 굴곡할 때 요추가 굴곡되지 않게 유지한다.
고관절의 굴곡과 신전에 집중한다.
목과 어깨의 과긴장을 피한다.
두 다리의 움직임 범위를 동일하도록 한다.
골반이 회전되거나 불안정하지 않도록 한다.

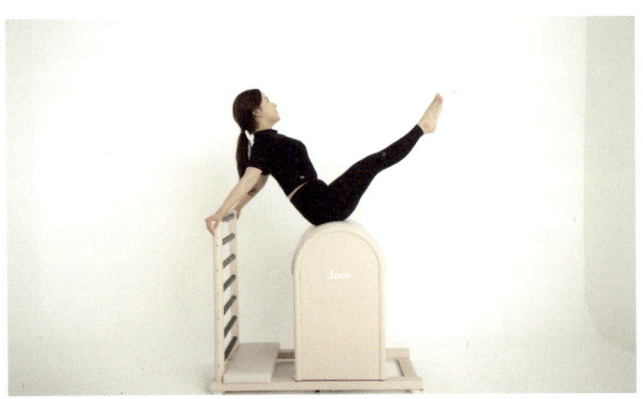

내쉬면서-척추와 골반의 중립을 유지하며 고관절을 굴곡한다.

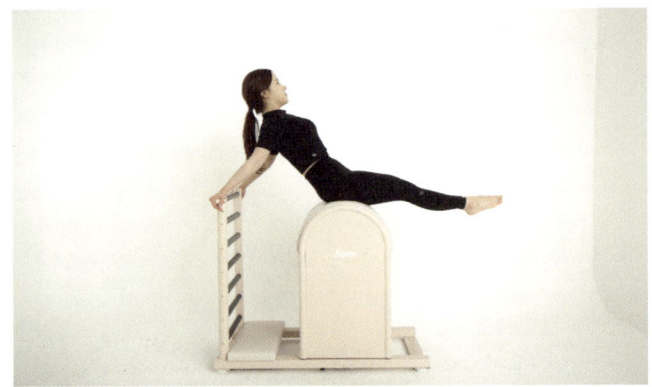

내쉬면서-척추와 골반의 중립을 유지하며 고관절을 신전한다.

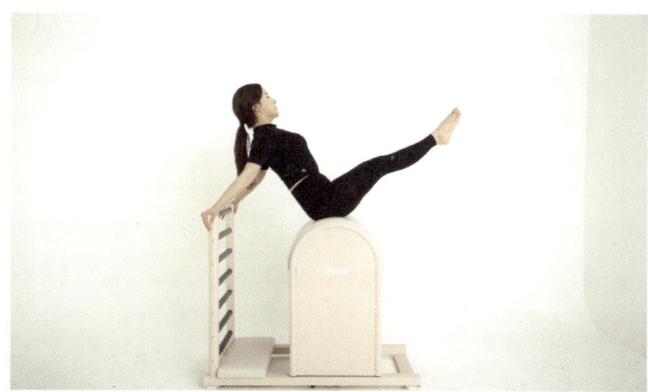

마시면서-척추와 골반의 중립을 유지하여 처음자세로 돌아온다. (호흡과 함께 반복한다)

타겟머슬

Trunk stabilizer
pelvic floor muscle (골반 기저근/골반 밑근)
deep spinal muscles (심부 척추 안정근/깊은 척추 안정근)
Abdominal muscle group (복부근육군)

hip flexor muscles (고관절 굴곡근/엉덩관절 굽힘근) 신장성 수축으로 다운
hip flexor muscles (고관절 굴곡근/엉덩관절 굽힘근) 단축성 수축으로 업
Hip adductor muscles (고관절 내전근/엉덩관절 모음근)의 등척성 수축으로 내전 유지

Scapula stabilizer (견갑골 안정화 근육)
Serratus Anterior (전거근/앞톱니근)
Lower trapezius (하부승모근/아래등세모근)

Image cue
두 다리가 계속적으로 길어진다는 느낌을 갖는다.

Spotting
발목을 살짝 잡아당겨 방향을 가이드한다.

주의사항
어깨와 요추의 문제를 주의한다.

NOTE

sitting position

Leg series : Hip circle

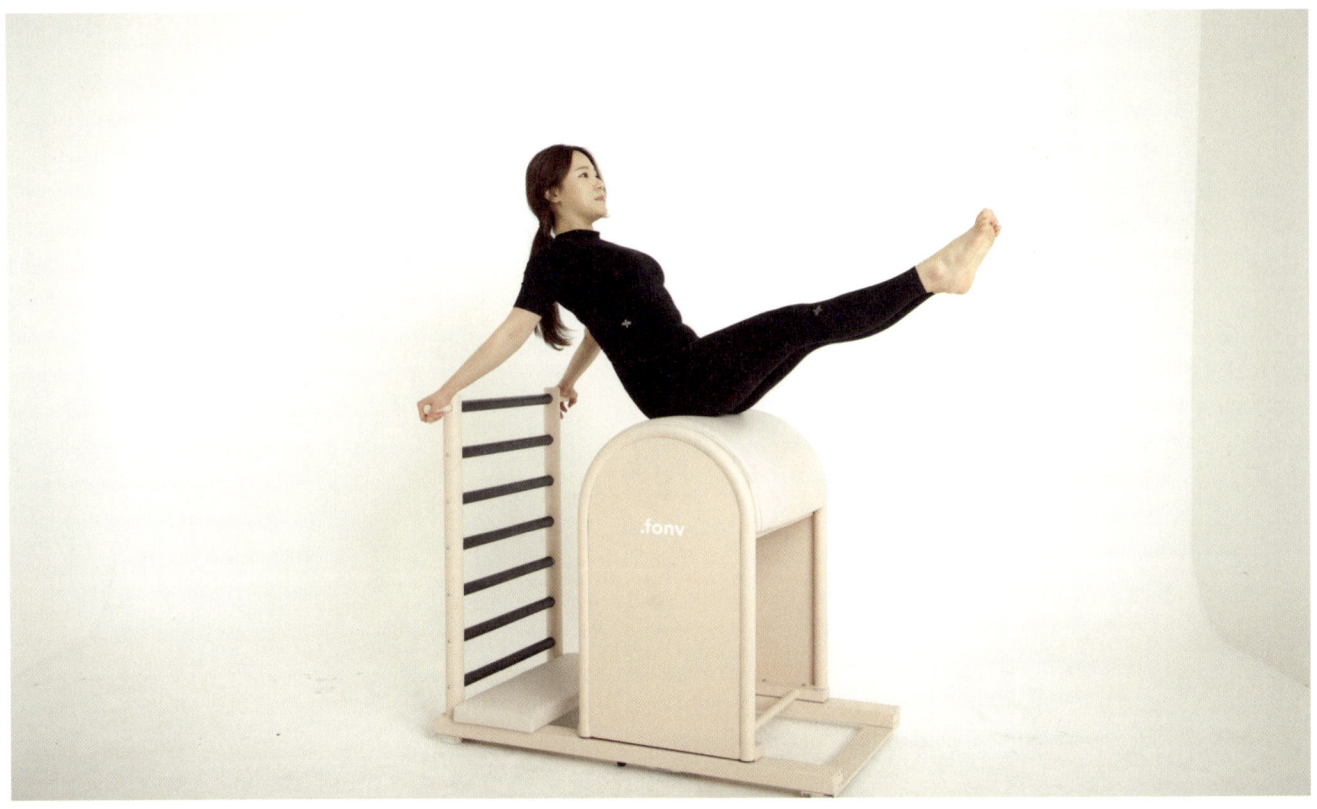

운동목적
난이도 중 / 10rep

고관절 기능 향상 / 고관절 굴곡근 강화 / 고관절 외전근 강화 / 파워 하우스 강화 / 고관절 내전근 강화 / 견갑골 안정화

래더의 양 끝을 손으로 잡고 배럴의 탑에 sit-bone 뒤쪽으로 체중을 두고 앉아 두 다리를 모아서 길게 뻗고 골반의 중립을 만든다.

Modification+Variation
무릎을 접고 진행한다.

Teaching Tip
동작을 하는 동안 복부 활성화를 통해 흉곽과 골반을 지속적으로 연결한다.
동작 내내 척추를 길게 늘리는 느낌을 유지한다.
고관절의 움직임을 인지하며 진행한다.
골반의 올바른 정렬을 유지한다.
Bar를 동일한 힘으로 잡아 유지한다.
요추의 신전을 방지하도록 복부를 연결한다.
견갑의 안정성을 유지하며 진행한다.
손목과 어깨에 무게가 실리지 않도록 한다.

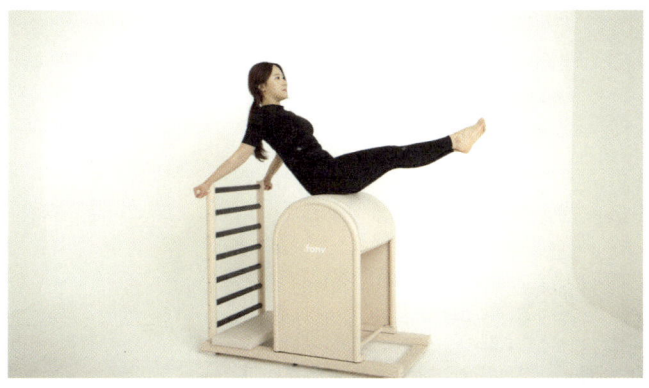
내쉬면서- 다리 길이가 달라지지 않게 하며 한 방향으로 원을 그린다.

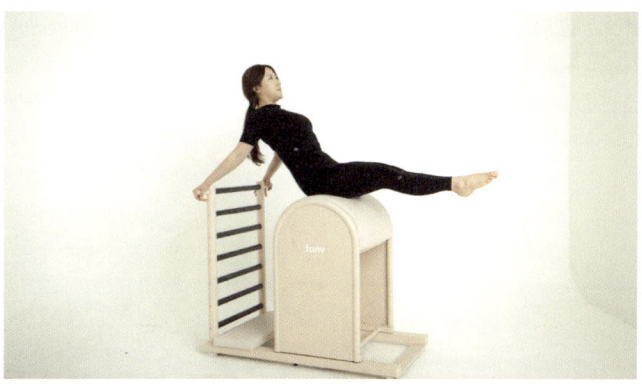
계속 내쉬면서-다리 길이가 달라지지 않게 하며 한 방향으로 원을 그린다.

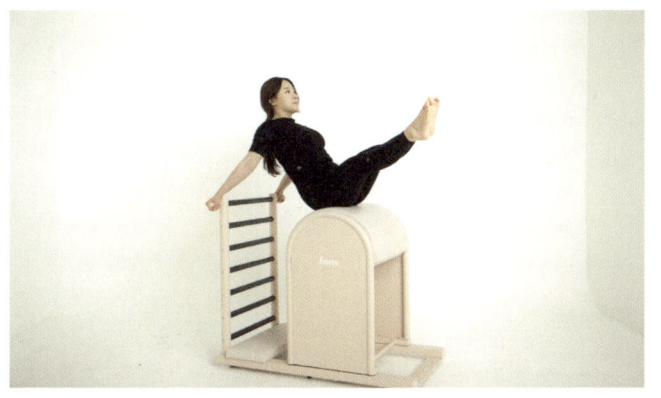
계속 내쉬면서-다리 길이가 달라지지 않게 하며 한 방향으로 원을 그린다.

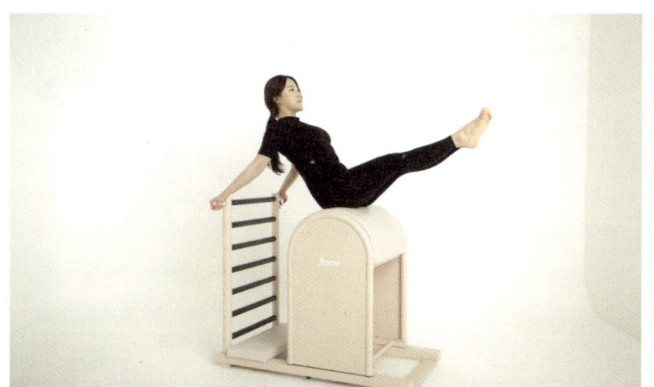
마시고 내쉬면서-처음자세로 돌아와 반대로도 진행한다.

타겟머슬

Trunk stabilizer
pelvic floor muscle (골반 기저근/골반 밑근)
deep spinal muscles (심부 척추 안정근/깊은 척추 안정근)
Abdominal muscle group (복부근육군)

hip flexor muscles (고관절 굴곡근/엉덩관절 굽힘근)의 신장성 수축으로 다운
hip flexor muscles (고관절 굴곡근/엉덩관절 굽힘근)의 단축성 수축으로 업
Hip adductor muscles (고관절 내전근/엉덩관절 모음근)의 등척성 수축으로 내전 유지
진행 방향과 같은 쪽 다리의 hip abductor muscles (고관절 내전근/엉덩관절 모음근)의 단축성 수축

Scapula stabilizer (견갑골 안정화 근육)
Serratus Anterior (전거근/앞톱니근)
Lower trapezius (하부승모근/아래등세모근)

Image cue
단단한 나무처럼 몸통을 고정하며 진행합니다.

Spotting
어깨가 올라가지 않도록 견갑안정화 큐잉을 순다.
Bar를 잡고 가이드 라인을 제시한다.
Bar를 잡고 균형을 맞춰 준다.

주의사항
손목, 어깨의 통증을 주의한다.

sitting position

Side bend

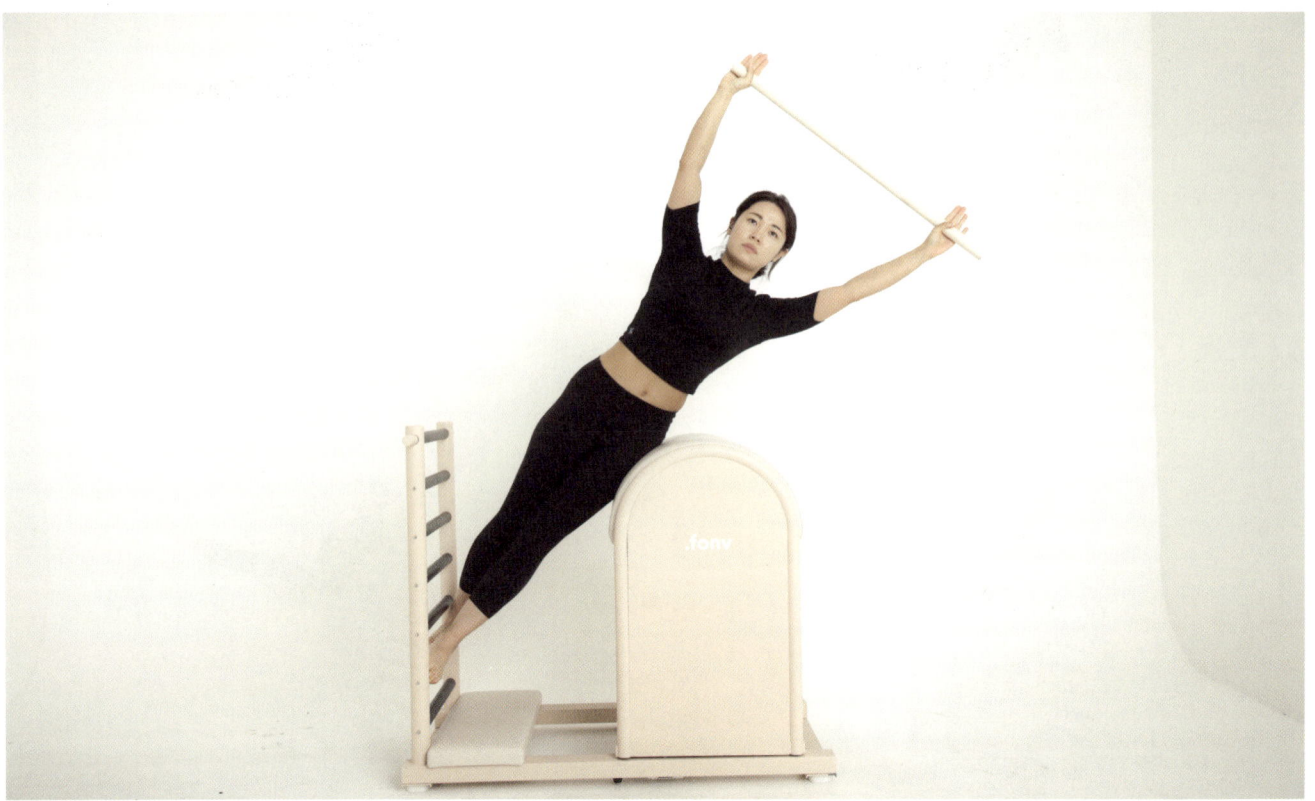

운동목적
난이도 중 / 10rep

체간 측면 굴곡근 스트레칭, 강화 / 견갑골 안정화 / 파워하우스 강화

골반과 척추를 중립으로 두고 다리를 뻗어 하나의 긴 라인을 만든다.
측면으로 서서 힙의 바깥쪽을 배럴에 대고 위쪽 다리는 뒤에 아래쪽 다리는 앞에 놓는다.

Modification+Variation
중심다리의 발을 맨 아래의 막대에 놓거나 다리를 평행하게 붙이고 선다.
스틱 없이 두 팔을 머리 위에 들어 진행한다.
아래팔은 몸통을 감싸고, 위쪽 팔만 들어 진행한다.
손등을 이마에 대고 진행한다.

Teaching Tip
내전근의 수축으로 골반의 안정성을 유지한다.
견갑골의 안정성을 유지한다.
체간의 외측 굴곡을 고르게 할 수 있도록 경추 보상에 주의한다.
양 쪽 옆구리가 동시에 늘어나도록 척추를 곧게 세운다.

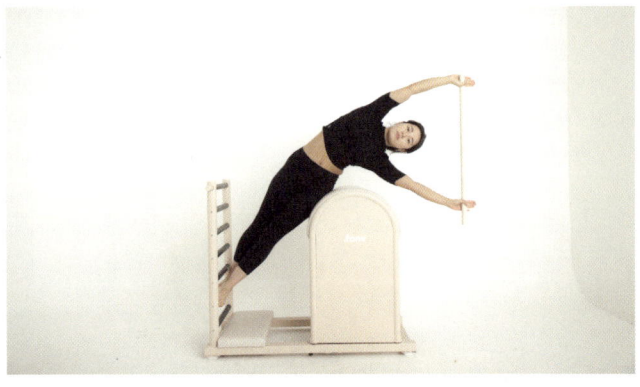

마시고 내쉬면서-척추를 길게 늘리며 배럴 쪽으로 later flexion 한다

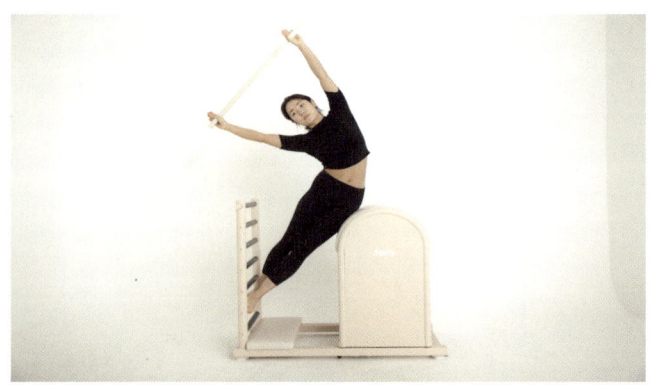

마시고 내쉬면서 -척추를 래더쪽으로 lateral flexion으로 강한 수축을 한다

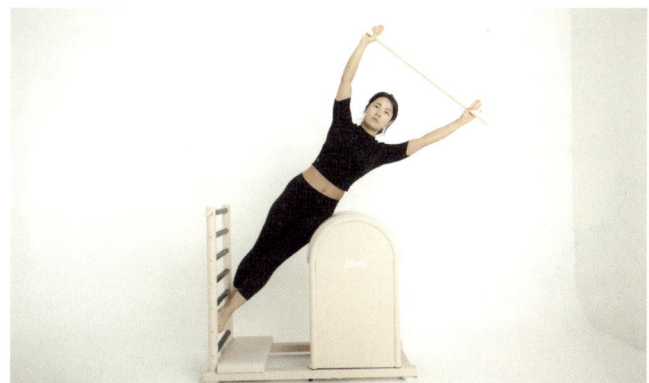

계속 내쉬면서-처음자세로 돌아온다

타겟머슬

Trunk stabilizer
Pelvic floor muscle (골반 기저근/골반 밑근)
Deep spinal muscles (심부 척추 안정근/깊은 척추 안정근)
Abdominal muscle group (복부근육군)

진행 방향과 반대 쪽의
external oblique (외복사근/배바깥빗근)과
Internal oblique (내복사근/배속빗근)
Latissimus dorsi (광배근/넓은 등근)
Quadratus lumborum (요방형근/허리 네모근)의 신장성 수축

진행 방향과 같은 쪽의
external oblique (외복사근/배바깥빗근)과
Internal oblique (내복사근/배속빗근)
Latissimus dorsi (광배근/넓은 등근)
Quadratus lumborum (요방형근/허리 네모근)의 단축성 수축으로 측면 굴곡

Scapula stabilizer (견갑골 안정화 근육)
Serratus Anterior (전거근/앞톱니근)
Low trapezius (하부 승모근/아래 등세모근)

Image cue
척추를 활처럼 휘어 옆구리를 수축하세요.

Spotting
한 손은 위쪽 다리에 두어 힙의 서포트와 안정을 돕고, 다른 한 손은 가운데 등에 움직임을 가이드 한다.

주의사항
힙, 무릎, 어깨의 문제를 주의한다.

NOTE

sitting position

Obliques with flexion

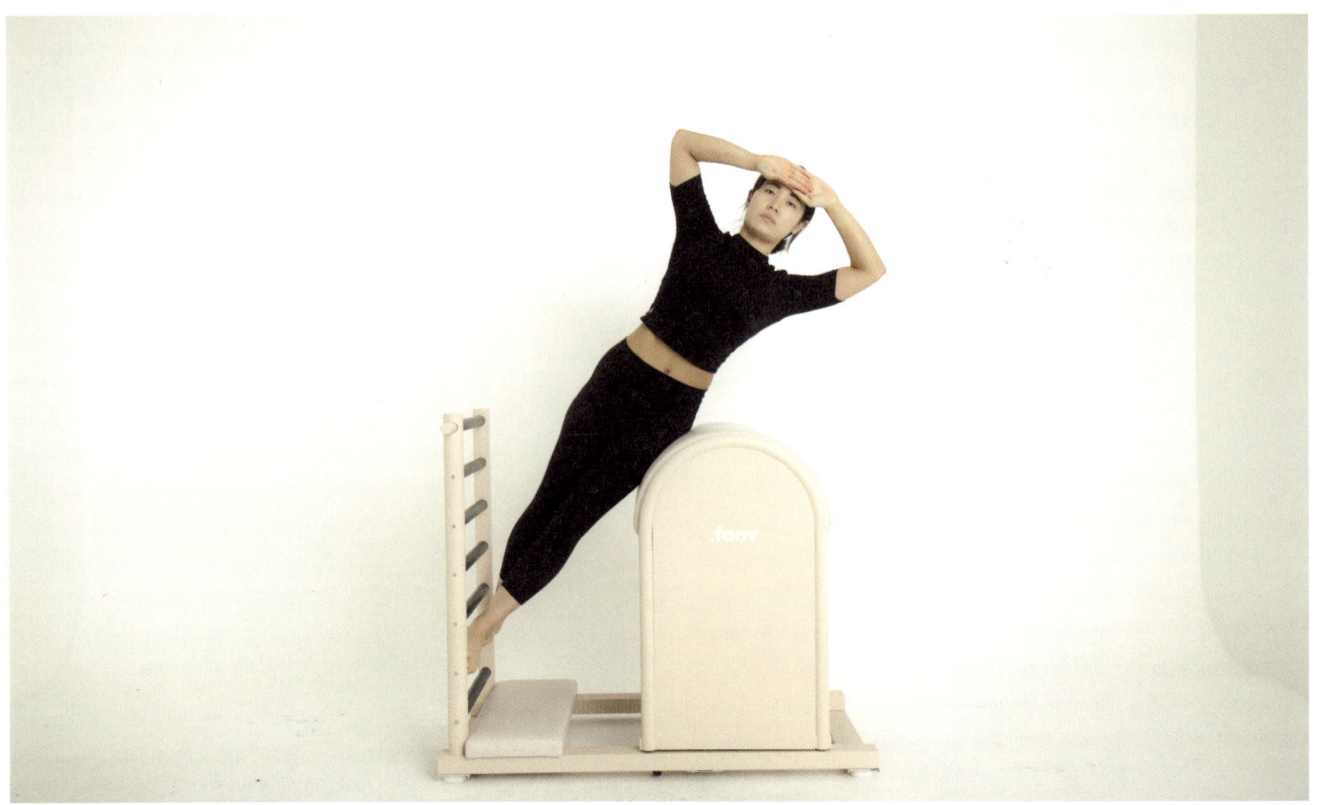

운동목적
난이도 상 / 5rep

파워하우스 강화 / 체간 회전 기능 향상 / 체간 굴곡근 강화 / 하지 안정성 향상

측면으로 서서 힙의 바깥쪽을 배럴에 대고 아래쪽 다리는 앞에, 위쪽 다리는 뒤에 놓는다.
양 팔을 구부려서 손등을 이마에 둔다.

Modification+Variation
머리 뒤에 손을 두고 진행한다.

Teaching Tip
척추의 분절과 회전 시 안정성을 유지하며 시선을 리드하며 움직인다.
골반의 안정성을 유지한다.
견갑골의 안정성을 유지한다.
회전이 어깨가 아닌 척추에서 일어나도록 한다.
시작자세를 정확히 잡은 후 동작을 시작한다.

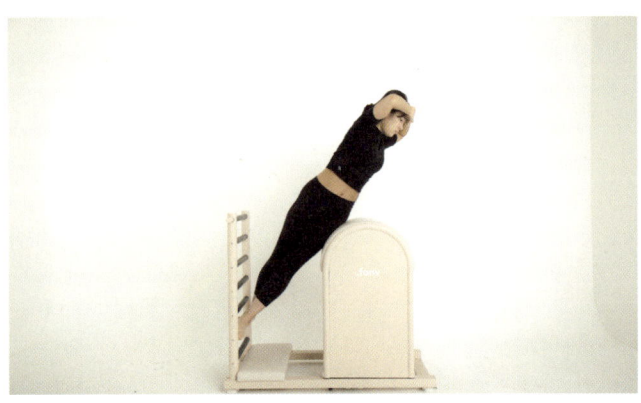

마시면서 - 배럴을 향해 흉추 상부를 rotation 한다.

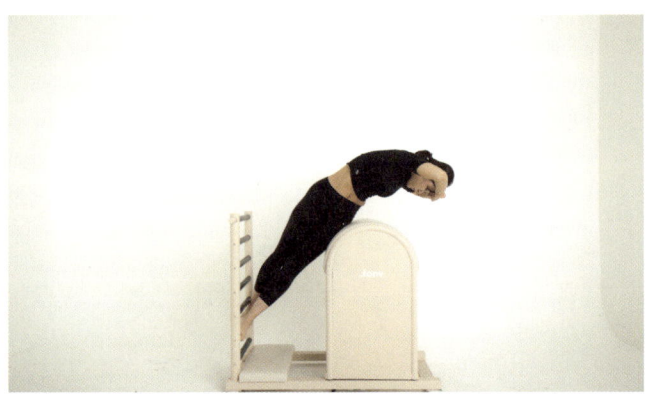

내쉬면서 - 회전을 유지하고 배럴을 향해 흉추를 flexion한다.

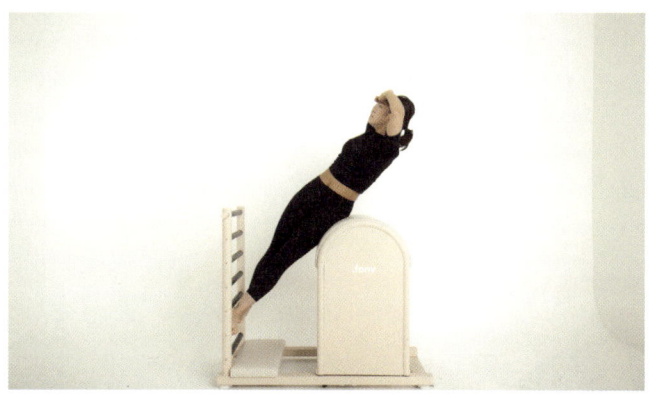
마시고 내쉬면서 래더 방향으로 rotation을 하고 골반의 안정화를 유지한다.

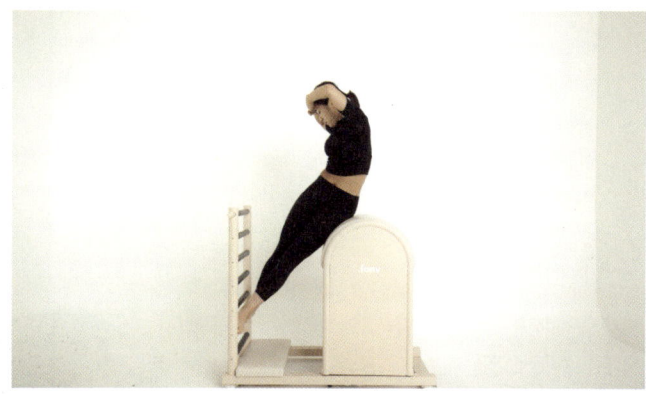
마시고 내쉬면서 - rotation을 유지하고 래더를 향해 흉추를 flexion한다.

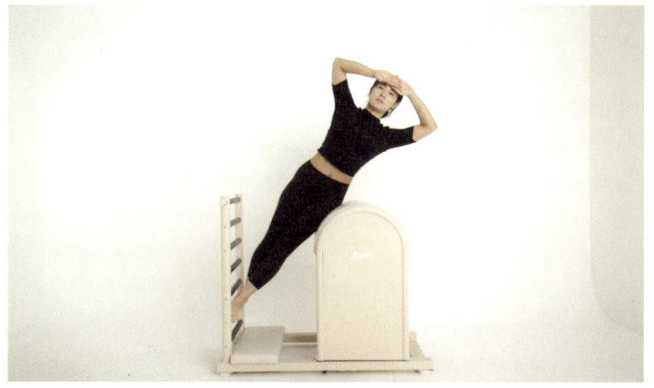
계속 내쉬면서 - 처음자세로 돌아온다.

타겟머슬

Trunk stabilizer
pelvic floor muscle (골반 기저근/골반 밑근)
deep spinal muscles (심부 척추 안정근/깊은 척추 안정근)
Abdominal muscle group (복부근육군)

Rotation
회전 방향과 같은 쪽의
internal oblique (내복사근/배속빗근)과
반대 쪽의 external oblique (외복사근/배바깥빗근)과
Multifidus (다열근/뭇갈래근)의 단축성 수축, 돌아올 때 신장성 수축

Abdominal muscle group (복부근육군)의 단축성 수축으로 척추 굴곡
Erector spinal (척추 기립근/척추 세움근)의 단축성 수축으로 척추 신전

Scapula stabilizer (견갑골 안정화 근육)
Serratus Anterior (전거근/앞톱니근)
Low trapezius (하부 승모근/아래 등세모근)

Image cue
흉추를 꽈배기처럼 회전합니다.
척추를 치즈처럼 위로 길게 늘리며 올라오세요.

Spotting
골반을 잡아 체간의 안정성을 돕는다.

주의사항
척추 질환을 주의한다.

sitting position

Side stretch

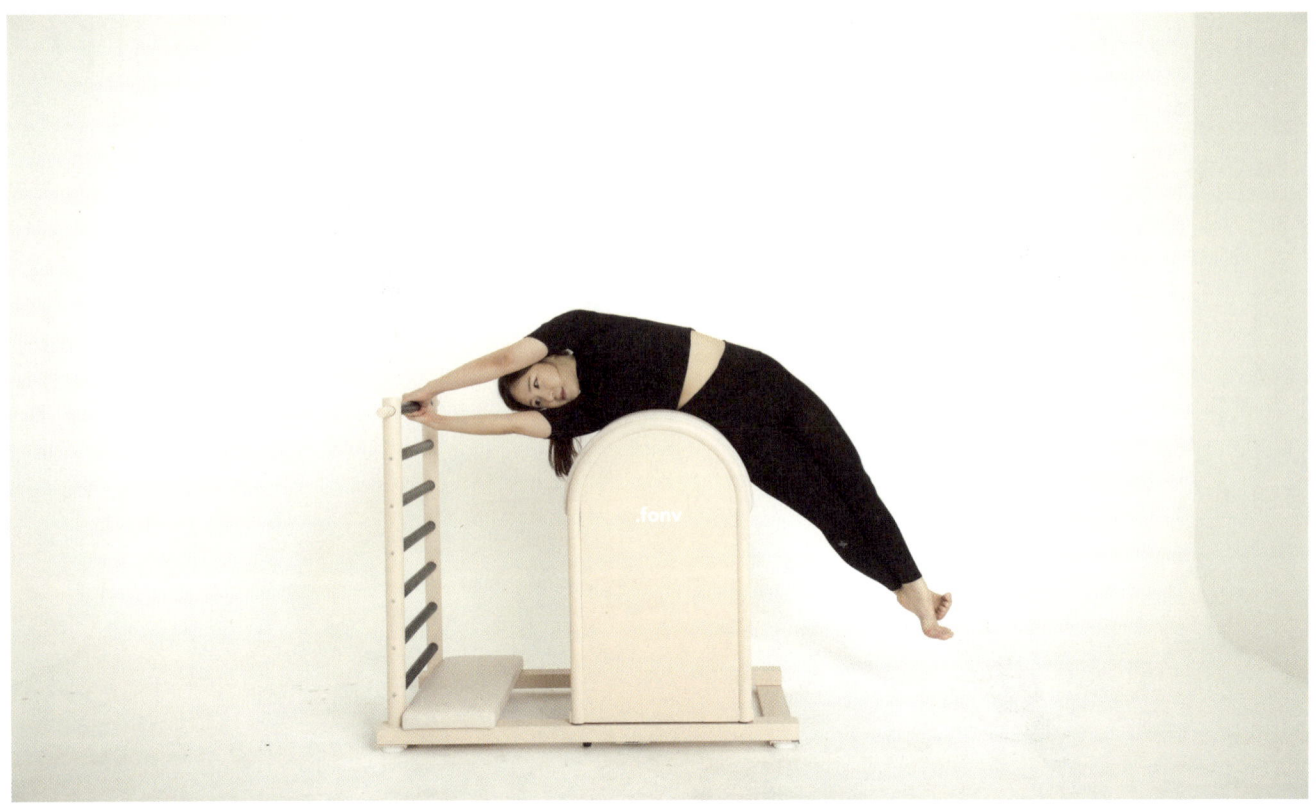

운동목적
난이도 하 / 10rep

체간 측면 굴곡근 스트레칭 / 고관절 외전근 스트레칭 / 견갑골 안정화

래더를 두손으로 잡고 배럴 위에 side lying 포지션으로 두 다리를 모아 아래로 늘어뜨려
준비한다.

Modification+Variation
체형에 맞게 래더의 높낮이를 조절한다.
상체와 하체를 앞뒤로 크로스하여 스트레칭하며
측면근육을 더욱 골고루 늘린다.

Teaching Tip
목과 어깨에 긴장이 가지 않도록 호흡으로 끌어내리도록 한다.
몸통과 견갑의 안정성을 유지한다.
동작시 머리나 목에 과한 힘을 주지 않도록 올바른 호흡을
유도한다.

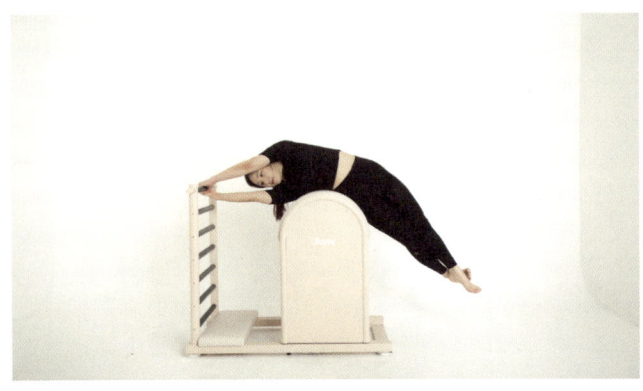

마시고 내쉬면서-마지막 반복에서 아래쪽 다리를 위의 다리로 교
차하여 더 깊은 스트레칭을 위해 아래로 끌어 내린다

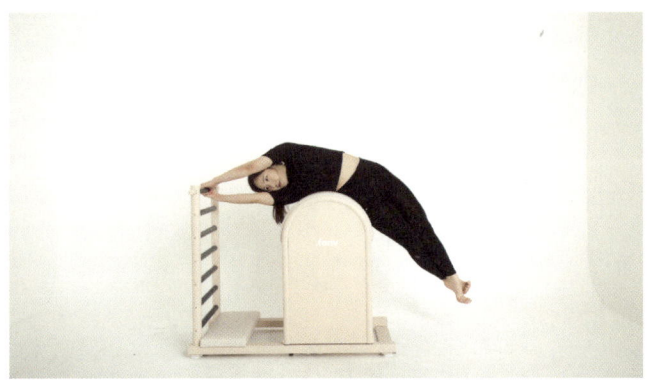

마시면서-처음자세로 돌아온다 (반대쪽도 진행한다)

타겟머슬

Trunk stabilizer
Pelvic floor muscle (골반 기저근/골반 밑근)
Deep spinal muscles (심부 척추 안정근/깊은 척추 안정근)
Abdominal muscle group (복부근육군)

Stretch muscles
위를 향하는 External oblique (외복사근/배바깥빗근)과
Internal oblique (내복사근/배속빗근)
Latissimus dorsi (광배근/넓은등근)
Quadratus lumborum (요방형근/허리네모근)
Scapula stabilizer (견갑골 안정화 근육)
Serratus Anterior (전거근/앞톱니근)
Lower trapezius (하부승모근/아래등세모근)

Image cue
인어공주처럼 헤엄친다 상상합니다.

Spotting
한 손은 광배, 한 손은 골반 측면을 잡고 살짝 밀어주며 깊은 스트레칭을 돕는다.

주의사항
허리, 어깨의 통증을 주의한다.

NOTE

Side lying position

leg lift series : up & down

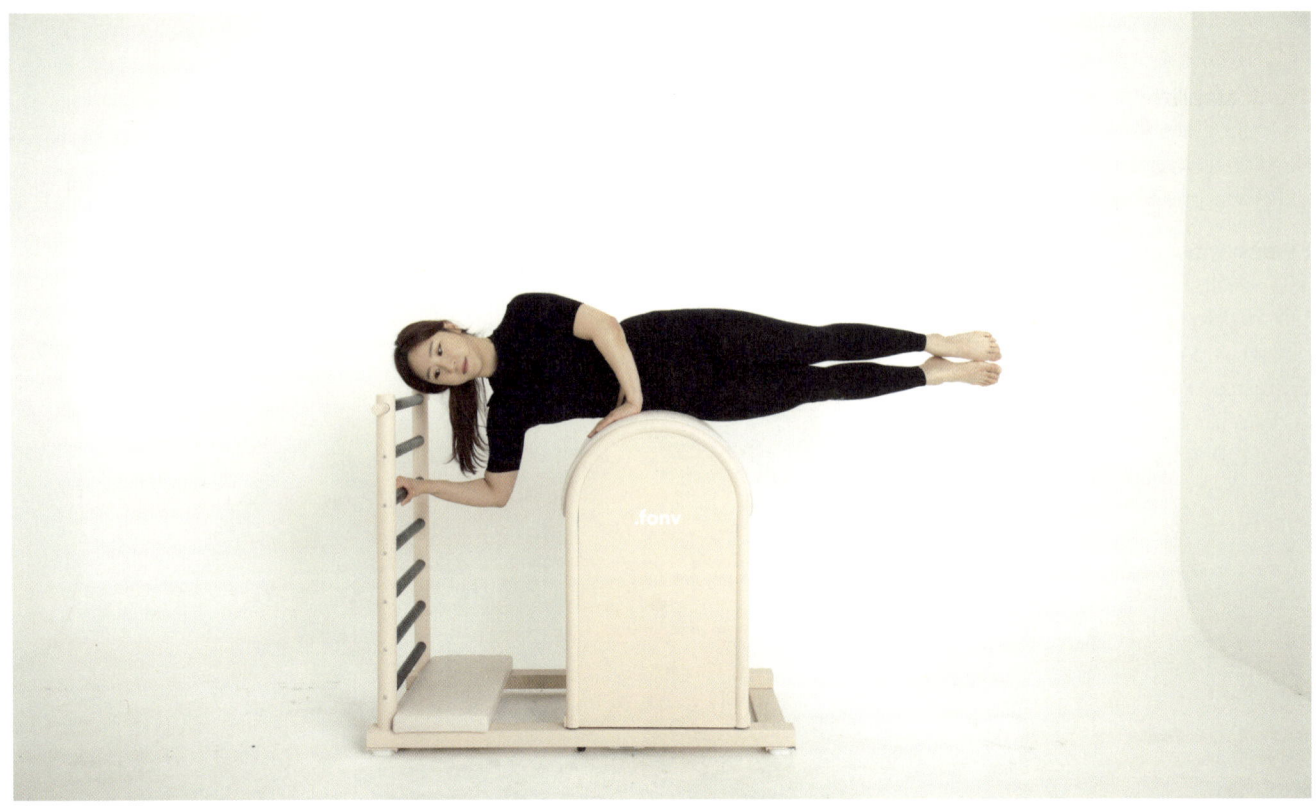

운동목적
체간 안정화 / 파워하우스 강화 / 견갑골 안정화 / 고관절 외전근 강화

난이도 중 / 10rep

머리가 래더를 향하도록 side lying 포지션으로 팔꿈치가 직각이 되는 높이의 래더를 잡고 준비한다.
배럴의 탑에 골반의 옆면이 오도록하고 두다리를 모아 길게 뻗는다.

Modification+Variation
속도를 조절한다.
위쪽 다리의 무릎을 접고 진행한다.
다리를 외회전하여 진행한다.
위쪽 팔을 차렷하고 진행한다.
스타카토 호흡으로 진행한다.

Teaching Tip
요추가 신전되지 않도록 복근의 연결을 유지한다.
견갑골의 안정화를 유지한다.
골반이 옆으로 기울어지지 않도록 한다.
동작 내내 다리를 평행하게 유지한다.
흉곽이 바닥으로 가라앉지 않도록 몸통을 길게 유지한다.

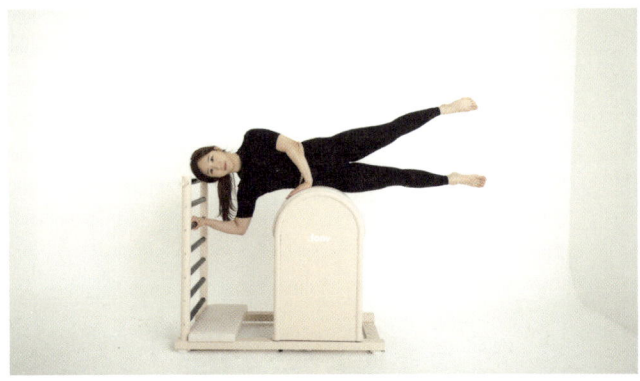

내쉬면서-아래쪽 다리는 지면과 평행하게 유지하고 위쪽 다리는 골반의 중립을 유지하며 최대한 위로 들어올린다

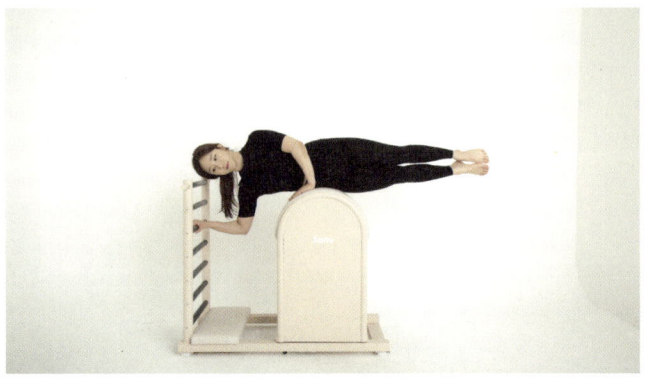

마시면서-척추와 골반을 유지하며 처음자세로 돌아온다 (반대방향도 진행한다)

타겟머슬

Trunk stabilizer
Pelvic floor muscle (골반 기저근/골반 밑근)
Deep spinal muscles (심부 척추 안정근/깊은 척추 안정근)
Abdominal muscle group (복부근육군)

위를 향하는
External oblique (외복사근/배바깥빗근)과
Internal oblique (내복사근/배속빗근)
Latissimus dorsi (광배근/넓은등근)
Quadratus lumborum (요방형근/허리네모근)의 등척성 수축
Hip abductor muscles (고관절 외전근/엉덩관절 벌림근)의 단축성 수축으로 업
Hip abductor muscles (고관절 외전근/엉덩관절 벌림근)의 신장성 수축으로 다운

Scapula stabilizer (견갑골 안정화 근육)
Serratus Anterior (전거근/앞톱니근)
Lower trapezius (하부승모근/아래등세모근)

Image cue
정수리와 꼬리뼈가 서로 멀어지도록 하세요.
등 뒤에 벽이 있다고 상상하세요.
무지개를 그린다고 상상하세요.

Spotting
다리를 내릴 때 길게 당긴다.

주의사항
인공 고관절 수술을 한 경우 주의한다.

NOTE

Side lying position

One arm press

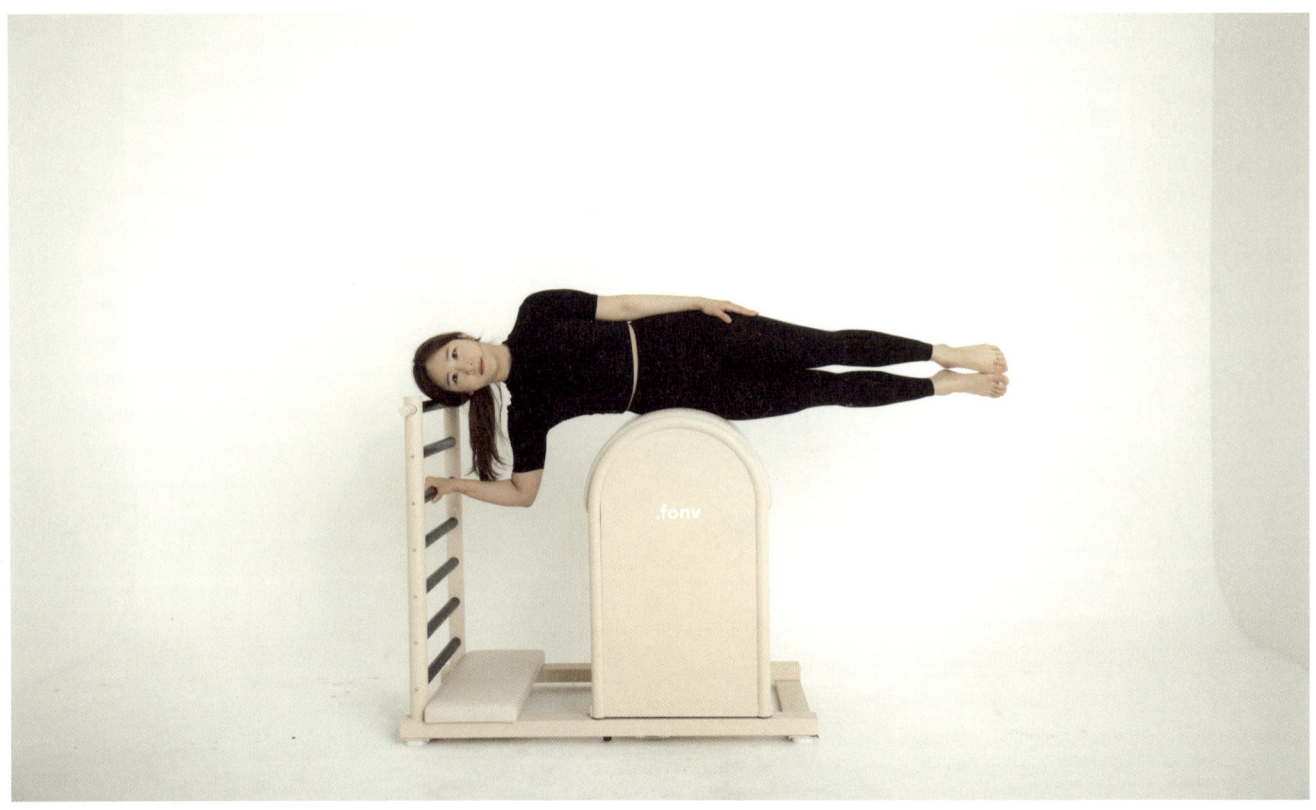

운동목적
난이도 중 / 10rep

파워하우스 강화 / 체간 안정화 / 견갑골 안정화 / 상완 삼두근 강화

머리가 래더를 향하도록 side lying 포지션으로 팔꿈치가 직각이 되는 높이의 래더를 잡고 준비한다
배럴의 탑에 골반의 옆면이 오도록하고 두다리를 모아 길게 뻗는다

Modification+Variation
무릎을 접고 진행한다.
범위를 적게 진행한다.

Teaching Tip
척추가 측굴 시 고관절이 굴곡되지 않도록 주의한다.
척추의 굴곡이나 신전이 아닌 정확한 측굴을 하도록 한다.
요추의 신전을 방지하도록 복근의 수축을 유지하며 진행한다.
다리를 평행하게 유지하여 진행한다.
목과 어깨의 긴장이 없도록 한다.
척추의 측굴 시 하체가 내려가지 않도록 유지한다.

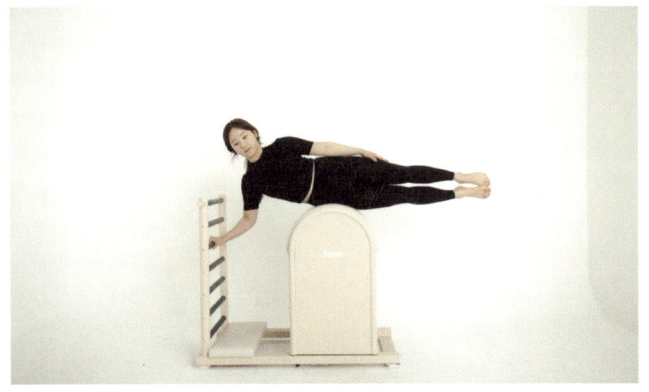

내쉬면서 - 래더를 밀어내며 팔을 펴서 척추를 lateral flexion한다.

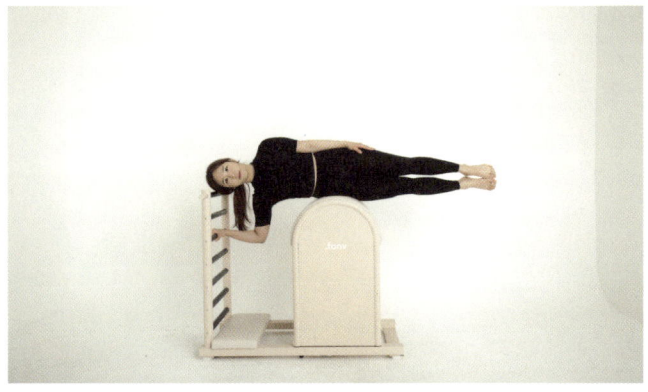

마시면서 - 래더쪽 팔을 굽히며 척추를 중립으로 만들어 처음자세로 돌아온다.

타겟머슬

Trunk stabilizer
Pelvic floor muscle (골반 기저근/골반 밑근)
Deep spinal muscles (심부 척추 안정근/깊은 척추 안정근)
Abdominal muscle group (복부근육군)

위를 향하는
External oblique (외복사근/배바깥빗근)과
Internal oblique (내복사근/배속빗근)
Latissimus dorsi (광배근/넓은등근)
Quadratus lumborum (요방형근/허리네모근)의 등척성 수축
Triceps brachii (상완삼두근/위팔세갈래근)의 단축성 수축

Scapula stabilizer (견갑골 안정화 근육)
Serratus Anterior (전거근/앞톱니근)
Lower trapezius (하부승모근/아래등세모근)

Image cue
머리 끝 정수리부터 발끝까지 에너지가 뻗어나가는 것을 유지합니다.

Spotting
골반을 잡아 균형을 잃지 않게 돕는다.

주의사항
인공 고관절 수술을 한 경우 주의한다.

NOTE

Prone position (head to barrel)

Prone rotation

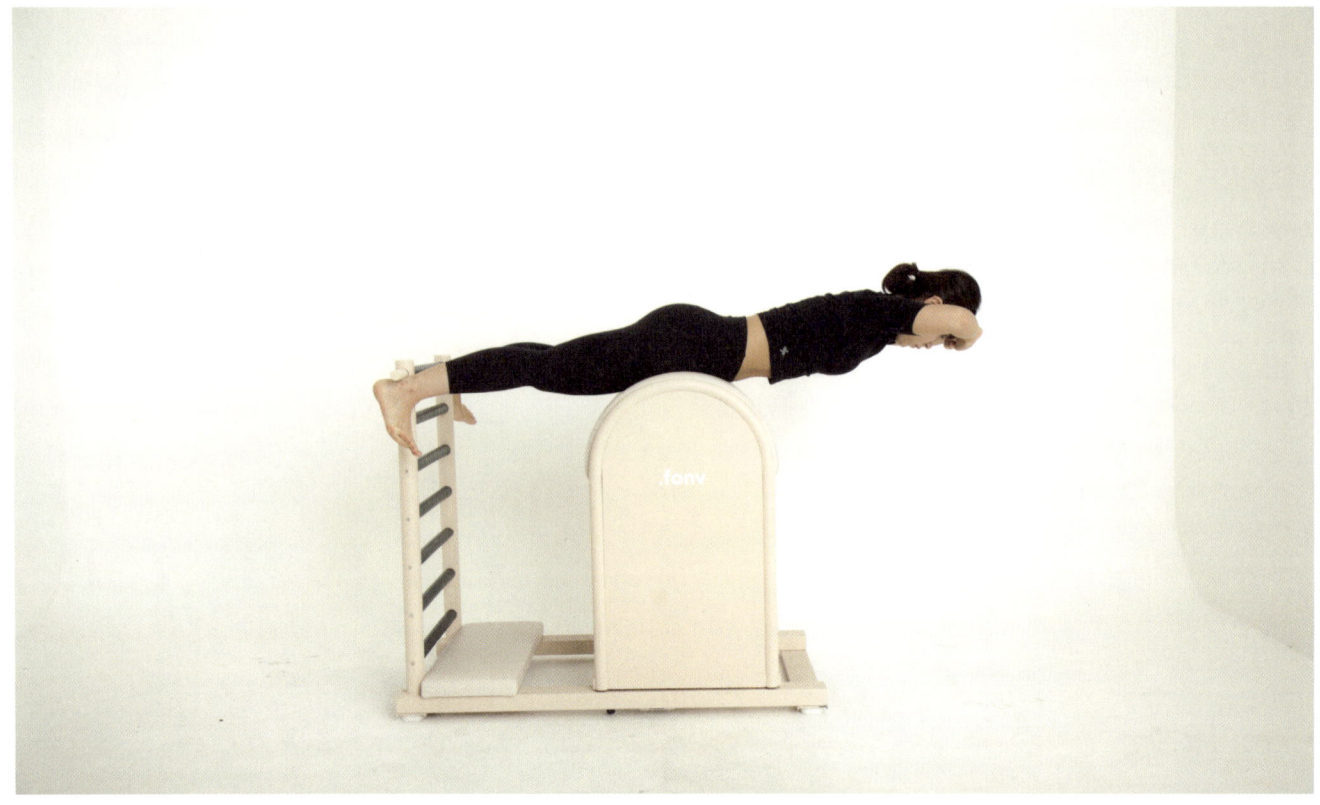

운동목적
난이도 중 / 8 –10rep

파워하우스 강화 / 체간 회전 기능 향상 / 체간 신전근 강화 / 하지 안정성 향상

배럴의 탑에 골반을 놓고 Prone 포지션으로 엎드린다.
두 다리는 곧게 펴서 핸들 아래에 발을 걸어 고정한다.
두 팔을 구부려 이마 앞에 손등을 둔다.

Modification+Variation
팔을 뻗어내서 진행한다.
상체를 신전한다.

Teaching Tip
척추부터 발끝까지 일직선이 유지되도록 유지한다.
몸통이 회전할 때 골반을 배럴에 단단히 고정한다.
회전 시, 척추의 굴곡이나 신전 없이 척추 정렬의 중립을 유지한다.
견갑골을 안정화하여 진행한다.
과도한 회전을 피하고 경추부터 척추를 일정하게 회전한다.
회전할 때 갈비뼈를 호흡으로 안정화하여 진행한다.

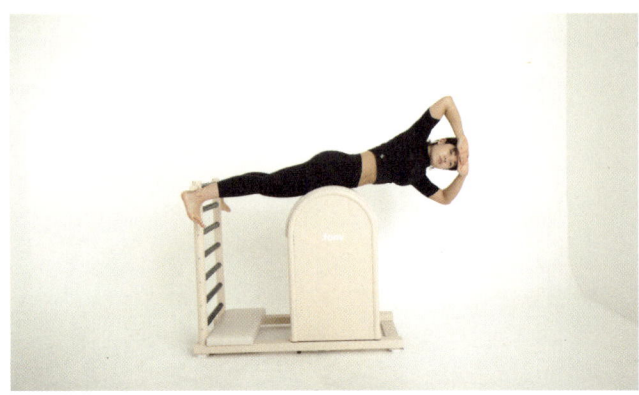

마시고 내쉬면서-골반의 안정성을 유지하면서 흉추를 회전하여 가슴을 열어준다.

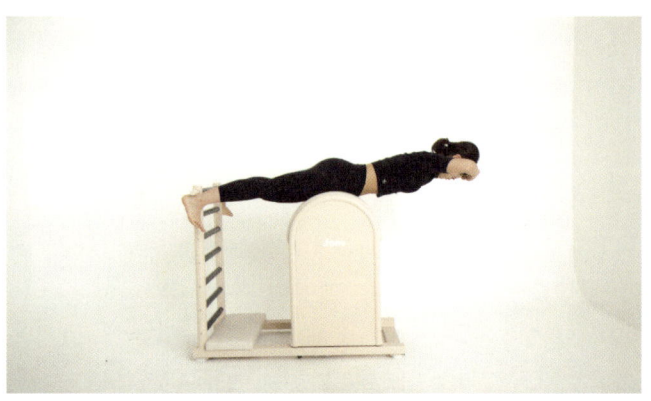

마시면서-척추와 골반의 중립을 유지하여 돌아온다.

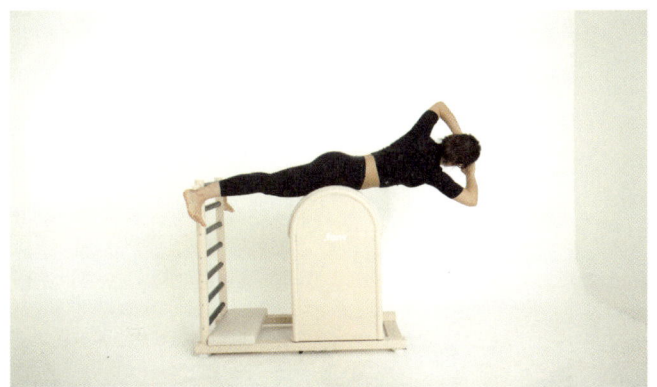
내쉬면서-척추와 골반의 중립을 유지하여 반대로 회전한다.

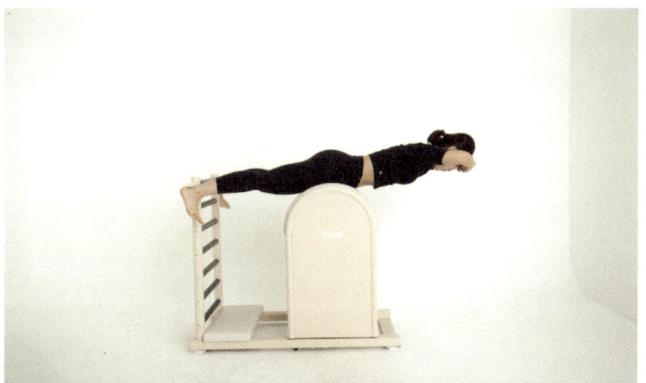
마시면서-처음자세로 돌아온다.

타겟머슬

Trunk stabilizer
pelvic floor muscle (골반 기저근/골반 밑근)
deep spinal muscles (심부 척추 안정근/깊은 척추 안정근)
Abdominal muscle group (복부근육군)

Rotation
회전 방향과 같은 쪽의
internal oblique (내복사근/배속빗근)과
반대쪽의 external oblique (외복사근/배바깥빗근) 과
Multifidus (다열근/뭇갈래근)의 단축성 수축, 돌아올 때 신장성 수축
Erector spinae (척추 기립근/척추 세움근)과
Hip extensor muscles (고관절 신전근/엉덩관절 폄근)의 등척성 수축으로중립을 유지

Scapula stabilizer (견갑골 안정화 근육)
Serratus Anterior (전거근/앞톱니근)
Lower trapezius (하부승모근/아래등세모근)

Image cue
다리가 석고처럼 굳어져서 변하지 않도록 유지하세요.
회오리처럼 척추를 회전하며 길어지게 하세요.
바닥 아래까지 꿰뚫어 보세요 (시선큐잉).

Spotting
골반의 중립을 돕는다.
한 손은 양쪽 갈비뼈가 튀어나오지 않도록 돕는다.

주의사항
경추의 문제를 주의한다.
요추의 과신전과 척추기립근의 과활성화를 주의한다.

NOTE

Prone position (head to barrel)

Slow swan

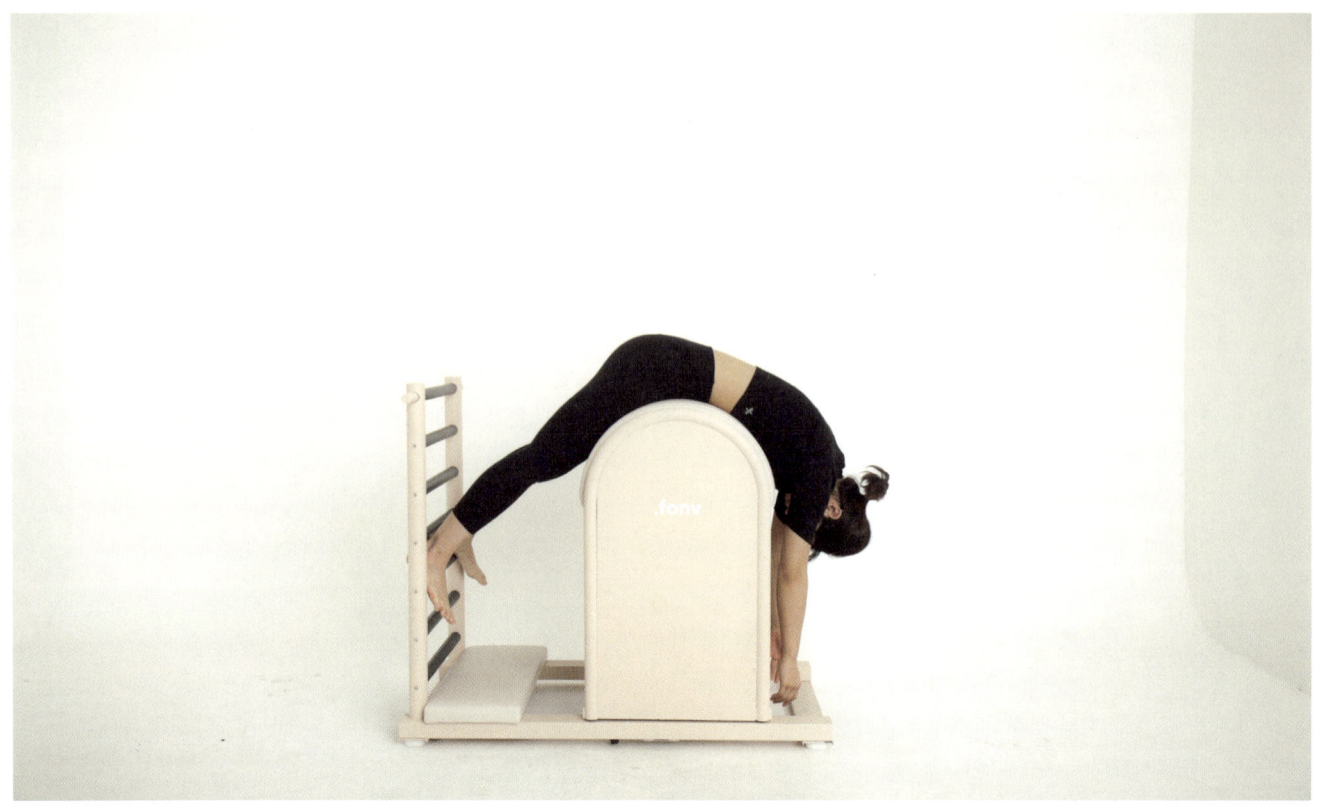

운동목적
난이도 중 / 짧게 3rep, 길게 3rep

파워하우스 강화 / 체간 신전근 강화 / 하지 안정성 향상 / 고관절 신전근 강화

발바닥을 래더에 붙이고 배럴 위에 배를 대고 척추를 flexion하여 편안하게 엎드린다.
팔은 아래로 늘어뜨린다.

Modification+Variation
무릎의 굴곡을 유지하며 진행한다.
신전 동작은 생략한다.

Teaching Tip
요추가 과신전되지 않도록 복부의 수축을 지속적으로 유지한다.
견갑골의 안정화를 유지하여 동작한다.
경추에 적절한 신전이 일어나도록 한다.
고관절의 신전을 강조한다.
호흡과 움직임이 조화롭게 진행한다.
척추가 신전되는 것을 시선으로 리드한다.

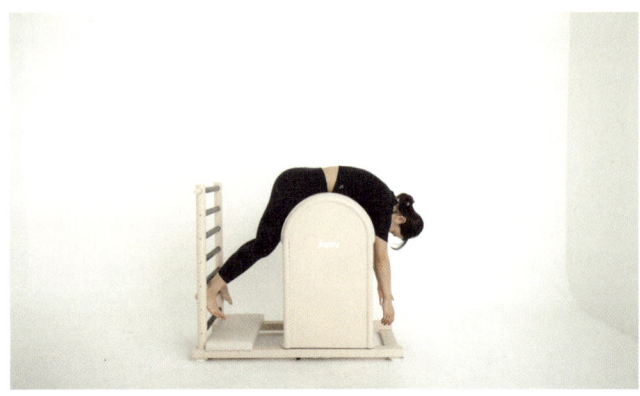

마시면서-무릎을 구부려 척추 신전을 준비한다.

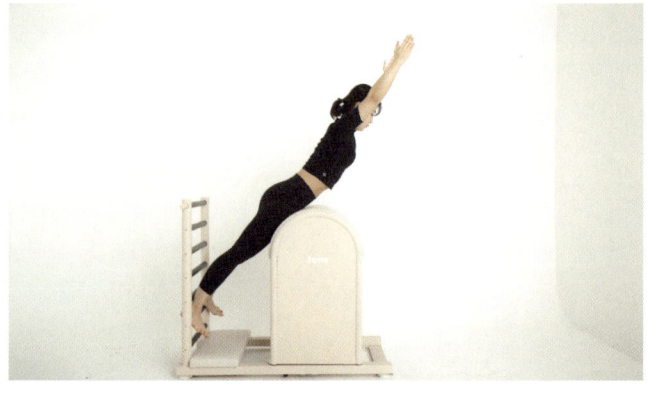

내쉬면서-머리부터 발끝까지 일직선이 되도록 척추를 중립으로 만들고 두 팔은 머리 위로 길게 뻗는다.

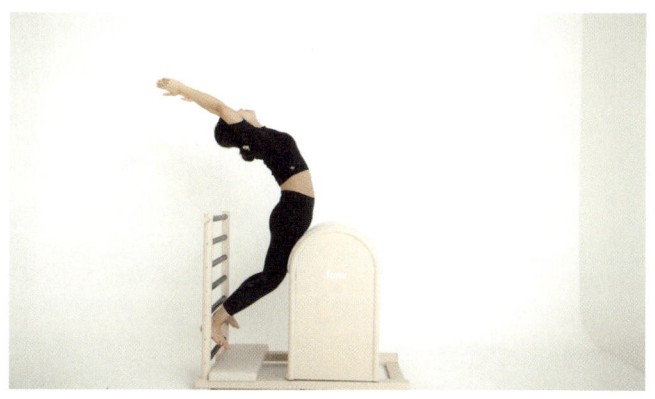
마시고 내쉬면서–무릎은 굽히고 고관절을 신전하며
가능한 만큼 척추를 extension한다.

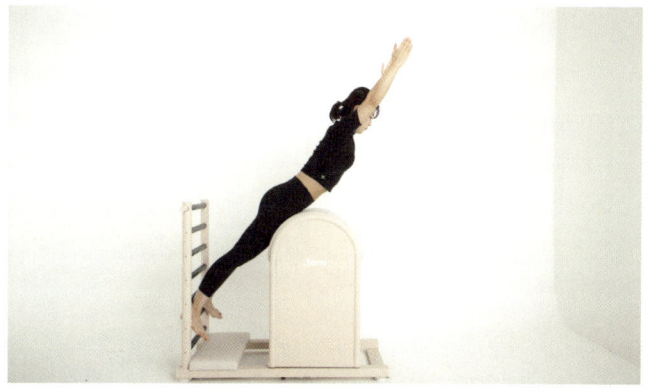
마시면서–척추와 골반의 중립상태로 돌아온다.

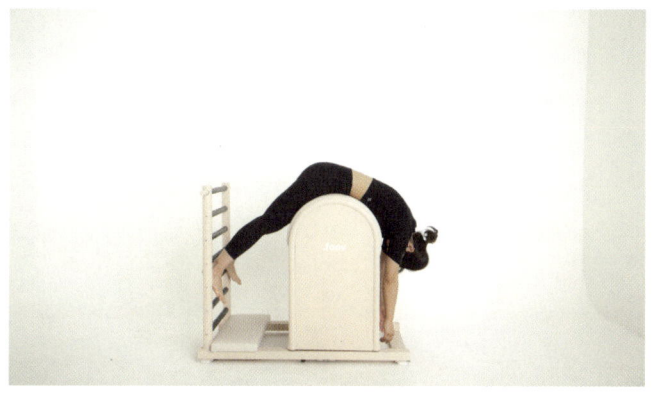
내쉬면서–처음자세로 돌아온다.

타겟머슬

Trunk stabilizer
pelvic floor muscle (골반 기저근/골반 밑근)
deep spinal muscles (심부 척추 안정근/깊은 척추 안정근)
Abdominal muscle group (복부근육군)

Trunk extension
Erector spinae (척추 기립근/척추 세움근)과
Hip extensor muscles (고관절 신전근/엉덩관절 폄근)이 단축성 수축

Trunk flexion
Erector spinae (척추 기립근/척추 세움근)과
Hip extensor muscles (고관절 신전근/엉덩관절 폄근)이 신장성 수축

Scapula stabilizer (견갑골 안정화 근육)
Serratus Anterior (전거근/앞톱니근)
Lower trapezius (하부승모근/아래등세모근)

Image cue
목걸이를 자랑하든 가슴을 열어 체간을 신전합니다.

Spotting
동작을 가이드하고 요추의 과신전을 막는다.

주의사항
허리 문제 및 산전 / 산후 여성은 주의한다.

Prone position (head to ladder)

leg series : up & down

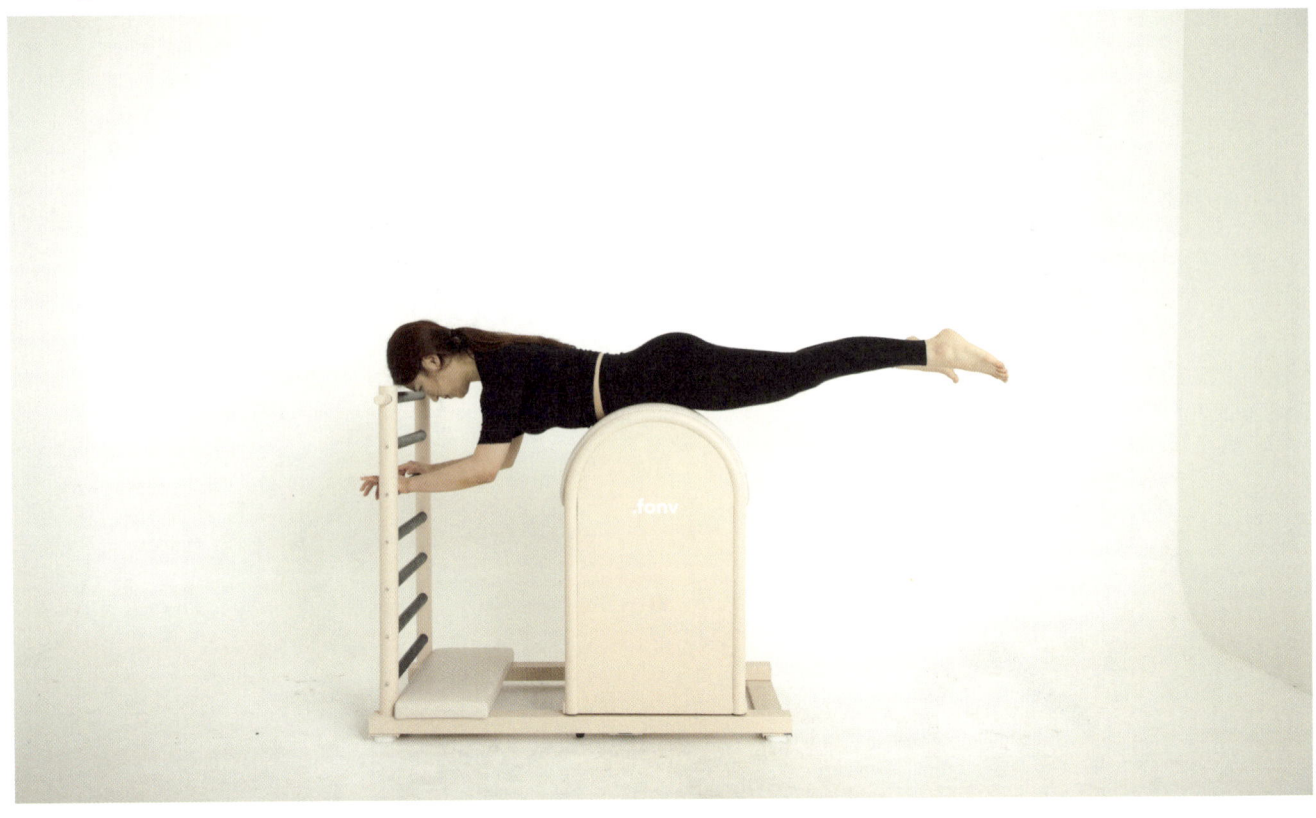

| **운동목적** | 파워하우스 강화 / 견갑골 안정화 / 고관절 신전근 강화 / 체간 안정화 / 견갑골 안정화 |

난이도 중 / 10rep

두 손으로 래더를 잡고 배럴의 탑에 골반이 오도록 엎드려 두 다리를 길게 뻗어 모아 준비한다.

Modification+Variation
다리를 외회전하여 진행한다.

Teaching Tip
견갑골의 안정화를 유지하여 진행한다.
요추의 과신전을 방지하도록 복근의 힘을 유지한다.
고관절의 굴곡과 신전에 집중한다.
목과 어깨의 과긴장을 피한다.
두 다리의 움직임 범위를 동일하도록 한다.
골반이 회전되거나 불안정하지 않도록 한다.

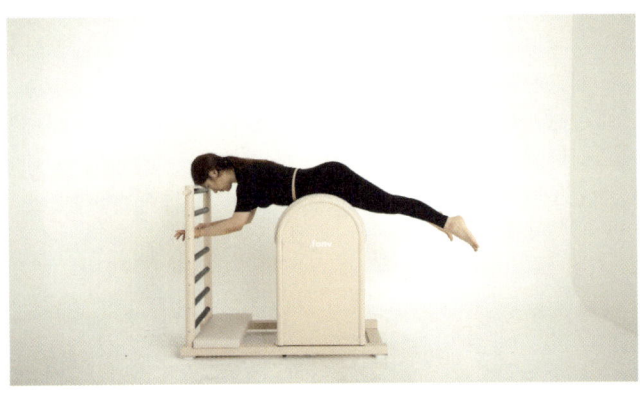

마시면서 - 척추와 골반의 중립을 유지하며 고관절을 굴곡하여 다리를 살짝 내린다.

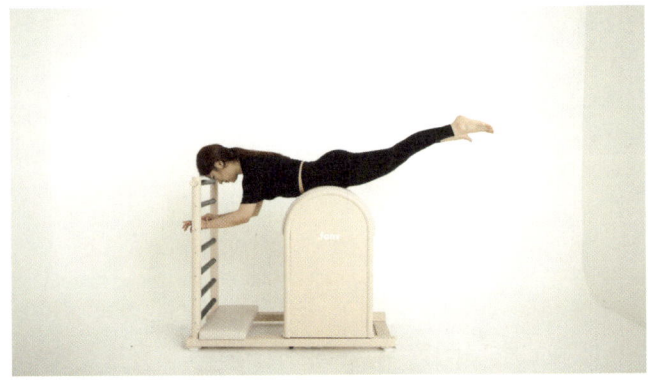

내쉬면서 - 중립을 유지하며 고관절을 최대한 신전하여 다리를 올려 정수리부터 발끝까지 하나의 긴 사선을 만들어 다시 처음자세로 돌아온다.

타겟머슬

Trunk stabilizer
pelvic floor muscle (골반 기저근/골반 밑근)
deep spinal muscles (심부 척추 안정근/깊은 척추 안정근)
Abdominal muscle group (복부근육군)

Erector spinae (척추 기립근/척추 세움근)과
Hip extensor muscles (고관절 신전근/엉덩관절 폄근)이 등척성 수축
Hip extensor muscles (고관절 신전근/엉덩관절 폄근)이 신장성 수축으로 다운
Hip extensor muscles (고관절 신전근/엉덩관절 폄근)이 단축성 수축으로 업

Scapula stabilizer (견갑골 안정화 근육)
Serratus Anterior (전거근/앞톱니근)
Lower trapezius (하부승모근/아래등세모근)

Image cue
두 다리가 계속적으로 길어진다는 느낌을 갖습니다.

Spotting
발목을 살짝 잡아당겨 방향을 가이드한다.

주의사항
어깨와 요추의 문제를 주의한다.

NOTE

Prone position (head to ladder)

Swan dive

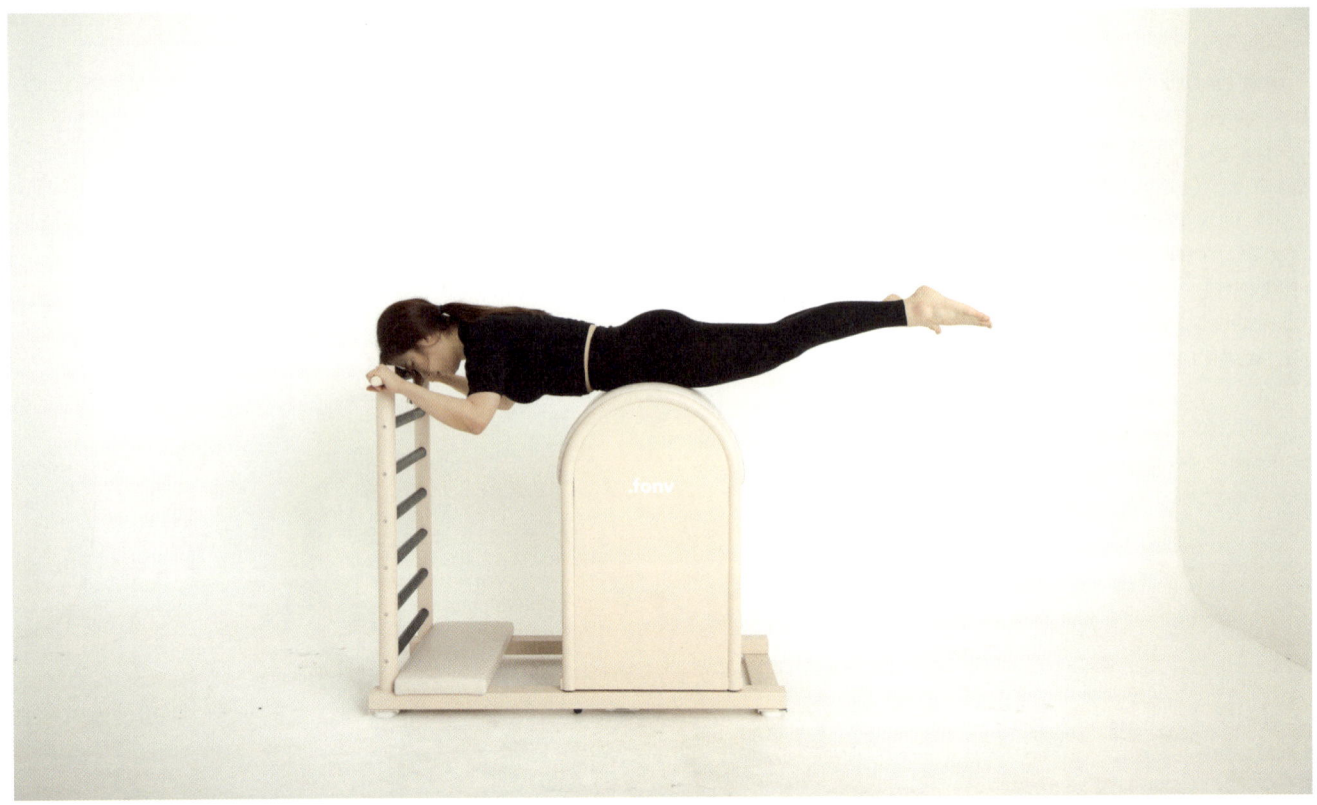

운동목적
난이도 중 / 10rep

파워하우스 강화 / 체간 신전근 강화 / 견갑골 안정화

배럴의 탑에 골반을 대고 엎드려 두 손으로 래더의 맨위 바깥쪽을 잡는다.
두 다리는 길게 뻗어 골반 너비로 벌려 발목을 plantar flexion으로 유지한다.

Modification+Variation
팔 전체로 몸통을 들어올린다.
상체와 하체를 분리하여 연습한다.

Teaching Tip
척추의 위쪽 부분의 일정한 신전을 느껴야 한다.
견갑골의 안정과 함께 흉추까지만 신전하도록 한다.
경추나 요추가 과도하게 젖혀지지 않도록 한다.

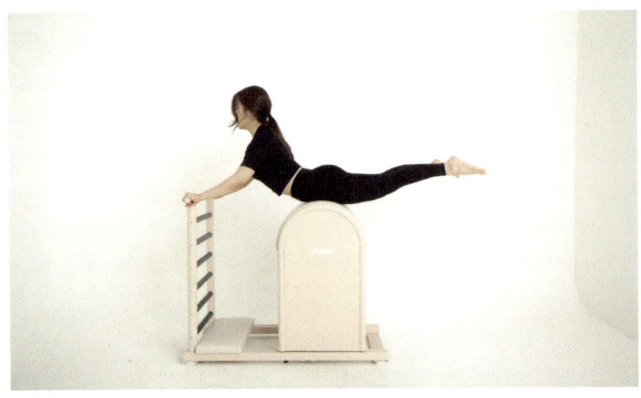

마시고 내쉬면서-요추의 과신전을 주의하며 척추를 신전하며 올라온다.

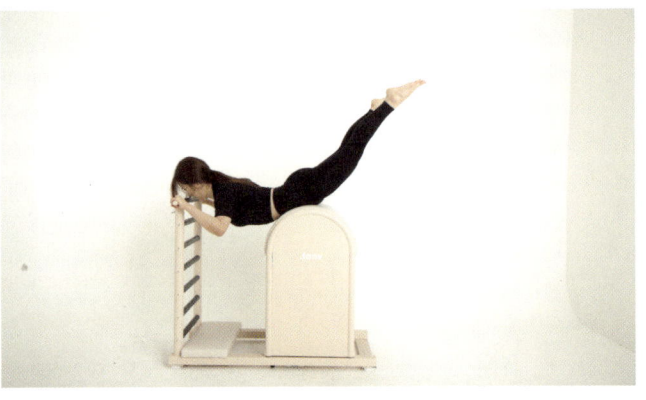

내쉬면서-신전한 상태를 유지하며 두 다리를 뒤와 위로 길게 뻗어내며 팔꿈치를 굽혀 몸통을 앞으로 기울인다.

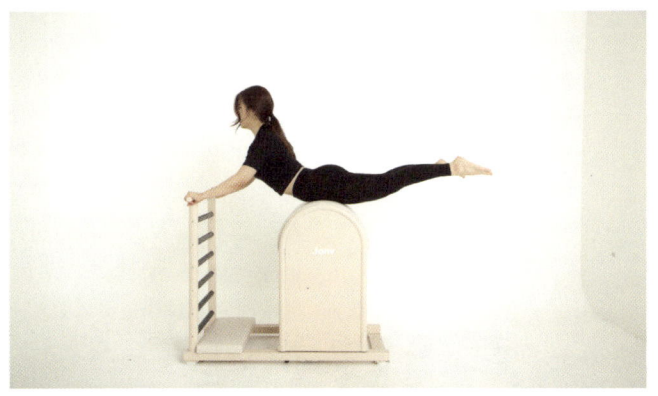
마시면서-팔꿈치를 펴서 상체를 들어올려 척추를 신전한 상태로 돌아온다. (반복한다)

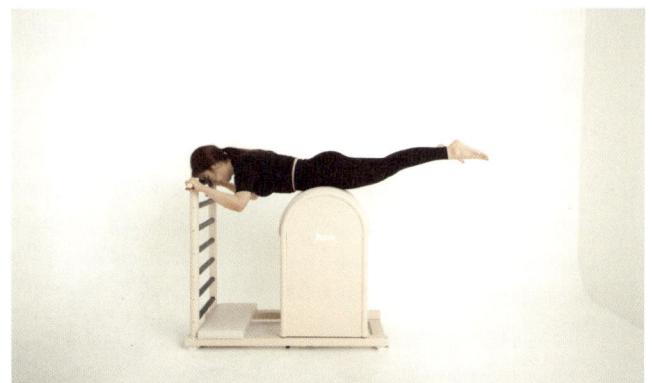
내쉬면서-처음자세로 돌아온다.

타겟머슬

Trunk stabilizer
pelvic floor muscle (골반 기저근/골반 밑근)
deep spinal muscles (심부 척추 안정근/깊은 척추 안정근)
Abdominal muscle group (복부근육군)

Trunk extension
Erector spinal (척추 기립근/척추 세움근)과
Hip extensor muscles (고관절 신전근/엉덩관절 폄근)이 단축성 수축

Scapula stabilizer (견갑골 안정화 근육)
Serratus Anterior (전거근/앞톱니근)
Lower trapezius (하부승모근/아래등세모근)

Image cue
다리와 정수리를 서로 반대로 늘리는 에너지를 느낍니다.
백조처럼 목이 자유롭고 유연하다고 생각합니다.

Spotting
어깨를 부드럽게 뒤로 감아준다.
정수리를 터치해 정수리를 더 길게 끌어올리도록 유도한다.

주의사항
목, 어깨 문제를 주의한다.
산후 6-8주 까지는 금한다.

NOTE

Prone position (head to ladder)

Grasshopper

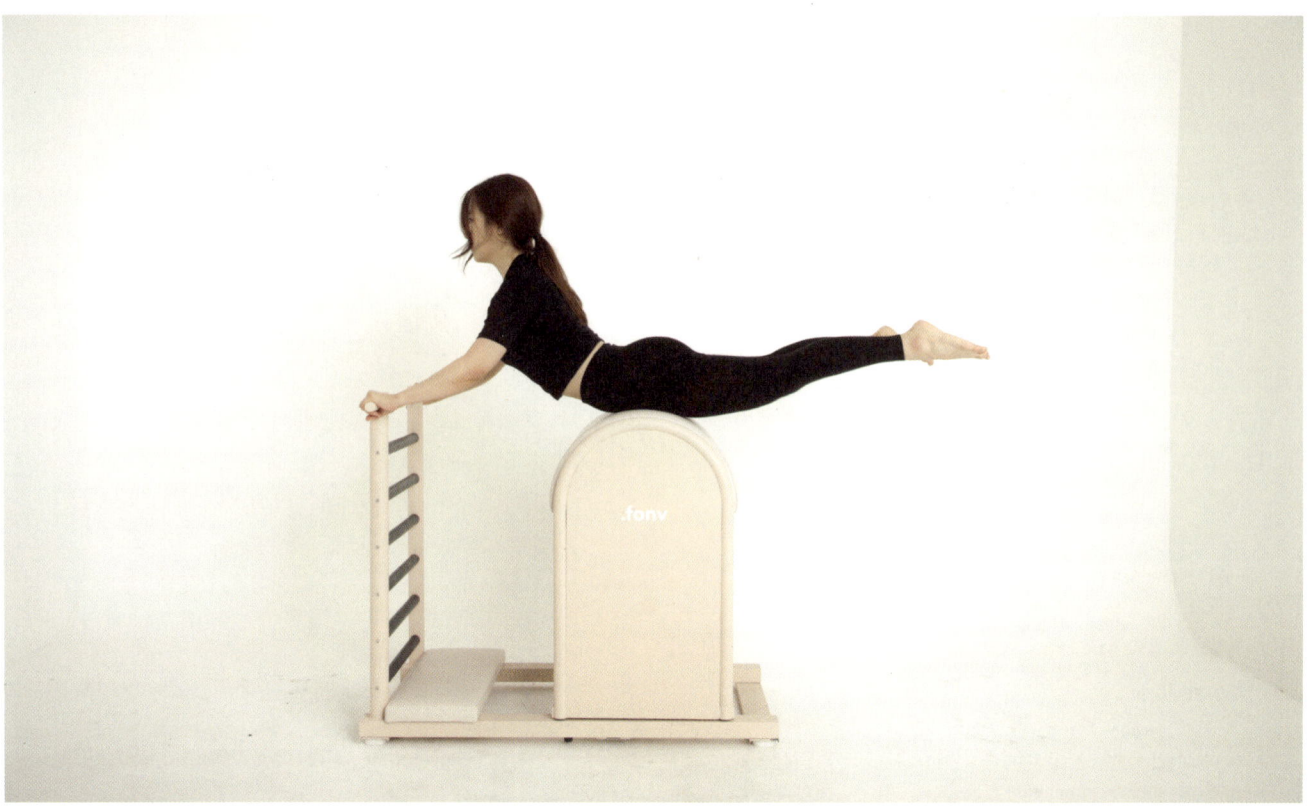

운동목적
난이도 중 / 10rep

파워하우스 강화 / 견갑골 안정화 / 체간 안정화 / 고관절 신전근 강화 / 체간 신전근 강화

두 손으로 래더의 맨 위 바깥쪽을 잡고 배럴의 탑에 골반을 대고 척추를 고르게 extension한다.

Modification+Variation
팔 전체로 몸통을 돌아올린다.
다리를 어깨 너비로 벌리고 진행한다.

Teaching Tip
척추의 위쪽 부분의 일정한 신전을 느껴야 한다.
견갑골의 안정과 함께 흉추까지만 신전하도록 한다.
경추나 요추가 과도하게 젖혀지지 않도록 한다.

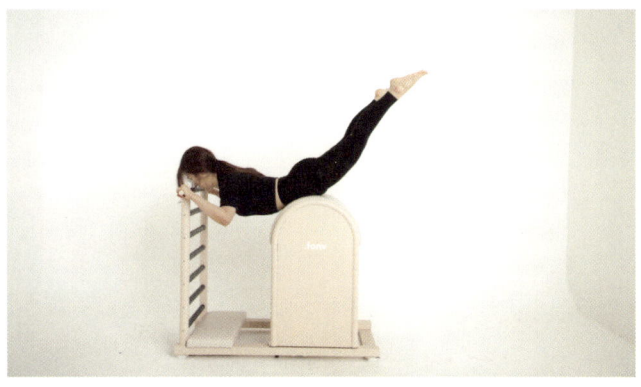

마시고–두 다리를 위와 뒤로 길게 뻗어내며 팔꿈치를 굽혀 몸통을 앞으로 기울인다.

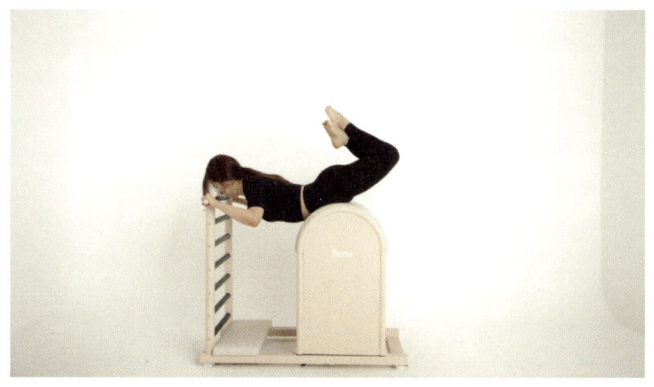

마시고 내쉬면서–상체는 유지하고 두 무릎을 접으면서 교차한다.

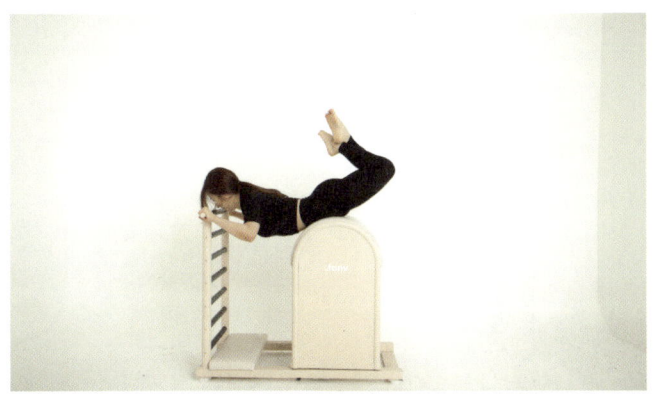
마시고 내쉬면서-상체는 유지하고 두 무릎을 접으면서 반대로 교차한다.

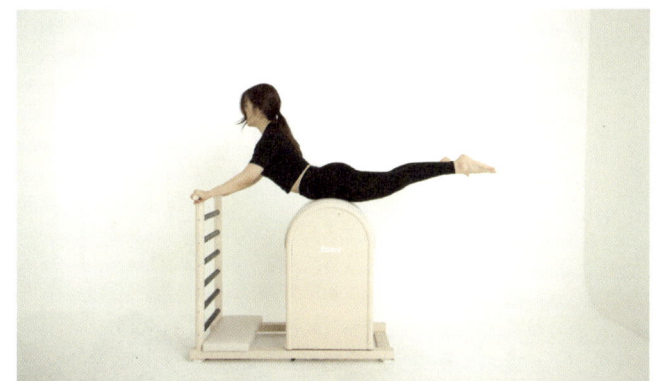
계속 내쉬면서-처음자세로 돌아온다.

타겟머슬

Trunk stabilizer
pelvic floor muscle (골반 기저근/골반 밑근)
deep spinal muscles (심부 척추 안정근/깊은 척추 안정근)
Abdominal muscle group (복부근육군)

Trunk extension
Erector spinal (척추 기립근/척추 세움근)과
Hip extensor muscles (고관절 신전근/엉덩관절 폄근)이 단축성 수축
Hamstring (햄스트링)의 단축성 수축으로 슬관절 굴곡

Scapula stabilizer (견갑골 안정화 근육)
Serratus Anterior (전거근/앞톱니근)
Lower trapezius (하부승모근/아래등세모근)

Image cue
다리와 정수리를 서로 반대로 늘리는 에너지를 느낍니다.
백조처럼 목이 자유롭고 유연하다고 생각합니다.

Spotting
어깨를 부드럽게 뒤로 감아준다.
정수리를 터치해 정수리를 더 길게 끌어올리도록 유도한다.

주의사항
목, 어깨 문제를 주의한다.
산후 6-8주 까지는 금한다.

NOTE

Ballet stretch series

Bridge

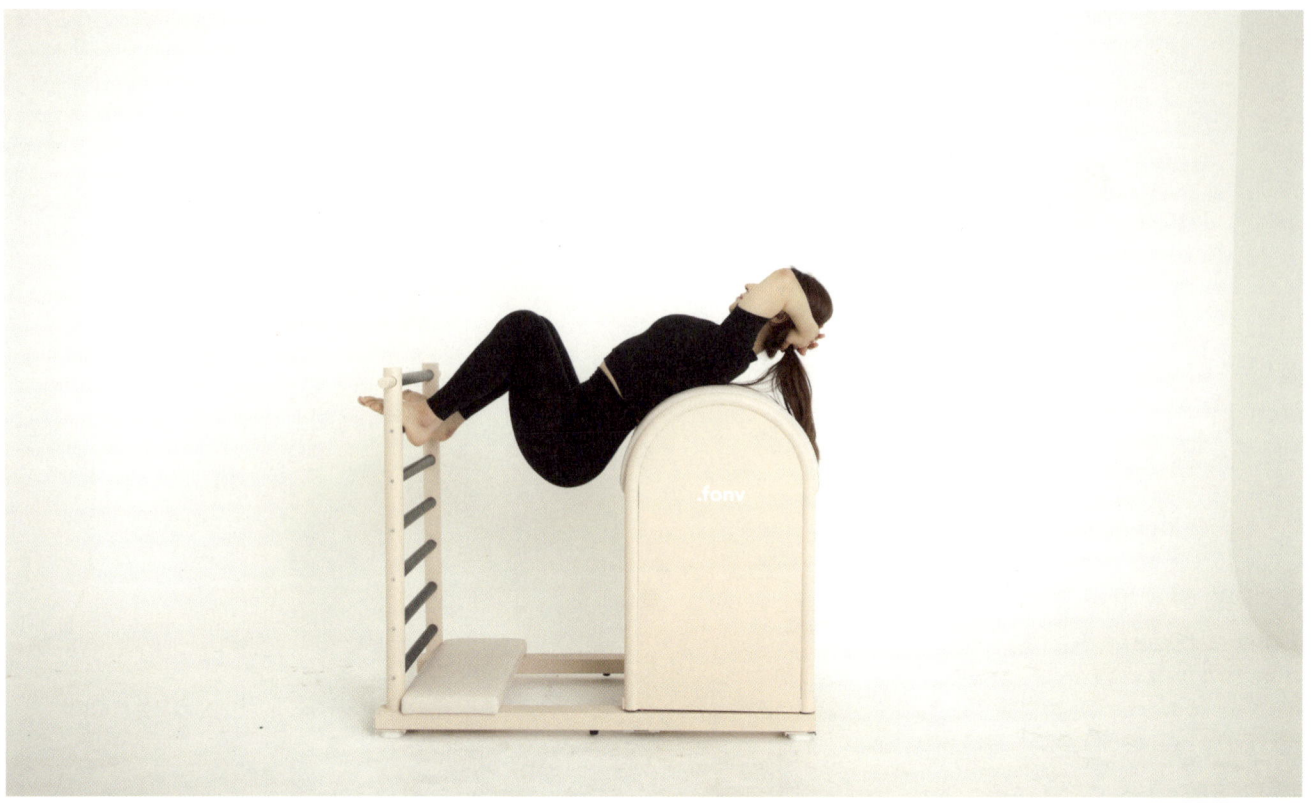

운동목적
난이도 중 / 10rep

파워하우스 강화 / 견갑골 안정화 / 체간 안정화 / 척추분절 기능향상 / 고관절 신전근 강화

발바닥을 래더에 놓고 배럴에 등을 대고 누워 꼬리뼈가 배럴의 아랫 부분에 붙게하여 고관절을 굴곡 한 뒤 두 팔을 구부려 머리 뒤에 둔다.

Modification+Variation
손을 천장으로 뻗고 진행한다.
한 쪽 다리로 진행한다.

Teaching Tip
흉추 상부가 배럴에 닿게 동작한다.
무릎과 발의 정렬을 맞추고 진행한다.
견갑의 안정화를 유지하며 진행한다.

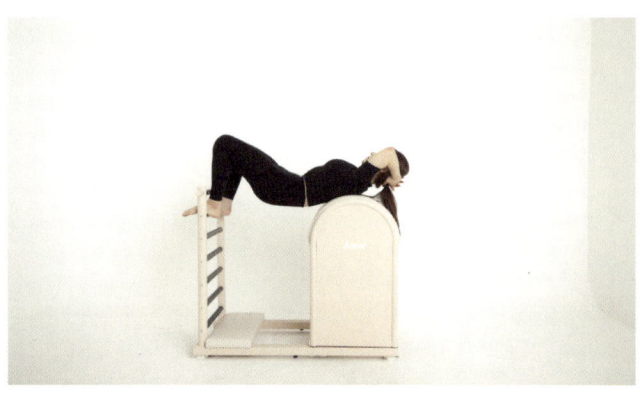

내쉬면서 – 골반부터 분절하여 roll up한다.

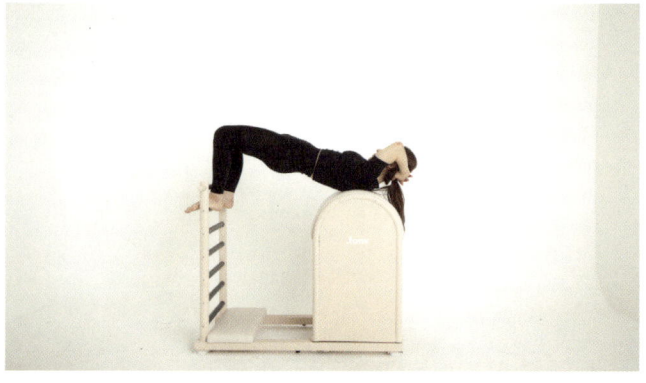

계속 내쉬면서 – 무릎과 견갑골까지 하나의 긴 라인을 만들며 척추를 길게한다.

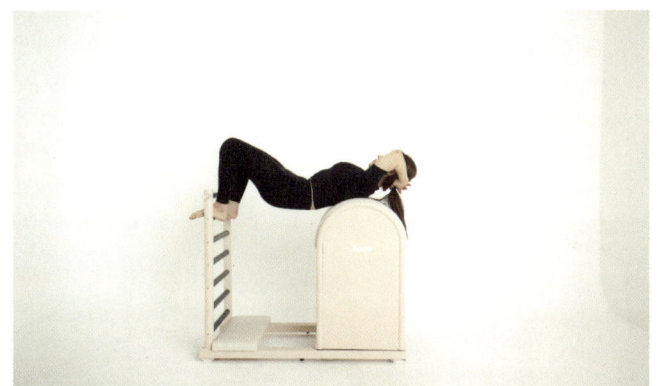

마시면서 내쉬면서 – 골반부터 분절하여 roll down한다.

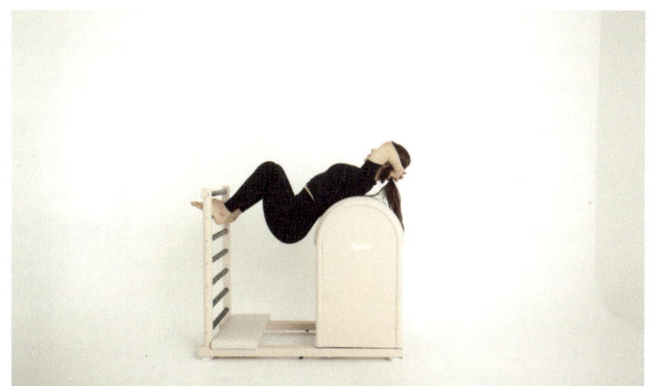

계속 내쉬면서-처음자세로 돌아온다.

타겟머슬

Trunk stabilizer
pelvic floor muscle (골반 기저근/골반 밑근)
deep spinal muscles (심부 척추 안정근/깊은 척추 안정근)
Abdominal muscle group (복부근육군)

hip flexor muscles (고관절 굴곡근/엉덩관절 굽힘근) 신장성 수축
rectus abdominis (복직근/배곧은근)과
oblique(복사근/배빗근) 단축성 수축으로 골반 후방경사
Hip extensor muscles (고관절 신전근/엉덩관절 폄근)의 단축성 수축으로 업
Hip extensor muscles (고관절 신전근/엉덩관절 폄근)의 신장성 수축으로 다운

Scapula stabilizer (견갑골 안정화 근육)
Serratus Anterior (전거근/앞톱니근)
Lower trapezius (하부승모근/아래등세모근)

Image cue
뒤통수 아래에 가시가 있다고 생각하며 진행합니다.

Spotting
부담을 느끼는 회원의 머리를 받쳐준다.

주의사항
배럴 뒤로 넘어가지 않게 주의한다.

NOTE

Ballet stretch series

Horseback

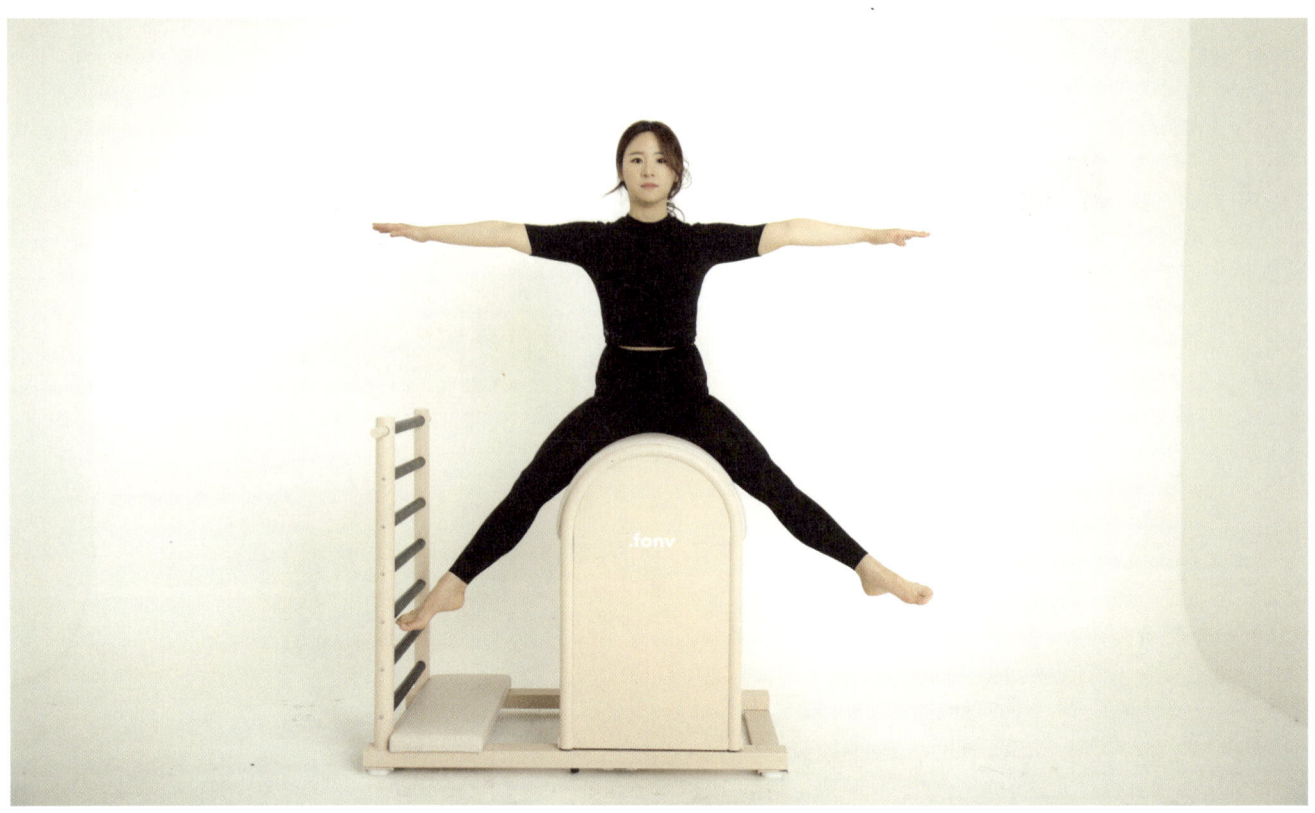

운동목적
난이도 중 / 10rep

파워하우스 강화 / 견갑골 안정화 / 체간 안정화 / 고관절 신전근 강화 / 체간 신전근 강화

배럴 위에 올라타서 두 다리와 두 팔을 길게 뻗어 정수리부터 꼬리뼈까지 하나의 긴 선을 만든다.

Modification+Variation
무릎을 구부리고 진행한다.

Teaching Tip
움직일 때마다 끝에서 스트레치를 더 깊게 진행하고 잠시 멈춘다.
빠르고, 짧게 멈춤 없이 컨트롤된 움직임으로 진행한다.
대퇴에서 회전이 일어나지 않도록 다리로 무겁게 눌러낸다.
목과 머리를 척추로부터 길어지게 한다.
쇄골은 열어서 유지한다.
어깨 안정화를 유지하며 진행한다.

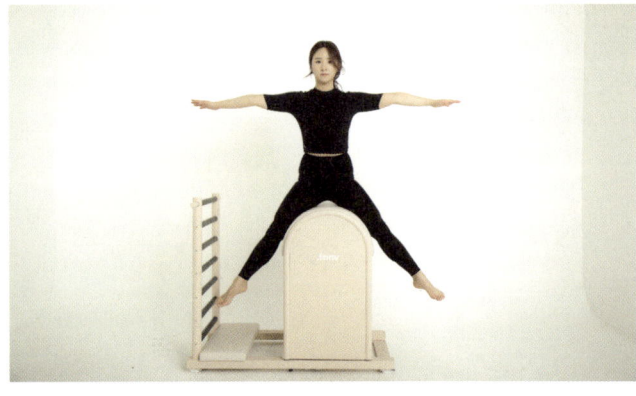

내쉬면서-두 다리로 배럴을 조이면서 척추와 골반의 중립을 유지할 때까지 위로 올라간다. (3카운트 유지)

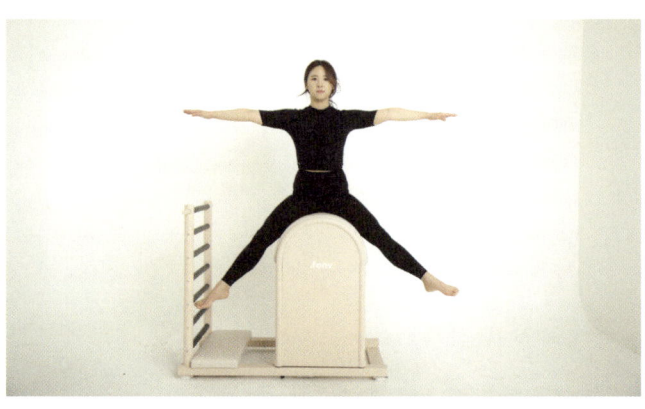

마시면서-척추를 길게 유지하며 처음자세로 돌아온다.

타겟머슬

Trunk stabilizer
pelvic floor muscle (골반 기저근/골반 밑근)
deep spinal muscles (심부 척추 안정근/깊은 척추 안정근)
Abdominal muscle group (복부근육군)

Hip adductor muscles (고관절 내전근/엉덩관절 모음근)의 등척성 수축으로 배럴을 조인다.

Scapula stabilizer (견갑골 안정화 근육)
Serratus Anterior (전거근/앞톱니근)
Lower trapezius (하부승모근/아래등세모근)

Image cue
척추를 엿가락처럼 길게 늘린다 상상합니다.
키가 커지는 느낌을 가져봅니다.

Spotting
손으로 뒤에서 골반을 서포트한다.

주의사항

NOTE

필라테스
지도자와
교습생을 위한
교과서

3 재활필라테스 C.C.B.